妇产科常见疾病的
诊断与治疗

王雅娟　著

郑州大学出版社
郑州

图书在版编目(CIP)数据

妇产科常见疾病的诊断与治疗/王雅娟著.--郑州：

郑州大学出版社,2023.11

ISBN 978-7-5645-9831-0

Ⅰ.①妇… Ⅱ.①王… Ⅲ.①妇产科病－常见病－诊

疗 Ⅳ.①R71

中国国家版本馆 CIP 数据核字(2023)第 150716 号

郑州大学出版社发行

郑州市大学路 40 号　　　　　　　　邮政编码:450051

出版人:张功员

全国新华书店经销

企业名称:长春市昌兴电脑图文制作有限公司印制

开本:787mm×1 092mm　1/16

印张:23

字数:316 千字

版次:2024 年 4 月第 1 版　　　　　印次:2024 年 4 月第 1 次印刷

书号:ISBN 978-7-5645-9831-0　　　定价:39.00 元

前　言

　　感染性疾病简称感染病是由病原微生物包括朊毒体、病毒、衣原体、支原体、立克次体、细菌、螺旋体、真菌、寄生虫通过不同方式，引起人体发生感染，并出现临床症状的一类疾病。感染性疾病不仅包含了我国的法定传染病，而且涵盖了那些平时不能找出明确传染源的条件致病菌和免疫低下人群所引起的感染。感染病仅在感染病原微生物的免疫低下的人群中发病。

　　随着医学模式的转变和传统医学模式的更新，促使妇产科诊疗技术与手段也取得长足进步。发展日新月异的妇产科学，无论是在理论基础、诊断技术方法还是治疗手段，都在不断与时俱进。这就促使我们妇产科临床医务人员必须不断丰富临床经验，学习并掌握妇产科最新诊疗技术，以更好地帮助患者摆脱病困，提高妇产科的诊治水平。

　　本书属于妇产科疾病的诊断与治疗方面的著作，本书内容涵盖了妇科疾病、产科疾病等内容，从临床实际出发，在系统介绍妇产科常见病多发病的诊断和治疗细则的同时，也重点介绍了妇产科特有的专科检测手段、诊断技术和治疗方法。本书中，临床疾病均给予了细致叙述，包括：病因，病理，临床表现，相关检查及结果，鉴别诊断、治疗、预防以及该病相关进展等。本书重点突出，材料详实，贴近于临床，实用性强，能够用于指导妇产科临床工作，为广大临床妇产科医护人员起到一定的参考借鉴用途。

本书是根据临床症状、体征、实验室检查和影像学检查等综合评估患者的病情，结合相关的医学知识和指南，制定最合理的治疗方案。为了进一步提高妇产科医务人员诊疗水平，本编委会人员在多年临床经验基础上，参考诸多书籍资料，认真编写了此书，望谨以此书为广大妇产科临床医护人员提供微薄帮助。

目 录

第一章　妇产科学概述

第一节　妇产科病的特点

妇产科病是女性生殖系统疾病的统称，主要有外阴疾病、阴道疾病、子宫疾病、输卵管疾病、卵巢疾病等。

大多数妇产科病早期症状并不明显，通常患者也没有明显的不适感，一般是在医师给女性做健康体检过程中才被发现。

不同类型的妇产科病有各自的不同特点，需要通过一项或多项甚至多次检查才能明确诊断，进而对患者实施正确、有效的治疗。

一、疾病发病急

在妇科的常见病中，有些疾病发病很急，患者可能之前身体上没有任何不适，或只有轻微的不适，但是很可能会突然发病并迅速进展。此类疾病中最常见的是妇科急腹症。所谓妇科急腹症，多为突发的急性腹痛，有起病急、发展快、病情重的特点。这些疾病包括急性盆腔炎、异位妊娠、急性出血性输卵管炎、卵巢囊肿蒂扭转、卵巢肿瘤破裂、黄体破裂等。

（一）急性盆腔炎

常表现为急性发作的下腹疼痛。患者最怕按其疼痛部位，常伴高热寒战，阴道分泌物多且呈脓性，腰部坠胀疼痛等。

如果发展为急性盆腔腹膜炎，则常伴恶心、呕吐、腹胀、腹泻等胃肠道症状，极易误诊。

如有脓肿形成，患者可出现尿频、尿急、尿痛，即膀胱刺激症状，或肛门坠胀、里急后重等直肠刺激症状。

对患者进行体格检查，可有体温高，心率快，急性病容，腹胀，下腹部肌紧张、压痛及反跳痛，患者拒绝按压腹部。进行妇科检查时，可见阴道充血、灼热，大量脓性分泌物；后穹隆触痛，宫颈抬举痛；子宫略大而软、压痛、活动受限；附件区增厚，有压痛，有时可扪及包块。

（二）异位妊娠

常是由于异位妊娠囊破裂或流产引起。异位妊娠囊破裂引起的腹痛，主要表现为一侧下腹剧烈疼痛，如同撕裂感，随即可波及全腹。疼痛的程度及性质与内出血的量及速度有关。如为破裂，内出血迅速、量多，会很快刺激腹膜而产生剧烈疼痛，且可波及全腹。如为输卵管流产，则出血相对较少较缓慢，腹痛往往限于下腹或一侧，疼痛程度也较轻。有少数病例出血量多，血流至上腹部时刺激膈肌，产生上腹部及肩部疼痛，易被误诊为上腹急腹症。

如反复破裂或流产，可以反复引起内出血。一次大量或多次小量内出血又未及时治疗者，血就会凝集于盆腔最低处的子宫直肠窝，引起肛门处严重坠痛，也就产生了里急后重感，患者常常主诉"很想排大便"。患者在腹痛的同时，常伴有头昏、眼花、出冷汗、心悸，晕厥甚至休克。晕厥和休克的发生及发展与出血的速度及量有关。

（三）急性出血性输卵管炎

常表现为下腹明显压痛，反跳痛，严重者表现为腹部移动性浊音阳性。腹痛常由输卵管炎性渗出刺激腹膜所致，病变可累及单侧或双侧输卵管。患者常伴有阴道出血、体温升高、白细胞和中性粒细胞升高、血红蛋白下降等症状。妇科检查，可有宫颈举痛、后穹隆触痛、附件触痛，或有附件增粗或包块，严重者可出现失血性休克，但该病的特点没有特异性，常常需要通过手术方能确诊。

（四）卵巢囊肿蒂扭转

常表现为突然发生的一侧下腹剧痛。这种腹痛常伴恶心、呕吐甚至休克，多是因为腹膜牵引绞窄而引起。妇科检查，可扪及肿物张力较大，有压痛，以瘤蒂部最明显，并有肌紧张。有时这种扭转会自然复位，腹痛可随之缓解。但是，巨大的卵巢囊肿可因压迫横膈而引起呼吸困难及心悸等。卵巢囊肿合并大量腹水者，也可引起此种症状。但有的卵巢囊肿患者，呼吸困难是由一侧或双侧胸腔积液所致，并且往往合并腹水。

（五）卵巢肿瘤破裂

腹痛程度及性质与破裂口的大小和部位、流入腹腔囊液的量及卵巢肿瘤的性质有关。最容易出现破裂的卵巢肿瘤是卵巢子宫内膜异位囊肿，也被称为卵巢巧克力囊肿。

卵巢肿瘤破裂者，部分可以出现反复发作的短暂性剧烈腹痛。实际上，囊壁破裂后破口能在一定时间内自行愈合。如破口大难以自愈时，囊液流出刺激腹膜及盆腔内脏器，可出现类似于急性盆腔炎的症状，但B超可见附件区包块。如出血部位有血管破裂而引起腹腔内出血时，则腹痛症状类似于异位妊娠囊破裂的特点，但检查血β-绒毛膜促性腺激素（β-HCG）为阴性。卵巢恶性肿瘤破裂，常常因肿瘤生长快，浸润性生长穿透囊壁所致，可为自发性破裂，癌灶质地很脆，呈菜花样，一旦破裂则将导致大量出血，患者会迅速出现休克甚至死亡，病情较凶险。

（六）黄体破裂

常表现为月经中期后突发下腹部疼痛。疼痛如撕裂样，同时可伴有头昏、心悸等症状。除了腹痛之外，一般没有停经逾期和阴道出血的症状，常在腹部受到剧烈撞击或压迫后出现。进行妇科检查，可有后穹隆触痛，宫颈举痛，一侧附件区包块伴压痛。黄体破裂对人的危害因人而异，临床症状及表现也有很大差别。有的可能仅有突然的但很轻微的一侧下腹疼痛，破裂黄体内的毛细血管自行愈合，流出的少量血液也自行吸收，不留任何后遗症。有的则可能发生剧烈难忍的腹痛，继发黄体内的血管破裂，血液流向腹腔，造成持续性腹痛。严重者可因此出现失血性休克，表现为大汗淋漓、头昏头痛、血压下降、四肢冰冷等，如治疗不及时可危及生命。

除了腹痛之外，阴道大量出血也是常遇到的急症之一。短时间内大量的阴道出血，轻者造成患者头昏、乏力、恶心；重者造成晕厥、休克甚至死亡。

导致阴道大量出血且急性起病的疾病有外伤或性交后外阴、阴道或宫颈损伤所致的出血（正常宫颈组织不易出现大出血，往往见于宫颈恶性肿瘤的患者），不全流产等。然而，在阴道大出血的患者中，更多见的是功能失调性的子宫出血，多发于青春期及围绝经期的妇女，但其特点是先有不规律的阴道出血，而后出现阴道大量出血，而并非毫无征兆陡然出现。

二、疾病病程隐匿漫长

有些妇产科疾病没有较突出的症状表现，它们在发生、发展的漫长过程中都比较隐匿，患者一般不会发现或引起注意，常常是在体检当中发现，或在检查其他疾病时发现后，才引起患者的重视。这些疾病隐匿且病程漫长，或暂时未出现相应的症状，如子宫肌瘤、卵巢良性肿瘤等；或已经出现相应的症状，但是症状轻微，如宫颈疾病引起的同房后阴道出血、子宫内膜异位症引起的慢性盆腔痛等；或病程长，反复发病，但经治疗可以较快缓解，如阴道炎、盆腔炎等；或疾病存在，但不影响患者生活，如部分生殖系统先天性畸形。这些妇产科疾病可能暂时没有对患者造成严重的影响，但是对其是否需要治疗或治疗后如何进行复查等问题，患者不能擅自决定，而需要听从专业医生的建议，否则会给今后的生活带来难以预料的麻烦。

（一）女性生殖系统先天性畸形

女性生殖系统先天性畸形属于出生缺陷，自出生就存在，幼年时期一般难以发现，往往是在青春期后，未出现第二性征或月经未来潮，方能发现，如两性畸形、处女膜闭锁、阴道闭锁、宫颈闭锁、阴道横隔等；部分先天性畸形可能在婚后不孕或做不育检查时被发现，如子宫纵隔、双子宫等。甚至有部分患者，即便存在这类先天性畸形，但对身体、生活并无影响，可能仅在体检时才被发现。

（二）生殖系统良性肿瘤

生殖系统良性肿瘤患者多无明显症状，直至肿瘤体积增大，受到压迫后，患者方可出现症状，如子宫肌瘤，绝大多数女性是经体检发现的。

事实上，所有的妇科恶性肿瘤在早期均不易发现。早期宫颈癌患者，仅出现接触性出血或经期延长、经量增多；老年患者则出现绝经后不规则阴道出血，甚至在体格检查时都难以经肉眼发现可疑的病灶。子宫内膜癌早期无明显症状，仅在普查或妇科检查时偶然发现。此类病或出现月经量增多、月经期延长或不规则阴道出血；绝经后的女性，多表现为持续或间断性阴道出血；不同程度的阴道排液，在早期还可表现为稀薄的白色分泌物或白带中有少许血丝。卵巢恶性肿瘤常常难以早期发现，因卵巢位于盆腔深部，早期常无症状，一旦发现大部分已为晚期，这也是目前临床上卵巢癌预后差、生存率低的原因。

三、疾病临床表现重

临床症状较重的疾病，通常是对患者生活、身体及心理均产生严重影响的疾病，如妇科炎症、盆底功能障碍性疾病、各种原因引起的阴道出血、妇科急腹症等，患者自觉症状重。这些患者往往会反复就医，治疗需求很迫切等。

（一）严重的腹痛、腹胀

妇科急腹症、原发性痛经、子宫腺肌病所致的痛经、卵巢恶性肿瘤、子宫体恶性肿瘤、输卵管恶性肿瘤等；还有较特殊的疾病，如先天性生殖道畸形中的处女膜闭锁和阴道闭锁，或宫颈闭锁的患者，月经来潮后经血淤积或反流进入腹腔所致的腹痛、盆腔疾病；或盆腔手术所导致的肠梗阻所致的腹胀等。

（二）阴道大量出血

如严重的功能失调性子宫出血、宫颈恶性肿瘤、子宫内膜恶性肿瘤、不全流产、生殖道裂伤、全身疾病引起的凝血功能障碍等。

（三）妇科恶性肿瘤的转移症状

滋养细胞肿瘤脑转移、肺转移所致的头痛、喷射性呕吐、呼吸困难；宫颈癌局部浸润所致的大小便经阴道流出等。

（四）其他疾病

妇科炎症如阴道炎，主要表现为阴道分泌物增多，外阴瘙痒及阴道灼热感，自觉症状较重，对患者生活影响较大。临床上最突出的是真菌性阴道炎，患者往往主诉"外阴瘙痒难忍"，部分患者外阴可以见到明显的抓痕甚至出血。

盆底功能障碍性疾病如压力性尿失禁患者往往生活质量低下，患者症状严重，但部分患者却羞于就诊。其表现为患者在大笑、咳嗽、喷嚏或行走等情况引起腹压增加时，尿液溢出，停止加压动作时尿流随即终止。这对患者身心可造成严重影响，部分患者在性交时尿液溢出甚至可因此影响夫妻生活或感情。

四、疾病临床表现轻

部分妇产科疾病患者症状轻，往往疏于就诊或不及时治疗；或就诊、治疗，而依从性差。具有这一特点的疾病往往使患者以为没有什么大问题，但它对健康的影响却不一定小，医生常常需要较大的耐心向患者解释病情，但患者却不一定"买账"，其结果是患者的损失很大，有的甚至难以挽回。

例如，生殖内分泌疾病患者，如果不涉及生育及相关问题时，往往不能引起足够的重视。月经稀发，往往提示多囊卵巢综合征、高泌乳素血症、高雄激素血症等；月经频发，如黄体功能不足等；月经量减少，如卵巢功能减退、宫腔粘连等；月经量增多，如无排卵性功血等。内分泌异常如不及时诊治，可能导致不孕症或自然流产。

另外，宫颈癌前病变，即宫颈鳞状上皮或腺上皮非典型增生患者，可仅出现接触性出血甚至毫无症状，如患者不及时治疗，将进展为宫颈恶性肿瘤，这是严重危及妇女生命的恶性肿瘤之一。

盆腔炎后遗症，即盆腔炎治疗不及时或不规范所导致的一系列后遗症，主要包括输卵管阻塞或增粗、输卵管卵巢粘连、输卵管积水、盆腔结缔组织炎等。该病易反复发作，患者最常见的主诉是下腹痛。这是妇科门诊最常见的妇科炎性疾病之一。其治疗时间长，治疗效果欠佳，且患者依从性较差，往往不遵医嘱，可造成不孕、异位妊娠、慢性盆腔痛等。

五、疾病的严重程度与症状不一定成正相关

一些人对疾病的认识常常陷入误区，总以为越严重的疾病，症状会越重，患者就越感觉到难受。这并不符合实际。判断个人所患疾病轻重与否，不能仅仅依靠患者的自我感觉。许多妇产科疾病的轻重与其临床表现的轻重并不总是完全一致的。然而，患者通常会根据自己的主观感觉来判断其病情的轻重，决定是否去就医。这种做法往往与自身病症的客观状况很不一致，甚至完全错误。

如果患者存在着这种对疾病认识上的误区，就不会主动及时地到医院就诊，更不能对疾病及时发现和及时治疗，从而贻误病情。患者一旦病情发展而自我感觉不好时，又容易出现"病急乱投医"的冲动。这不仅会造成时间和经济上的损失，更会对身体健康造成难以挽回的伤害。如早期宫颈癌、卵巢癌，疾病很重，但是症状不一定重，因此容易被患者忽视，而错过了最佳诊治时间。据我们临床观察，多数这类患者一般都是在常规体检中发现的。痛经、阴道炎这样的疾病，可能对患者困扰很大，患者自觉症状严重，然而此类疾病预后好，一般不引起严重的并发症。

总之，了解一些妇产科疾病的基本知识，使患者对疾病有个大概的

认识和初步的自我判断，同时也能更好地理解医生的专业建议，对维护女性的身心健康，尤其对解除妇产科病的困扰十分重要。

六、疾病的影响面广

许多妇产科疾病发病率高，涉及患者数量广泛。这类疾病往往病因不清或病因复杂，目前尚无良好的预防办法。如子宫肌瘤，流行病学研究表明，超过20％的育龄期妇女有子宫肌瘤，其中部分患者需接受手术治疗，也是最常见的手术原因。再如子宫内膜异位症，有超过10％的育龄期妇女罹患此病，该病也是引起不孕症的常见原因。当然，影响面广的还包括妇科感染性疾病，尤其是阴道炎，该病病因明确，治疗效果好，症状缓解快，但可反复发作。如真菌性阴道炎，表现为外阴瘙痒，阴道分泌物呈"豆腐渣"状，至少有75％的女性一生当中有超过1次或多次发作，是门诊就诊率最高的疾病之一。

七、部分疾病易迁延复发

（一）妇科感染性疾病

罹患妇科感染性疾病的女性，生殖系统的生理防御功能被破坏，机体抵抗力变得低下，在抗击外来感染的能力上明显减弱，因而导致疾病容易复发，或者疾病经久不愈，给患者的身体造成很大的伤害，同时也可能给患者带来心理上的负担。如阴道炎、盆腔炎及其后遗症，性传播疾病等。

在性传播疾病中，尖锐湿疣反复发作，如不及时治疗，当病变广泛时，治疗就十分困难，甚至局部可出现癌变；梅毒若至晚期，可侵犯心血管、神经系统，严重者甚至会出现生命危险。

（二）子宫内膜异位症

该病的特点是"良性疾病，恶性行为"。也就是说，该病虽在病理上呈良性形态学表现，但是却具有恶性肿瘤的种植、侵蚀和远处转移的能力，是临床上较难处理的疾病，会对患者身心健康及经济造成巨大损失。

（三）子宫肌瘤

子宫肌瘤，尤其是多发性子宫肌瘤复发率高。我们在临床工作中经常接诊到子宫肌瘤切除术后复发的患者，轻者需密切随访（即使绝经后仍需随访），重者需再次手术甚至切除子宫。实际上，临床上最常见的切除子宫的疾病即子宫肌瘤，往往就是为了避免因肌瘤复发而导致患者多次接受手术。

八、部分疾病可自我发现

许多疾病因为有明确的或明显的特征，容易被患者察觉，有的患者甚至可以通过自己掌握的知识判断出疾病的种类。

（一）月经不正常

每位女性都有其特定的月经特点，包括月经周期、月经量、行经天数。若有改变或不正常，患者可以轻易地发现。如月经逾期，在有性生活的育龄期妇女中首先考虑是否妊娠；如月经期规律性缩短，则应考虑为黄体功能不足所致的功能失调性子宫出血；如月经期延长且出血量大，并且反复出现，则应考虑可能有子宫内病变，如子宫肌瘤。若出现上述症状，且经期腹痛，则应考虑是否出现子宫腺肌症或子宫黏膜下肌瘤。

（二）妇科炎症

观察阴道分泌物性状的改变也是女性发现疾病的方式之一。通常妇科炎症可通过白带及外阴瘙痒等情况来进行判定。

如阴道炎，各种类型的阴道炎均有白带增多，外阴有不同程度的瘙痒、灼热或疼痛感，或伴有异味、颜色异常等。不同类型的阴道炎白带的性状不同，常见的几种阴道炎特点如下。

1. 滴虫性阴道炎

白带色灰黄，污浊，带泡沫，有臭味，有时为乳白色或黄白色稀薄液体，有时为黄绿色脓性泡沫白带。

2. 真菌性阴道炎

白带呈水样或凝乳样、软膏样，或有白色片状和屑粒状物，豆腐渣样。

3. 细菌性阴道炎

白带量增多，常呈黄色或黄绿色且有异味。

4. 老年性阴道炎

白带呈黄水样，感染严重时分泌物可转变为脓性并有臭味，偶有点滴出血症状。

（三）女性外生殖器改变

女性外生殖器的改变可轻易被发现。前庭大腺囊肿或脓肿，患者可发现阴唇后部肿大疼痛或有脓液流出；外阴尖锐湿疣，患者可扪及尖锐的疣状新生物，常呈灰色，散在分布或连成片状，严重者可以形成溃疡；子宫脱垂，患者可发现阴道有肿物脱出，一般休息后能还纳；外阴疾病，如外阴鳞状上皮非瘤样病变，特点是外阴色素减退，局部皮肤可呈皮革状增厚，并伴有难以缓解的瘙痒；外阴癌则表现为外阴单发或多发的溃疡，溃疡面积大，呈火山口状，部分患者可以出现一侧或双侧腹股沟淋巴结肿大等。

总之，此类妇产科疾病的自我发现并不困难，有异常症状或体征时应及时前往医院就诊，不提倡未在医生指导下自行用药，否则往往延误治疗，甚至弄巧成拙。

九、部分疾病可以预防

许多疾病都是可以预防的，妇产科疾病也不例外。对于某些受人为因素影响的妇产科疾病，或可以通过早发现早处理来解决的疾病，均可以通过自我控制或定期检查而实现预防的目的。如性传播疾病、异位妊娠、宫颈癌等，只要消除病原的存在，避免危险因素的发生，定期进行相关检查，就能防止这些疾病的发生。

(一) 性传播疾病的预防

有效的预防措施是避免不洁性生活，避免无保护性性行为；避免接触可能直接接触病原的衣物，或通过其他体液传播。只要完全阻断其传播途径，均可以有效地预防这类妇产科病的发生。

(二) 宫颈癌的预防

宫颈癌的一级预防，就是避免和阻断宫颈癌发生的危险因素，主要是避免不洁性生活、避免有多个性伴侣、避免早产多产等。二级预防，就是进行宫颈癌筛查，目前已在全国得到普及，宫颈细胞学检查联合人乳头瘤病毒（HPV）检查是目前认为最有效的筛查方法，甚至有望通过筛查消灭宫颈癌。

(三) 盆底功能障碍性疾病的预防

此病最重要的危险因素是妊娠和分娩损伤等。目前，全国各大医院均开展了产后的盆底功能康复治疗，可以有效地防止该病的发生或发展。

十、部分疾病可以彻底治愈

许多女性朋友认为，只要患上了妇产科病，就得三天两头往医院跑，以为难以治愈。存在这种心理状态，会加重对治疗的恐惧甚至丧失信心。虽然我们在前文讲过，许多妇产科疾病确实有迁延不愈及复发的特点，但是仍有许多妇产科疾病是可以彻底治愈的，其前提是患者接受了规范的治疗，并在治疗后进行规律的随访。

（一）妇科感染性疾病

如阴道炎、宫颈炎、盆腔炎等。这些疾病治疗起来并不困难，而且疗效一般良好。但许多患者在治疗过程中，一旦症状缓解即中止治疗，这实际上是为疾病的复发埋下了根苗，甚至造成病原体耐药性的发生，使其变得更为难治。

（二）生殖内分泌疾病

如青春期功血、原发性痛经、经前期综合症等，目前许多医院都能通过有效的治疗方法给予完全治愈。

（三）妇科良性肿瘤

如卵巢上皮性肿瘤、卵巢畸胎瘤、输卵管系膜囊肿等，均可通过手术的方式切除，且年轻患者可完全保留生殖器官的完整性。

（四）妇科恶性肿瘤

妊娠滋养细胞肿瘤，如绒毛膜癌虽恶性程度极高，但有效的化疗药及化疗方案问世后，该病是可以通过化疗治愈的。

（五）先天性生殖道畸形

如处女膜闭锁、纵隔子宫、残角子宫等，可以通过手术矫治，且术后患者健康、生活一般都不会受影响，无后遗症或并发症。而且，大部分患者都能够像正常健康人一样结婚、妊娠、分娩和养育孩子。

十一、产科疾病的特点

（一）生理变化

孕产妇在怀孕和分娩过程中，身体会经历生理性的变化，如子宫扩张、激素水平的变化、生殖器官的适应等，这些生理变化可能引起一些短期的不适和问题。

（二）高危性

孕产妇和新生儿由于生理上的特殊性，容易发生一些特定的高危情况，如妊娠期并发症、胎盘异常、早产、产后出血、新生儿窒息等。

（三）与生育相关

产科疾病与孕产妇的生育和生殖功能密切相关，如不孕症、流产、宫颈疾病等。

（四）常见症状

孕产妇可能出现一些常见的症状，如妊娠反应、胎动感觉、产前阵痛、产后恶露等。

（五）产后护理

产科疾病还包括了产后恢复和护理，如产后伤口处理、母乳喂养、产后抑郁等。

（六）胎儿监测

产科疾病还涉及对胎儿的监测和评估，如产前 B 超、胎心监护等。

（七）综合性

产科疾病是一个综合性的学科，需要综合运用临床医学、妇产科学、内科学、外科学等知识来进行综合诊断和治疗。

（八）关注母婴健康

产科疾病不仅关注孕产妇的健康，也关注新生儿的健康，因为母婴是密切联系的，母亲的健康对新生儿的健康起着至关重要的影响。

因产科疾病涉及孕产妇和新生儿的健康，因此对于怀孕和生育的女性来说，定期进行孕检和产检是十分重要的，及早发现和处理潜在问题，保障母婴的健康和安全。同时，在孕期和产后，产妇需要得到医生和专业护士的细致护理和指导。任何疑似产科疾病的情况都应及时就医，以确保母婴的安全和健康。

第二节　妇产科病的分类

妇产科病按疾病起因的分类方法，可分为以下几类。

一、妇科炎症

常见的妇科炎症有外阴阴道炎、宫颈炎、盆腔炎性疾病，而这些炎症又可根据病程急缓、病情轻重及致病菌等情况分成不同的病症。外阴阴道炎的病症，主要有非特异性外阴炎、前庭大腺炎、前庭大腺囊肿、滴虫阴道炎、外阴阴道假丝酵母菌病、细菌性阴道病、婴幼儿外阴阴道炎、萎缩性阴道炎等；宫颈炎的病症，以往将其分为急性和慢性宫颈炎，其中慢性宫颈炎包括 5 种宫颈形态改变，即宫颈糜烂、宫颈囊肿、宫颈肥大、宫颈息肉及宫颈黏膜炎。

目前，我国最新的分类方法废除了上述分类，仅从感染病原体的类型来区分，其分类如下。

（一）性传播疾病

主要是淋病奈瑟菌及沙眼衣原体所致的宫颈炎。

（二）内源性病原体

与细菌性阴道病及生殖支原体有关。

（三）盆腔炎性疾病

包括子宫内膜炎、输卵管炎、输卵管卵巢脓肿、盆腔腹膜炎，以输卵管炎、输卵管卵巢炎最常见。盆腔炎迁延不愈可导致盆腔炎性疾病后遗症（以往称之为慢性盆腔炎），其病症包括输卵管阻塞、输卵管增粗、输卵管卵巢肿块、输卵管积水或输卵管卵巢囊肿及盆腔结缔组织炎等。

（四）生殖器结核

杆菌属于非典型菌，包括输卵管结核、子宫内膜结核、卵巢结核、盆腔腹膜结核及宫颈结核 5 种病理改变。

二、流产

流产是指妊娠不足 28 周，胎儿体重不足 1000 克而终止妊娠者，分为自然流产和人工流产。

（一）自然流产

自然流产主要有先兆流产、难免流产、不全流产和完全流产。此外，流产还有 3 种特殊情况，即稽留流产、习惯性流产和流产合并感染。

（二）人工流产

人工流产包括人工流产术和药物流产两种方法。

人工流产术是在妊娠 14 周以内采用手术方法终止妊娠，其手术包括负压吸引术及钳刮术。负压吸引术适用于妊娠 10 周以内的女性，钳刮术适用于妊娠 10～14 周的女性。

随着医学水平和生活水平的提高，更多患者愿意通过辅以麻醉、超声监测等方式进行人工流产手术，这就出现了"减痛人流""无痛人流""可视人流""微创可视人流"等新的人流形式，但是负压吸引的基本手术方式并没有改变。

（三）异位妊娠

即宫外孕，是指受精卵在子宫体腔以外的部位着床，因受精卵没有合适的生长环境，一般会在妊娠早期出现流产。

异位妊娠包括输卵管妊娠、腹腔妊娠、阔韧带妊娠、卵巢妊娠、宫颈妊娠及子宫残角妊娠等，以输卵管妊娠最常见。输卵管妊娠破裂一般会导致短期内大量腹腔出血，使患者出现休克，因此应当积极预防。

另外，随着选择性剖宫产的增多，子宫切口瘢痕妊娠的发病率增加，该病虽然是子宫腔内妊娠，但是妊娠囊位于有缺陷的子宫切口处，病情复杂，处理较困难，临床上也将其视为一种特殊部位的异位妊娠。

三、性病

性病是危害人类最严重、发病最广泛的一种传染病，它不仅危害个人健康，也殃及家庭，影响后代，同时还危害社会。

常见的性病包括尖锐湿疣、梅毒、生殖器疱疹、淋病、衣原体感染、艾滋病等。感染性病后，人的生殖器官会受到损伤，从而导致不育，有些性病甚至可损害心脏、脑等人体的重要器官，导致死亡。某些性病容易反复发作，治疗较困难，带给患者很大的经济、精神负担，如尖锐湿疣、生殖器疱疹等。

当妊娠期妇女发生性传播疾病时，不仅影响孕妇的健康，还可导致胎儿或新生儿畸形、流产或感染，严重危害母儿健康。

四、月经失调

月经失调几乎是所有生殖内分泌疾病出现的主要症状，表现为月经周期、月经期或出血量的异常，或是月经前、经期时的腹痛及全身症状。其病因可能是器质性病变或功能失常。

月经失调主要包括功能失调性子宫出血、闭经、多囊卵巢综合征、痛经、经前期综合症、围绝经期综合征、高泌乳素血症、高雄激素血症等。

(一) 功能失调性子宫出血

1. 无排卵性月经失调

无排卵性月经失调多见于青春期或围绝经期女性，育龄期妇女少见。

2. 排卵性月经失调

排卵性月经失调包括黄体功能不足和子宫内膜不规则脱落。

(二) 闭经

根据既往有无月经来潮可分为原发性闭经和继发性闭经。

1. 原发性闭经

第二性征存在的原发性闭经和第二性征缺乏的原发性闭经，其病因包括米勒管发育不全综合征、雄激素不敏感综合征、对抗性卵巢综合征、生殖道闭锁、真两性畸形、低促性腺激素性腺功能减退、高促性腺激素性腺功能减退等。

2. 继发性闭经

下丘脑性闭经、垂体性闭经、卵巢性闭经及子宫性闭经等。卵巢性闭经包括卵巢功能早衰、卵巢功能性肿瘤、多囊卵巢综合征，而子宫性闭经则包括手术源性闭经和 Asherman 综合征等。

五、不孕症

不孕症是指有正常性生活、未采取避孕措施 1 年以上未妊娠者。根据是否有过妊娠史可分为原发性不孕和继发性不孕，根据不孕的性质可分为生理性不孕和病理性不孕。

（一）女性不孕的因素

女性不孕的因素主要有排卵障碍、输卵管因素、子宫因素、宫颈因素等。

（二）男性不育的因素

男性不育的因素主要有精液异常、性功能异常及免疫因素。

（三）男女双方因素

男女双方因素包括性生活不能或不正常、免疫性不孕或不明原因性不孕。

六、先天性生殖道发育畸形

女性生殖器官在胚胎期发育形成过程中，若受到某些内在或外来因素干扰，均可导致发育异常，且常合并泌尿系统畸形。

常见的生殖器官发育异常有处女膜闭锁、阴道发育异常、先天性宫颈闭锁，子宫未发育或发育不全、子宫发育异常、输卵管发育异常和卵巢发育异常。

（一）阴道发育异常

阴道发育异常包括阴道横隔、阴道纵隔、阴道闭锁和先天性无阴道。

（二）子宫未发育或发育不全

子宫未发育或发育不全包括无子宫、始基子宫、子宫发育不良。

（三）子宫发育异常

子宫发育异常包括双子宫、双角子宫、纵隔子宫、残角子宫和单角子宫等。

（四）输卵管发育异常

输卵管发育异常包括单侧输卵管缺失、双侧输卵管缺失、单侧副输卵管，以及输卵管发育不全、闭塞或中段缺失。

（五）卵巢发育异常

卵巢发育异常包括单侧卵巢缺失、双侧卵巢缺失、多余卵巢等。

七、妇科肿瘤

妇科肿瘤包括外阴肿瘤、阴道肿瘤、宫颈肿瘤、子宫肿瘤、卵巢肿瘤、输卵管肿瘤、妊娠滋养细胞肿瘤等。

（一）外阴肿瘤

1. 外阴良性肿瘤

外阴良性肿瘤主要有平滑肌瘤、纤维瘤、脂肪瘤、乳头瘤、汗腺瘤等。

2. 外阴恶性肿瘤

外阴恶性肿瘤主要有外阴鳞状细胞癌、外阴恶性黑色素瘤、外阴基底细胞癌。

3．其他

外阴上皮内瘤变。

（二）阴道肿瘤

1．阴道良性肿瘤

阴道良性肿瘤包括阴道纤维瘤、平滑肌瘤、血管瘤、脂肪瘤、神经瘤、黏液瘤和乳头状瘤等。

2．阴道恶性肿瘤

阴道恶性肿瘤是指恶性肿瘤发生在阴道壁组织中的病变，包括原发肿瘤及转移癌两种。继发性多由宫颈癌、外阴癌、子宫内膜癌、直肠癌等转移而来；原发性阴道恶性肿瘤较罕见，如阴道横纹肌肉瘤等。

（三）宫颈肿瘤

1．子宫肌瘤

根据肌瘤所在部位，分为宫体肌瘤和宫颈肌瘤；根据肌瘤与子宫肌壁的关系，分为肌壁间肌瘤、浆膜下肌瘤和黏膜下肌瘤。

2．子宫内膜癌

根据病变形态和范围，可分为弥漫型子宫内膜癌和局限型子宫内膜癌；根据其病理类型，可以分为内膜样腺癌、腺癌伴鳞状上皮分化、透明细胞癌和浆液性腺癌。

3．子宫肉瘤

根据不同的组织来源，分为子宫平滑肌肉瘤、低度恶性子宫内膜间质肉瘤、高度恶性子宫内膜间质肉瘤和恶性中胚叶混合瘤。

（四）卵巢肿瘤

根据组织学可以分为 4 类。

1. 上皮性肿瘤

浆液性肿瘤、黏液性肿瘤、子宫内膜样肿瘤、透明细胞肿瘤、纤维上皮瘤、混合上皮瘤、未分化癌及未分类癌。

2. 性索间质肿瘤

颗粒细胞间质细胞肿瘤、支持细胞－间质细胞肿瘤及两性母细胞瘤。

3. 生殖细胞肿瘤

无性细胞瘤、卵黄囊瘤、胚胎癌、多胎瘤、绒毛膜癌、畸胎瘤，以及混合型肿瘤。

4. 转移性肿瘤

由其他部位肿瘤转移而来；

（五）输卵管肿瘤

有良性和恶性之分。良性肿瘤很少见，一般肿瘤体积小并且无症状，预后较好。输卵管恶性肿瘤分为原发性输卵管癌和继发性输卵管癌，绝大多数为转移癌，多来源于卵巢癌和子宫内膜癌，预后较差。输卵管癌的主要表现为阴道排液、腹痛、盆腔肿块及腹水。

（六）妊娠滋养细胞肿瘤

根据组织学可以分为葡萄胎、侵蚀性葡萄胎、绒毛膜癌和胎盘部位滋养细胞肿瘤。

第三节 妇产科病对女性健康的危害

一、妇产科病对女性生理的危害

许多妇产科疾病对人的生理健康有极大的危害。例如，宫颈炎、盆腔炎、阴道炎等发病率高的妇科炎症。在急性炎症期，患者会出现瘙痒、疼痛、异味分泌物，严重者可出现发热，自觉症状重。如果不及时进行治疗，会对女性身体造成严重影响。因女性生殖道特点使病原易上行感染，可引起盆腔内甚至全身的感染。性传播疾病除了感染生殖器官外，还可以引起神经系统或心血管系统病变，造成严重并发症，甚至危及生命。压力性尿失禁患者，会阴部长期被尿液侵蚀，局部皮肤色素沉着、疼痛。子宫腺肌症患者常有痛经、月经量多等症状，部分患者疼痛难以忍受，月经期无法正常生活及工作，甚至使用镇痛药物也难以抑制疼痛，一些患者甚至在年轻时就因为这种疾病而切除子宫。妇科恶性肿瘤则是对女性身体危害最严重的妇产科疾病。大多数罹患恶性肿瘤的女性需要接受手术及放疗或化疗，手术创伤大，术后恢复困难，术后并发症多，放疗对盆腔或周围脏器损伤大，出现放射性炎症甚至生殖道瘘，即使治疗后生存，患者也十分痛苦，生活质量低下，缺少人生的幸福和快乐。

二、妇产科病对女性心理的危害

困扰着女性的常见多发疾病造成身体上的痛苦，往往带给女性心理上更大的伤害，让患者经常坐卧不宁，工作、学习、生活时常受到干扰。更重要的是，生殖系统因其部位及作用特殊，社会意义比生理意义更重要，对患者造成的心理负担无疑比其他系统的疾病更重。尤其是对于受传统观念影响的中国妇女，一些即使很轻微的妇产科疾病，都可能给患者带来巨大的心理负担。

例如，先天性无阴道患者，如不进行手术矫治，则无法有正常的性生活，无法婚恋，即使进行手术矫治，因术后可能会无法生育，而使患者思想负担十分沉重。

又如,压力性尿失禁的患者可因咳嗽、大笑或快走后出现尿液溢出,往往出现社交恐惧,多数患者因为"尿骚味"而不敢与人接近,害怕别人用异样的眼光看待自己。

再如,妇科炎症、性病等,会给女性的心理带来极大压力,认为这些疾病"见不得人",害怕他人质疑而羞于启齿,甚至不敢前往医院就诊。病情可能越来越重,而心理负担就更重,从而导致患者在生活上和工作上存在极大的心理包袱,不愿与家人、朋友交流,常常自我封闭,或者处于极度烦躁、易怒的不良心理状态,容易出现很严重的心理疾病。

还如,妇科恶性肿瘤的患者心理负担更重,且持续时间长。她们害怕疾病不能治好,害怕"人财两空",认为与其冒着风险去做手术和各种治疗,还不如任其发展;治疗后又害怕亲戚朋友的异样眼光,害怕配偶因术后性生活不满意或无法性生活而嫌弃甚至离开;害怕恶性肿瘤术后生存时间短、害怕肿瘤复发等。这些沉重的心理负担有的时候比疾病本身更可怕,甚至足以摧毁一个坚强的生命。

三、妇产科病对家庭和谐的危害

各种类型的妇产科疾病均可能伤害女性身心健康,对她们的配偶及家庭也会造成不可磨灭的影响。

许多妇产科疾病在治疗期间可能需要限制或禁止性生活,如果配偶不能够理解或配合,夫妻感情可能受到影响,如性传播疾病还可因染病后造成夫妻间的特殊矛盾,影响家庭和谐。

不孕症及不育,受我国传统生育观念的深远影响。不能孕育下一代,本身已经造成患者的思想负担和不能拥有孩子的遗憾,如果配偶或家庭其他成员不能够理解,甚至以此为借口,则必然影响夫妻感情,甚至导致婚姻破裂。

四、妇产科病对社会的危害

妇产科疾病发病率高，部分疾病易反复或治疗时间长、治疗效果差，除了带给妇女及其家庭的压力外，对社会的影响也是巨大的。首先，妇女"半边天"，妇产科疾病困扰着女性，她们的社会生产活动就会受到影响，会给女性和社会带来方方面面的不利因素；其次，在社会保障制度健全的前提下，越来越多的经费用于妇产科疾病患者的治疗，增加经济负担；再者，妇产科疾病影响个人身心健康及家庭，同时也给社会增加了不和谐、不稳定的因素。

另外，随着新闻媒体的发展，越来越多的信息得以传播，但是错误的信息也因此流传，有些媒体，特别是网络媒体，常夸大妇产科疾病对身心健康的负面影响，更增加了患者对妇产科疾病的心理负担。一些不规范的私立妇产科医院丛生，吸引患者前往却延误或误导患者治疗，带来巨大隐患，也是一个较为严重的社会问题。

五、妇产科病对下一代健康的危害

许多妇产科疾病可能在妊娠期发生，最常见的是妊娠合并性传播疾病，轻者导致宫内感染或早期流产，重者导致胎儿畸形甚至死亡。

一些妇科炎性疾病可能导致早产或分娩感染，致新生儿出现严重的后遗症。需要强调的是，新生儿畸形对家庭和社会的影响更大，容易引起胎儿畸形的妇产科疾病如梅毒、巨细胞病毒感染、生殖器疱疹等，极容易造成孩子出生缺陷，应尽量避免。

而不孕症也可能会给下一代健康带来隐患。目前辅助生殖技术发展迅速，越来越多的辅助生殖儿诞生，他们的健康是否会受到影响呢？随着时间的推移及辅助生殖儿的增加，大规模的流行病学调查将会告知我们答案。

第四节　妇产科生殖疾病的预防

一、阴道炎

正常的健康妇女，由于解剖组织的特点，阴道对病原的侵入有天然的防御功能。当阴道的自然防御功能受到破坏时，病原易于侵入，发生阴道炎症。寄生于健康妇女阴道的正常菌群中，乳酸杆菌占优势，阴道乳酸杆菌使阴道局部呈弱酸环境，对维持阴道正常菌群起着关键作用。而性激素、某些杀精子的避孕药和有些药物（如许多广谱抗生素及某些感染性疾病治疗药），可能影响阴道内原有的菌群而导致阴道正常菌群失调。这样，阴道对病原的天然防御功能降低，就易发生阴道炎性疾病。

阴道炎主要有滴虫阴道炎、外阴阴道假丝酵母菌病、细菌性阴道病、萎缩性阴道炎、婴幼儿外阴阴道炎。对这些疾病的防治措施如下：

（一）增强全身及局部抵抗力

这是预防阴道炎性疾病发生的基本保证；而合理规范的治疗，则是预防疾病复发的有效方法，因为这样才能防止其迁延或治疗不彻底。

（二）隔断引起阴道炎的病原体

病原体引起的阴道炎多见于育龄期妇女，尤其是性生活频繁者。部分病原体可通过性交传播。因此，若是滴虫性阴道炎患者，丈夫或性伴侣应同时治疗。妇女应注意个人卫生，尤其是性生活卫生，以及经期卫生和产后卫生。其基本要求是：性生活前后清洗外生殖器，避免不洁性生活；勤洗内裤，保持外阴清洁和干燥；避免长期使用卫生护垫；注意公共设施的卫生消毒等。常出差或户外活动的女性要注意，不使用公共场所的衣盆、浴池、浴巾等洁具；上厕所前应该洗手；不滥用不洁卫生纸；排便后擦拭外阴时宜从前向后擦；换洗内裤并放于通风处晾干；自己的盆具、毛巾自己专用；内裤与袜子不同盆清洗；洗澡宜用淋浴。

（三）不滥用药物

长期应用广谱抗生素、妊娠、糖尿病、大量应用免疫抑制药等，多可诱发外阴阴道假丝酵母菌病。积极治疗原发疾病，改善阴道局部抵抗力或菌群分布，则显得尤为重要。如控制血糖，及时停用广谱抗生素、雌激素及皮质类固醇激素等。

（四）不要过度清洁阴道

过度的阴道清洁也可能引起阴道炎症，因过度清洁会破坏生殖系统的正常菌群的生态平衡，降低其自然防御机制，导致感染甚至加重疾病。

（五）抑制有害菌生长、补充雌激素、增强抵抗力

萎缩性阴道炎常见于自然绝经及卵巢功能衰退的妇女，也可见于产后闭经或药物假绝经治疗的妇女。多数是因为卵巢功能衰退，雌激素水平降低，局部抵抗力降低，其他致病菌过度繁殖或容易入侵引起炎症。因此，预防的重点是要抑制细菌生长，补充雌激素，增强阴道抵抗力。

（六）婴幼儿外阴阴道炎的特殊预防

由于婴幼儿的生理特点，容易发生此类炎症。预防要注意保持她们的外阴清洁、干燥，减少摩擦；更重要的是，护理或照料婴幼儿的大人要增强卫生意识，在照料婴幼儿时处处注意自己全身及穿戴衣物的清洁

卫生，尤其是勤洗手，保持照料婴幼儿时的手卫生，防止有害菌和有害物质对婴幼儿的侵犯。这样完全可以预防此病的发生。若发现婴幼儿阴道有分泌物增多的情况，就应及时就医对症处理。

二、宫颈炎

预防宫颈炎的方法与预防阴道炎的方法是一致的。另外，虽然目前认为宫颈糜烂并非病理改变，而是柱状上皮外移，不需要特殊治疗。但柱状上皮抵抗力较鳞状上皮差，如果患者合并患有阴道炎症，则二者可能互相促进，造成恶性循环，引起阴道炎反复发作。因此，女性朋友要尽量避免宫颈糜烂的发生。主要的预防方法是避免使用刺激性的避孕套，避免服用避孕药等。宫颈炎性赘生物往往易引起接触性出血，少数患者可能恶变，注意局部卫生及避免局部物理或化学性刺激，可以明显减少其发生率。

三、盆腔炎

盆腔炎性疾病是女性上生殖道的一组感染性疾病，主要包括子宫内膜炎、输卵管炎、输卵管卵巢脓肿、盆腔腹膜炎，以输卵管炎、输卵管卵巢炎最常见。预防盆腔炎主要应做到以下几点。

（一）重视对性传播疾病的防治

防止不洁性生活及无保护性性生活，减少性传播疾病发生。对沙眼衣原体及淋球菌感染高危妇女进行筛查和治疗，可减少盆腔炎性疾病的发生率。注意月经期卫生，防止下生殖道病原体上行感染。

（二）提高自我保健意识

防止生殖道自然防御机制的破坏，要认识到预防感染的重要性。

（三）及时治疗下生殖道感染

如患阴道炎症及宫颈炎等，要尽快及时治疗，并防止发展。

（四）及时治疗导致月经期延长及月经量过多的疾病

因长时间阴道出血更易导致生殖道病原体繁殖及感染，从而导致盆腔炎症，所以对出现的月经病须积极治疗。

（五）尽量避免不必要的宫腔操作

尤其是人工流产术等，尽量减少发生次数，最好是不发生。

（六）及时治疗盆腔炎性疾病

防止后遗症发生。

四、月经失调

月经失调多是生殖内分泌疾病的表现，也可因生殖道感染而致，出现月经周期或出血量、出血时间的异常，或是月经前、经期时的腹痛及全身症状，其病因可能是器质性病变或是功能失常。预防月经失调，首先需预防妇科内分泌系统的紊乱，妇科内分泌系统由下丘脑－垂体－卵巢－子宫等器官组成，其中子宫为效应器官，同时也应防止感染导致的月经量增多。其预防要点如下：

（一）情绪稳定，饮食正常，规律作息

1. 保持良好心理状态

月经是卵巢分泌的激素刺激子宫内膜后形成的。卵巢分泌激素又受垂体和下丘脑释放激素的控制。心理因素可能引起下丘脑的功能异常而引起月经失调。情绪异常，如长期的精神压抑、愤怒、悲伤等情绪，或遭受重大精神刺激或心理创伤，都可导致月经失调甚至闭经。因此，保

持良好的心理状态对预防月经失调非常重要。

2. 不要在经期进食冰冷、刺激性食物

冷食、刺激性食物会使盆腔内的血管过分收缩或扩张，可引起痛经及月经量异常。

3. 不要过度节食

过度节食会使机体能量摄入不足，造成体内大量脂肪和蛋白质被耗用，致使雌激素合成障碍而使雌激素明显缺乏，会影响月经来潮，甚至经量稀少或闭经。因此，追求身材苗条的女性切不可盲目节食。

4. 忌酒戒烟

嗜好烟酒，烟雾中的某些成分和酒精可以干扰与月经有关的生理过程，引起月经不调。

5. 生活规律，避免劳累

妇女日常生活应有规律，避免劳累过度，防止月经失调的出现。

(二) 避免服用可能引起月经失调的药物及毒物

如长期服用精神类药物、毒品或兴奋剂等均可能引起下丘脑功能异常。

(三) 积极治疗可能引起月经失调的其他内分泌疾病

如甲状腺功能异常、肾上腺疾病等，因其可能引起垂体激素分泌异常而引起月经失调，所以应积极治疗原发病，防止月经失调。

(四) 避免反复人工流产术所导致的子宫内膜损伤或感染

以免出现子宫内膜完全或部分粘连，而导致月经量减少或闭经。人工流产术及节育环放置术后，应防止子宫内膜炎的发生进而导致月经期延长、月经量增多等。

（五）治疗引起月经量增多或月经期延长的器质性病变

如子宫肌瘤、子宫腺肌症、子宫内膜异位症等病变，均与月经量增多或月经期延长密切相关。这些病不治愈，月经病仍会延续。

五、子宫内膜异位症

具有活性的子宫内膜组织出现在子宫内膜以外部位时称为子宫内膜异位症。异位内膜可侵犯全身任何部位。防治子宫内膜异位症，需要做到以下几点：

（一）防止经血逆流

经血逆流是子宫内膜异位症的重要病因之一，及时发现病因，治疗引起经血潴留的病变，如先天性生殖道畸形、闭锁、狭窄，继发性宫颈粘连、阴道狭窄等。

（二）药物避孕

短效口服避孕药可以减少子宫内膜异位症的发病风险，这与避孕药抑制排卵、促使子宫内膜萎缩有关，有高发家族史、容易带环妊娠者可选择此方式避孕。

（三）防治医源性子宫内膜异位种植

容易引起内膜异位种植的操作，包括人工流产术、剖宫产术等，而月经前应禁止行阴道或宫颈手术，月经期禁止行宫腔镜手术等。

六、不孕症

不孕症就是有正常性生活，未经避孕 1 年未妊娠。不孕症是多因素的结果，预防不孕症应从不孕的原因着手，主要包括预防盆腔炎性疾病及性传播疾病，积极治疗排卵障碍性疾病，避免接触可能引起卵巢功能异常的毒物及射线，防止不恰当的宫腔操作及避免人工流产术等。而男性同样也应避免泌尿生殖道炎症，同时应积极防治可能引起性功能障碍的疾病。

七、性传播疾病

性传播疾病（STD）预防包含两个层次的内容，一是保护健康人免受传染；二是对性传播疾病患者及可疑患者进行追访，力争早发现、早诊断和正确治疗，以免疾病发展到晚期出现并发症和后遗症，以及防止进一步传染给周围健康人形成二代传染。预防性传播疾病需要注意以下几点：

（一）提高保护意识，严禁不洁性行为

初步认识性传播疾病的危害，提高自我保护意识。

（二）正确使用避孕套

对拒绝改变高危性行为的人，应提倡每次性交都要正确使用避孕套。

（三）治愈前避免妊娠

患有这些疾病的妇女，在彻底治愈之前应避免妊娠，已经妊娠的要及时进行彻底治疗和向医生咨询。

（四）严格控制血液传播

输血和使用血液制品是传播艾滋病、乙型肝炎、丙型肝炎、梅毒、巨细胞病毒感染的重要途径。依据有关规定，供血者在供血之前要经过人类免疫缺陷病毒（HIV）抗体、乙型肝炎表面抗原（HBsAg）、丙型肝炎病毒抗体（抗-HCV）、梅毒血清反应等项目的检查，只有检测项目全部阴性者才准许供血。

（五）应用抗生素和局部消毒剂

虽然在性交前或性交后服用抗生素对预防某些 STD 有一定作用，但性乱者、妓女和嫖客采用事后服用或注射治疗 STD 的抗生素来保护自己免受感染是不可靠的，因为没有任何一种抗生素能预防所有的 STD。尤其是艾滋病、生殖器疱疹、尖锐湿疣等病毒性 STD，目前还没有特效治疗药物。如反复使用抗生素，还会形成耐药性和二重感染，带来不良影响。局部消毒剂，即使其所含消毒药可靠地保证了使用浓度和作用时间，但充其量只可能杀灭已存在于皮肤、黏膜表面的病原体，而难以保证杀灭由病损深部、组织或器官随时排出的病原体。使用者也往往过于相信或依赖其消毒作用，而忽略其他预防方法。

（六）对性传播疾病进行有效治疗

如果不幸感染了性传播疾病，患者需注意以下几点。

1. 患者要自觉配合临床诊断治疗

性传播疾病种类多，引起患者感染这类疾病的病原体种类也多，特别是病毒引起的 STD，目前仍无特效治疗药物。一些不同种类的 STD，其临床特征有许多相似之处，临床患者常出现混合感染和不典型症状，须采用多种检测手段才能明确诊断。然而，多数患者症状一旦缓解或消失就停止治疗，不完成全疗程治疗，或者盲目用药，使治疗不彻底而转为慢性，给进一步治疗带来困难。因此，患者要理解医生，自觉配合，保证能做到及时诊断和有效、彻底的正规治疗。几乎所有性传播疾病均不会因一次感染而产生较长时间的保护性免疫，故治疗后可以再受传染和发病。对密切接触者应进行预防性治疗，及早切断传染链。

2. 追踪性伙伴和夫妻同治

通知其所有性伙伴或其配偶进行性传播疾病的检查和必要的治疗；

强调夫妻同查同治，以便消除传染源和防止循环传染。

3. 性病患者在治愈前要禁止性生活

性病患者在治疗期间，如果仍然进行与以往同样的性生活，治疗就无效。因此，须禁止性生活，至少须采用避孕套安全性交，以防止疾病进一步传染扩散。

4. 性病患者治疗后应进行规范的随访

例如，梅毒完成正规治疗后的第一年内应每间隔 3 个月、第二年每间隔 6 个月做非梅毒螺旋体抗原的梅毒血清学检测（RPR 或 USR 等），淋病正规治疗后第 7～10 天及第 14 天前后做淋菌培养等，用以科学评价治疗效果，以防复发。

八、卵巢囊肿

卵巢囊肿是妇女尤其是育龄妇女的常见病、多发病，很多妇女受其困扰。引起卵巢囊肿的原因是多方面因素共同作用的结果。其主要因素包括：一是饮食结构及食品污染。卵巢囊肿与女性长期的饮食结构密切相关，如带有激素成分的家禽、蔬菜，以及部分女性滥用诸如丰乳或减肥产品；二是生活和心理因素。生活习惯不好，心理压力过大等；三是内分泌因素。卵巢虽小，却是产生内分泌激素、卵子并排卵，以及平衡内分泌的重要器官，卵巢肿瘤多发生于内分泌旺盛的生育年龄。四是遗传和家族因素。这是导致卵巢囊肿的原因之一，20％～25％的卵巢囊肿患者的直系亲属中有肿瘤史。

以上这些因素造成卵巢疾病和内分泌失调，免疫功能下降，从而发展为卵巢组织异常增生，进而终致卵巢囊肿，甚或有的发生恶变。因此，我们要注意从以下几个方面防治卵巢囊肿。

（一）注意生活与饮食调养

这是防治卵巢囊肿的重要途径。患有卵巢囊肿的患者应当知道，卵巢囊肿属肿瘤一类疾病，卵巢内的酸化环境有利于肿瘤的生长，没有了酸化环境，就不会有滋生这些肿瘤的土壤。这种酸化环境与日常的饮食有密切关系。如果平常少吃一些酸性食品，多吃一些碱性食物，达到体内的酸碱平衡，保持弱碱性体质，卵巢囊肿就会远离我们。

人们日常摄取的食物大致分为酸性食物和碱性食物。营养学认为，酸性食物和碱性食物的合理搭配是身体健康的保障。营养学意义上的食物酸碱性标准，不是指食物的口味，而是根据食物在人体内分解的最终代谢产物的酸碱性来划分的。凡在体内分解的最终代谢产物是酸性的，就称为酸性食物，反之就是碱性食物。如鱼、肉、禽、蛋、大米、面粉、油脂、糖类等，都是酸性食物；而蔬菜、水果、豆制品、牛奶等都是碱性食物。食醋虽是酸的，但在人体代谢过程中不会产生酸性物质，而是产生二氧化碳和水分子，所以醋也是一种碱性食物。碱性食物主要有蔬菜、水果类，海藻类，坚果类，发芽的谷类、豆类等。

养成良好生活习惯，戒烟限酒，烟和酒是酸性物质，长期吸烟喝酒的人，极易导致酸性体质。不要多吃咸而辣的食物，不吃过期及变质的食物，不要饮用被污染的食物，如被污染的水、农作物、家禽鱼蛋、发霉的食品等，选食一些绿色有机食品。通过饮食调养，消除酸性废物在体内的累积，是防治卵巢囊肿最简单、方便、经济、实惠的有效办法。

（二）坚持作息规律，劳逸结合，保持良好的心态

1. 用良好的心态应对各种压力

中医学认为，压力导致过劳体虚，从而引起免疫功能下降、内分泌失调，体内代谢紊乱，导致体内酸性物质的沉积；压力也可导致精神紧

张，引起气滞血瘀，毒火内陷。如果平日拥有一个良好的心态，就能从容而平静地应对工作、生活及来自各方面的压力，化解负面影响和不良因素的存在。

2. 加强运动锻炼

多在户外运动锻炼，可通过汗液排出体内酸性物质，保持弱碱性体质。同时，运动能激发人体活力，全面增强体质，提高防治疾病的能力。

3. 生活规律，劳逸结合

有规律的生活及注意劳逸结合，是防治疾病、保持健康的基本要求。众多研究结果表明，一个人若生活很随意，经常泡歌厅、打麻将，彻夜不归宿；或者平时不注意科学安排作息时间，整天忙碌，劳累过度，都会加重体质酸化，降低免疫功能，损害健康。

九、绝经综合征

绝经综合征也称更年期综合征，是指妇女绝经前后出现的性激素波动或减少所致的一系列躯体及精神心理症状。绝经分为自然绝经和人工绝经。自然绝经指卵巢内卵泡生理性耗竭所致的绝经。人工绝经指两侧卵巢经手术切除或受放射治疗所致的绝经。人工绝经患者更易发生绝经综合征。

绝经是妇女的一个生理阶段。绝经综合征是伴随卵巢功能下降乃至衰竭而出现的影响相关健康的一组症候群。绝经起初为月经改变、潮热、盗汗、失眠，以及泌尿生殖道症状；远期可发生骨质疏松和心血管疾病。治疗最有效的是激素替代疗法，辅以钙剂、维生素 D，以及降钙素或植物药、中医药等。需要保护子宫内膜，患者须采用雌孕激素联合治疗，子宫缺失者则使用单纯雌激素治疗。除此以外，应从生活及饮食上调整，以防止绝经综合征的出现。具体包括：一是生活起居规律，不可过度疲劳。二是保持心情舒畅，减少精神负担，正确认识更年期这一生理过程；个人应尽量积极主动地进行自我调节，家属应理解，减少矛盾，防止情绪波动。三是多参加社交活动及有益的文体活动，分散注意力，增强体质可减轻不适。四是饮食宜低脂肪、低盐；多吃富含 B 族维生素的食物，如新鲜蔬菜和水果，以及黄豆、花生、木耳、猪肝等，忌辛辣食品。

十、宫颈癌

目前已明确，高危型人乳头瘤病毒（HPV）持续感染是引起宫颈癌的主要病因。而与宫颈癌有关的高危因素有：一是性行为异常、性行为年龄过早、多个性伴侣。这类人发生宫颈癌的危险性最大。这已得到许多资料证实。二是初潮过早与多孕多产。女性经期生殖系统的抵御能力明显下降，是感染性疾病的好发期。妊娠期、产褥期妇女抵御疾病能力相对较差，多产造成的产道损伤等，都会成为宫颈疾病的易患因素。三是卫生习惯不良。外阴清洁卫生习惯不良（如不洗外阴，不用干净的卫生巾），不洁性生活等与宫颈癌的发生相关。四是营养、维生素与微量元素的缺乏。某些维生素及微量元素的缺乏（如锌、硒和维生素 C）可能与宫颈癌的发病有关。五是生殖道感染。如单纯疱疹病毒感染，HIV 病毒感染，支原体、衣原体感染等。六是其他。如吸烟、吸毒、营养不良。

消除和避免以上高危因素是防治宫颈癌和尖锐湿疣等 HPV 疾病最关键的措施和方法。因此，要想远离这类疾病，则应积极、自觉、主动地采取措施，尽量消除和避免上述高危因素。此外，应积极进行宫颈癌筛查。各级医院宫颈癌筛查工作普及，而越来越多的女性健康意识提升，乐于进行宫颈癌筛查。宫颈癌筛查方法主要有宫颈细胞学检查［包括宫颈刮片、宫颈薄层液基细胞学（TCT）检查］，高危型 HPV DNA 检测，阴道镜检查等。

宫颈癌筛查起始年龄及间隔时间：在我国经济发达的大中城市，起始年龄可考虑为 25～30 岁；经济欠发达地区，筛查起始年龄应放在 35～40 岁。对于高危人群，筛查起始年龄应相应提前。筛查应以细胞学为基础，而高危型 HPV DNA 检测因其价格昂贵，其普及程度远远不及细胞学检查。常规筛查间隔每年 1 次，连续 3 次细胞学筛查均为正常者，可适当延长筛查间隔时间至 2 年，连续 2 次均正常者改为每 3 年筛查 1 次，至 65 周岁。若连续 2 次 HPV 和细胞学筛查均为正常者，可延长筛查间隔时间至 5～8 年。免疫功能低下者筛查间隔时间应较短，最好每年筛查 1 次，出现可疑宫颈癌的症状或体征时应随时进行筛查。宫颈癌筛查注意事项：宫颈癌筛查时间应选择在月经来潮后 10～18 天为最佳检查时间；检查前 48 小时内不要做阴道冲洗，不要用避孕药膏等阴道内用药物；检查前 48 小时内不要行性生活，以免影响检查的准确性。

总而言之，正确的生活态度和健康的生活方式，是防治宫颈癌和尖锐湿疣等 HPV 疾病的保障。良好的生活态度体现在固定性伴侣，注意性卫生，避免过早性生活及性生活混乱无度。健康的生活方式主要应提高机体免疫功能：合理均衡膳食，饮食讲究多样化，多吃蔬菜和水果；增加膳食中粗粮比例；少吃腌、熏、炸、烤食品；不嗜酒，不吸烟，远离毒品；保持良好生活习惯和乐观向上的生活态度，生活有规律；加强体育锻炼，增强体质。

第二章　妇产科疾病检查

第一节　妇产科常规检查

一、常规检查

(一) 妇科检查

体格检查应在采取病史后进行。检查范围包括全身检查、腹部检查和盆腔检查，除急诊外，应按上列先后顺序进行。盆腔检查为妇科所特有，又称为妇科检查。男性实习医生或男医师体格检查时不宜单独进行，应有女医师或护士或其家属陪同下进行为宜。

1. 全身检查

（1）全身一般状况、神志、精神状态、面容、体态、全身发育、毛发分布、皮肤等。

（2）头部器官、颈、乳房、心、肺、脊柱及四肢，以及淋巴结（特别注意左锁骨上和腹股沟淋巴结）和各部分发育以及有无包块、分泌物等。

（3）常规测量体温、脉搏、呼吸、血压、测量体重和身高。

2. 腹部检查

系妇科体格检查的重要组成部分，应在盆腔检查前进行。

（1）视诊腹部有无隆起或呈蛙腹、腹部有无瘢痕、静脉曲张、妊娠纹、腹壁疝、腹直肌分离等。

（2）触诊腹壁厚度、肝、脾、肾有无增大或触痛，腹部有无压痛、反跳痛、肌紧张、有无包块及其大小、性质、压痛形状、活动度表面光滑度等，若为妊娠，注意子宫底高低或胎位等。

（3）叩诊有无鼓音、浊音、移动性浊音以及其分布范围，肝、肾区有无叩击痛。

（4）听诊肠鸣音，若合并妊娠则听取胎心音。

3. 盆腔检查

（1）检查器械

无菌手套、阴道窥器、鼠齿钳、长镊、子宫探针、宫颈刮板、玻片、棉拭子、消毒液、液状石蜡或肥皂水、生理盐水等。

（2）基本要求

①检查者应关心体贴被检查患者，态度严肃，语言亲切，检查仔细，动作轻柔。

②除尿失禁患者外，检查前应排空膀胱，必要时导尿。大便充盈者应先排便或灌肠。

③每检查一人，应由医务人员更换置于被检查者臀部下面的垫单（纸），其他器械也均须每次更换，防止交叉感染。

④一般盆腔检查时均取膀胱截石位，检查者面向患者，立在患者两脚间。重危者、不宜搬动者在病床上或担架上检查。

⑤月经期不做检查，若有异常阴道出血，检查前应先消毒外阴。

⑥未婚者忌做双合诊及窥阴器检查，仅作直肠腹部联合诊。若确要做妇科检查应征得本人及家属同意后方可进行。

⑦对腹壁肥厚、高度紧张或未婚患者，在盆腔检查不满意时，宜肌注盐酸哌替啶或骶管麻醉下进行。

（3）检查方法

①外阴部检查

a. 外阴发育及阴毛分布（女性为倒置三角形分布）、阴毛多少、有无畸形、水肿、皮炎、溃疡、赘生物、肿块、皮肤粘膜色泽、有无增厚、变薄、萎缩。

b. 用戴消毒手套的右手拇指和食指分开小阴唇，暴露阴道前庭、尿道口和阴道口。

c. 未婚者处女膜应完整未破，其阴道口勉强可容食指；已婚者阴道口能容两指；经产妇处女膜仅残余痕迹，或见会阴侧切瘢痕。

d. 检查时应嘱患者用力向下屏气，观察有无阴道前壁或后壁膨出，有无尿失禁或漏尿等。

②阴道窥器检查

a. 根据阴道松弛程度选用适当大小的窥阴器，未婚者非经本人同意，禁用窥阴器。

b. 先将窥阴器两叶合拢，旋紧其中部螺丝，放松侧部螺丝，用液状石蜡或肥皂液润滑两叶前端；若作宫颈刮片或阴道上 1/3 段涂片细胞学检查，则不用滑润剂，以免影响检查结果。

c. 置入阴道前先左手食指和拇指分开两侧小阴唇，暴露阴道口，右手持预先准备好的窥阴器，直接沿阴道侧后壁缓慢插入阴道内，然后向上向后推进，在推进中徐徐将两叶展平，并逐渐张开两叶，直至完全暴露宫颈为止。置入时注意防止窥阴器顶端碰伤宫颈，以免出血。

d. 取出窥阴器前，应旋松侧部螺丝，待两叶合拢再取出。

③视诊

a. 检查宫颈：暴露宫颈后，暂时旋紧窥阴器侧部螺丝，使窥阴器固定在阴道内。观察宫口大小、色泽、外口形状、有无糜烂、撕裂、外翻、息肉、腺囊肿、肿块、宫颈管内有无出血、分泌物。宫颈刮片或培养的标本均于此时采集。

b. 检查阴道：旋松窥阴器侧部螺丝，转动窥阴器。观察阴道前后，两侧壁黏膜颜色、皲裂、有无溃疡、赘生物、囊肿以及有无阴道隔等先天畸形。阴道内分泌物量、色泽、性状、有无臭味。白带异常者取分泌物作涂片或培养，找滴虫、念珠菌、淋菌及线索细胞，以及测定阴道 pH 值，白带清洁度等。

④双合诊检查

a. 检查者一手的二指（食指和中指）或一指（示指）放入阴道，

另一手在腹部配合检查，称为双合诊。

b. 目的是扪清阴道、宫颈、宫体、输卵管、卵巢、子宫韧带和宫旁结缔组织，以及盆腔内其他器官和组织是否有异常。

c. 惯用右手（或左手）戴好手套，食、中指涂滑润剂后，轻轻通过阴道口，沿后壁放入阴道，检查阴道通畅度、深度，有无畸形、瘢痕、结节、肿块、有无触痛。

d. 再扪及宫颈大小、形状、硬度、宫颈外口形态，有无接触性出血、拨动宫颈有无疼痛，宫颈周围穹隆情况。

e. 根据宫颈及外口朝向估计子宫位置（宫颈外口方向朝后时宫体多为前倾，朝前时宫体多为后倾，宫颈外口朝前且阴道内手指伸达后穹隆顶部即可触及宫体时，子宫为后屈）。

f. 扪清子宫情况后，将阴道内两指由宫颈后方移至侧穹隆，尽可能往上向盆腔深部扪诊，与此同时，另一手从同侧下腹壁髂嵴水平开始，由上往下按压腹壁，与阴道内手指相互对合，以触及子宫附件有无肿块、增厚、压痛。

若扪及肿块应注意其位置、大小、形状、软硬度、活动度，与子宫关系，有无压痛。输卵管正常不能扪及，卵巢偶可扪及。

⑤三合诊

a. 三合诊检查即腹部、阴道、直肠联合检查，一手示指放入阴道，中指放入直肠，另一手放腹部联合检查。

b. 目的是弥补双合诊的不足，特别注意子宫后壁、直肠子宫陷凹、宫骶韧带、盆腔后部的病变，癌肿与盆壁关系，阴道直肠隔，骶前或直肠内有无病变。

⑥直肠腹部诊

a. 一手示指伸入直肠，另一手在腹部配合检查，称直肠—腹部诊。

b. 宜用于未婚、阴道闭锁或其他原因不宜进行双合诊的患者。

（4）记录

通过盆腔检查，应将检查结果按下列解剖部位先后顺序记录。

①外阴：发育情况，婚产式（未婚、已婚或经产术），有异常发现

时详加描述，如阴毛分布、稀疏或炎症、畸形等。

②阴道：是否通畅，黏膜情况，分泌物量、色、性状，以及有无臭味。

③宫颈：大小、硬度，有无糜烂、撕裂、息肉、腺囊肿、有无接触性出血、举痛等。

④宫体：位置、大小、硬度、活动度、有无压痛等。

⑤附件：有无块物、增厚、压痛。若扪及包块、记录其位置、大小、硬度、表面光滑与否、活动度、有无压痛等，左右分别记录。

(二) 产科检查

1. 早期妊娠的诊断

早期妊娠指 12 周末以前的妊娠。确诊早期妊娠主要依靠临床症状、体征和辅助检查。

(1) 症状

①停经健康育龄妇女月经周期正常，一旦月经过期，应首先想到妊娠。

②早孕反应约于停经 6 周开始出现头晕、乏力、嗜睡、喜酸食、流涎、恶心、晨起呕吐，至妊娠 12 周多能自行消失。

③乳房胀痛多发生在妊娠 8 周以后，初孕妇明显。

④尿频于妊娠 10 周起增大的前位子宫压迫膀胱所致。当妊娠 12 周以后，子宫进入腹腔，尿频症状自行消失。

(2) 体征

①乳头及乳晕着色，乳晕周围出现深褐色的蒙氏结节。

②外阴色素沉着，阴道黏膜及宫颈充血，呈紫蓝色且变软。

③双合诊触及子宫峡部极软，宫颈与宫体似不相连，即黑加征。

④双合诊触及子宫体增大变软，开始前后径变宽略饱满，于妊娠 5～6 周子宫体呈球形，至妊娠 8 周时子宫体约为非孕时的一倍。

(3) 辅助检查

①超声检查。

a. B 型超声：于妊娠 5 周在增大子宫轮廓中见到圆形光环（妊娠

环），其中间为液性暗区（羊水），环内见有节律的胎心搏动，可确诊为早期妊娠、活胎。

b. 超声多普勒：在子宫区听到有节律、单一高调胎心音，每分钟150～160 次，可确诊为早期妊娠、活胎。

②妊娠试验检测受检者尿液中绒毛膜促性腺激素值，采用免疫学方法，近年国内最常应用的是早早孕（停经 42 日以内的妊娠）诊断试验法。

a. 方法：取受检者尿液置于尿杯中，将试纸标有 MAX 的一端浸入尿液中，注意尿液面不得超过 MAX 线。一日内任何时间均可测试，但以晨尿最佳。经 1～5 分钟即可观察结果，10 分钟后的结果无效。

b. 结果判定：在白色显示区上端仅出现一条红色线，为阴性结果，未妊娠。在白色显示区上端出现两条红色线，为阳性结果，妊娠。若试纸条上端无红线时，表示试纸失效或测试方法失败。上端为对照测试线，下端为诊断反应线，试纸反应线因标本中所含 HCG 浓度多少可呈现出颜色深浅变化。

c. 协助诊断早期妊娠的准确率高达 98％。

③宫颈黏液检查早期妊娠时，宫颈黏液量少质稠，涂片干燥后光镜下见排列成行的椭圆体。

④黄体酮试验利用孕激素在体内突然撤退能引起子宫出血的原理，肌注黄体酮注射液 20mg 连续 3 日，停药后 7 日内未出现阴道流血，早期妊娠的可能性很大。

⑤基础体温测定双相型体温的妇女，停经后高温相超过 18 日不下降，早期妊娠的可能性很大。必须指出，若妇女就诊时停经日数尚少，症状、体征及辅助检查结果还不能确诊为早期妊娠时，应嘱一周后复查。

容易和早期宫内妊娠相混淆的疾病主要有：

a. 子宫肌瘤正常妊娠和典型子宫肌瘤不难鉴别。但受精卵着床位置偏于一侧，则该侧子宫角部明显突出，使子宫表面不平及形状不对称，双合诊有可能将早期妊娠的子宫误诊为子宫肌瘤，特别是肌瘤囊性变的病例。借助 B 型超声和尿妊娠试验极易区分开。

　　b. 卵巢囊肿有些早期妊娠妇女，早孕反应不明显，双合诊因黑加征误将子宫颈部当作整个子宫，将子宫体误诊为卵巢囊肿。有些患者出现停经且伴有盆腔肿块时，易误诊为早期妊娠子宫，若仔细行双合诊，可发现卵巢囊肿多偏向一侧，活动范围较大，甚至可在一侧下腹部触及。

　　c. 假孕系因盼子心切所致的幻想妊娠。在精神因素影响下，出现停经、早孕样反应，若仅依据主诉及症状描述极易误诊。双合诊检查子宫正常大，不软，尿妊娠试验阴性，可以排除妊娠。

　　2. 中、晚期妊娠的诊断

　　中期妊娠指第 13～27 周末的妊娠。晚期妊娠指第 28 周及其后的妊娠。妊娠中期以后，子宫明显增大，到胎体，感到胎动，听到胎心，容易确诊。

　　(1) 有早期妊娠的经过，并逐渐感到腹部增大和自觉胎动。

　　(2) 子宫增大，以手测宫底高度和尺测耻上子宫长度，判断与妊娠周数是否相符。

　　(3) 胎动指胎儿在子宫内的活动。胎动是胎儿情况良好的表现。孕妇多数于妊娠 18～20 周开始自觉胎动，胎动每小时 3～5 次，妊娠周数越多，胎动越活跃，但至妊娠末期胎动逐渐减少，有时在腹部检查时能看到或触到胎动。

　　(4) 胎心于妊娠 18～20 周用听诊器经孕妇腹壁能够听到。胎心呈双音，速度较快，每分钟 120～160 次，需与其他音响相鉴别：子宫杂音、腹主动脉音、胎盘杂音均与孕妇脉搏数相一致；脐带杂音与胎心率一致的吹风样低音响；胎动音及肠鸣音呈杂乱无章音响；听到胎心可确诊妊娠且为活胎。

　　(5) 胎体在妊娠 20 周后经腹壁能够触清，胎头、胎背、胎臀和胎儿肢体在妊娠 24 周后能够区分清楚。胎头圆而硬且有浮球感；胎背宽而平坦；胎臀宽而软，形状略不规则；胎儿肢体小且有不规则活动。

　　最常用的辅助检查是 B 型超声，能对腹部检查不能确定的胎儿数目、胎位、有无胎心搏动以及胎盘位置有意义，也能测量胎头双顶径、股骨长度等多条径线，并可观察胎儿有无体表畸形。超声多普勒法则能探出胎心音、胎动音、脐血流音及胎盘血流音。

3. 产前检查

（1）定期产前检查的意义

进行定期产前检查（包括全身检查和产科检查）的意义，在于能够全面、系统地了解和掌握孕妇及胎儿在妊娠期间的动态变化，是贯彻预防为主、保障孕妇和胎儿健康、做到安全分娩的必要措施。

①产前检查能全面了解孕妇在妊娠期间的健康情况，及早发现妊娠并发症，如妊娠高血压综合征，妊娠合并心脏病等，并予以合理的治疗。

②产前检查通过多种途径，能较全面地了解胎儿在母体子宫内的安危和胎儿的成熟程度，提供正确处理的依据，对降低围生儿死亡率和早期发现遗传性疾病、先天缺陷等，均有重要作用。

③产前检查能系统地掌握妊娠过程，早期发现妊娠的异常变化（如异常胎位等），及时予以纠正，并能及早决定分娩方式。

④产前检查能对孕妇进行必要的孕期卫生指导，使孕妇对妊娠、分娩有正确的认识，消除不必要的疑虑。

（2）产前检查的时间

产前检查应从确诊为早期妊娠时开始，应在妊娠 12 周前进行一次全面检查，填写在孕产妇保健手册（卡）上，经检查未发现异常者，应于妊娠 20 周起进行产前系列检查，于妊娠 20、24、28、32、36、37、38、39、40 周共做产前检查 9 次，若为高危孕妇，应酌情增加产前检查次数。

（3）产前检查时的病史询问

①年龄，年龄过大，特别是 35 岁以上初孕妇，因在妊娠期和分娩期较易发生妊娠高血压综合征、胎儿畸形、产力异常等合并症或并发症。年龄过小易发生难产。

②职业接触，有毒物质的孕妇，应定期检测血象及肝功能。从事体

力劳动、精神高度紧张工作（如建筑高空作业、汽车司机等）及高温作业孕妇，应在妊娠晚期调换工作。

③月经史，及孕产史问清末次月经第一日，计算出预产期，问清胎产次，既往孕产情况，有无流产、早产、死胎、死产、胎儿畸形、妊娠合并症、手术产、产前出血、产后出血、胎盘滞留、产褥感染等病史。问清末次分娩或流产的日期、处理经过及新生儿情况。

④本次妊娠过程妊娠期间有无病毒感染及用药史，有无阴道流血、头晕、头痛、眼花、心悸、气短、下肢浮肿等症状。

⑤既往史着重询问有无高血压、心脏病、结核病、血液病、肝肾疾病等。询问接受过何种手术。

⑥家族史及丈夫健康状况询问家族及丈夫有无高血压、结核病、双胎妊娠、糖尿病及遗传性疾病等。

（4）产前检查时的全身检查

成注意孕妇的发育、营养及精神状态，心肺情况，肝、脾、甲状腺有无肿大，双肾区有无叩击痛。化验应查血常规、血小板计数、血型、乙型肝炎病毒的两对半检查，尿常规。一年内未作胸透者，在妊娠20周以后必要时行胸部透视。此外，还应着重检查：

①身高与步态身高＜140cm应注意有无骨盆狭窄；步态异常应注意脊柱、骨盆及下肢有无畸形。

②体重每次产前检查时均应测体重。从妊娠5个月起体重增加较快，但每周体重平均增加不应超过0.5公斤，体重增加过快者常有水肿或隐性水肿。

③血压每次产前检查时均应测血压。血压不应超过18.7/12kPa（140/90mmHg），或比基础血压不超过4/2kPa（30/15mmHg），超过者应视为病态。在孕中期应行妊高征预测方法的血压检查（如平均动脉压、翻身试验）。

④水肿每次产前检查时，均应检查孕妇体表有无水肿。

⑤乳房检查乳房发育情况，有无肿块及慢性病变。注意乳头大小，有无内陷。若有乳头内陷应在妊娠期间予以纠正。

（5）推算预产期的方法

卵子受精是妊娠的开始。鉴于确切的受精日期无法获得，又知妊娠后不再来月经，故通常均以末次月经第一日作为妊娠开始来计算。妊娠全过程实为 266 日，应加 14 日相当于 9 个月零 7 日。为了能预先计算出分娩的可能日期，每位孕妇均应确切知道自己的预产期。

①一般方法推算预产期的方法为月份减 3（末次月经第一日的月份在 4 月份及以后者）或加 9（末次月经第一日的月份在 4 月份以前者），若超过 12 月需增加 1 年。日数加 7，日数超过该月份的日数需进位 1 个月。

②其他方法若孕妇已记不清末次月经第一日的日期，或于哺乳期无月经来潮而受孕者，可根据早孕反应出现的日期或胎动开始出现的日期估计。

a. 根据早孕反应出现的日期估计预产期：早孕反应多数出现在停经 6 周左右，预产期该在早孕反应开始出现日期再加上 34 周（$34 \times 7 = 238$ 日）。

b. 根据胎动开始出现的日期估计预产期：初孕妇胎动开始出现在停经 20 周（经产妇则以 18 周居多）时，预产期该在胎动开始出现日期再加上 20 周（$20 \times 7 = 140$ 日）。

必须指出，上述推算或估计预产期的方法均属概算，与实际分娩日期可能有 1～2 周的出入。

（6）四步触诊法

产科检查通过四步触诊法，能够检查子宫大小、胎产式、胎先露、胎方位，以及先露部是否衔接。在做前 3 步手法时，检查者面向孕妇；在做第 4 步手法时，检查者应面向孕妇足端。

第 1 步手法：检查者双手置于子宫底部，向下稍加按压，了解子宫外形并摸清子宫底高度，估计胎儿大小与妊娠周数是否相符。然后用双手指腹触摸，判断子宫底部的胎儿部分是胎头还是胎臀。若为胎头，则圆而硬，容易推动且有浮球感（用手指经腹壁或经阴道轻轻触动胎儿某部分，得到胎儿漂动又回弹的感觉），仔细触摸有时能触到胎头与胎背之间有一沟状区域，推动胎头时胎背不动。若为胎臀则较宽且软，形状略不规则，活动度不大，推动胎臀时胎身也随之而动。若为肩先露，子宫底高度较妊娠月份低，宫底处空虚，摸不到胎头或胎臀。

第2步手法：检查者两手分别放于腹部两侧。一手固定，另一手轻轻向对侧深按。两手交替操作，仔细分辨胎背和胎儿肢体的位置。若触及平坦饱满部分为胎背并需确定胎背方向——向前、侧方或向后，若触及高低不平、可变形部分则为胎儿肢体，有时可以感觉到胎儿肢体在活动。

第3步手法：检查者右手拇指与其余四指分开，放在耻骨联合上方握住先露部，再次复核是胎头或胎臀，并左右推动判断是否衔接。根据胎头与胎臀形态不同加以区别。若胎先露部未入盆可被推动，若已衔接则不能被推动。

第4步手法：检查者的两手分别放在先露部的两侧，沿着骨盆入口方向向下深插，核对先露部入盆程度。完全入盆时，若胎先露为胎头，在两手下插过程中，一手可顺利进入骨盆入口，另一手被胎头隆起部阻挡不能继续深插，该部位称为胎头隆突。若与胎儿肢体同侧有阻挡，为胎头处于俯屈位置的枕先露，胎头隆突为额骨。若与胎背同侧有阻挡，为胎头处于仰伸位置的面先露，胎头隆突为枕骨。

通过产科检查四步触诊法对胎先露部是胎头或胎臀难以确定时，可行肛诊、B型超声协助诊断。

（7）骨盆外测量

骨盆大小及形状是决定胎儿能否经阴道分娩的重要因素之一，故骨盆测量是产前检查不可缺少的项目。骨盆外测量虽不能直接测量出骨盆内径，但可以从骨盆外测量各径线的比例中，间接判断骨盆大小及形态，由于操作简便，临床至今仍广泛利用，使用骨盆测量器测量以下6个径线和耻骨弓角度。

①髂棘间径测量两髂前上棘外缘的距离，正常值为23～26cm。

②髂棘间径测量两髂棘最宽外缘的距离，正常值为25～28cm。以上两径线能间接推测骨盆入口横径长度。

③粗隆间径测量两股骨粗隆外缘的距离，正常值为28～31cm。此径线能间接推测中骨盆横径长度。测量上述3条径线时，孕妇均取伸腿

仰卧位。

④骶耻外径孕妇取左侧卧位，右腿伸直，左腿屈曲。测量第 5 腰椎棘突下至耻骨联合上缘中点的距离，正常值为 18～20cm。第 5 腰椎棘突下相当于米氏菱形窝的上角，此径线能间接推测骨盆入口前后径长度，是骨盆外测量中最重要的径线。骶耻外径值与骨质厚薄相关，此值减去 1/2 尺桡周径（围绕右侧尺骨茎突及桡骨茎突测得的前臂下端周径）值，即相当于骨盆入口前后径值。

⑤坐骨结节间径取仰卧位，两腿弯曲，双手抱双膝。测量两坐骨结节内侧缘的距离，正常值为 8.5～9.5cm。也可用检查者拳头测量，若其间能容纳成人手拳，则大于 8.5cm 即属正常。此径线直接测得骨盆出口横径长度。若此径值＜8.5cm 时，应测量出口后矢状径。

⑥出口后矢状径检查者将戴指套的右手示指伸入孕妇肛门后，指腹向骶骨方向，拇指置于孕妇体表骶尾部，两指共同找到骶骨尖端，用尺放于坐骨结节径线上，用汤姆斯出口测量器一端放于坐骨结节间径的中点，一端放在骶骨尖端处，看测量器刻度数字即是出口后矢状径长度，正常值为 8～9cm。出口后矢状径不小，能弥补坐骨结节间径稍小。只要出口后矢状径与坐骨结节间径之和＞15cm 时，表示骨盆出口无明显狭窄。

⑦耻骨弓角度用两手拇指指尖斜着对拢，放于耻骨联合下缘，左右两拇指平放在耻骨降支上。测量两拇指间的角度即是耻骨弓角度，正常值为 90°＜80°为不正常。

此角度能反映骨盆出口横径长度。

第二节　妇产科实验室检查

一、阴道 pH 值测定

（一）原理

阴道内容物主要为白带，故阴道 pH 值取决于白带。白带主要含有阴道上皮脱落细胞、白细胞、阴道正常菌群。阴道上皮脱落细胞随月经周期而改变。在排卵前期，受高水平雌激素的影响，阴道上皮增生、成熟，并含有丰富的糖原，在阴道内乳酸杆菌的作用下酸度较高；排卵后至月经来潮前，因受孕激素的影响，阴道上皮细胞糖原含量减少并脱落，阴道酸度下降，但正常的阴道环境为酸性，约 pH≤4.5（多在 3.8～4.4）。另外，由于经血的稀释作用，经后阴道 pH 值可以接近中性。阴道 pH值是阴道自净作用的重要方面，是人体防御外阴阴道炎症的重要机制之一。乳酸杆菌在正常阴道菌群中占优势，在维持阴道菌群中起关键作用。当阴道菌群失调时，阴道 pH 值随之改变。

（二）取材方法

患者取膀胱截石位，以窥阴器暴露宫颈，用吸管或棉签取后穹隆处分泌物涂于 pH 试纸上，比照试纸表进行检查。

（三）临床应用及意义

1. 细菌性阴道病

乳酸杆菌的减少而其他细菌（加德纳尔菌、厌氧菌）大量繁殖，致pH 值上升大于 4.5（多为 5.0～5.5）。

2. 念珠菌阴道炎

长期应用抗生素改变了阴道菌群的相互制约作用导致念珠菌类的大量生长，阴道 pH 值在 4.0～4.7 左右。

3. 滴虫性阴道炎

滴虫能消耗和吞噬阴道上皮细胞内的糖原，阻碍乳酸生成。滴虫在pH 值 5.0 以下或 7.5 以上的环境中则不生长，滴虫性阴道炎患者阴道pH 值一般在 5～6.6，多数＞6.0。

4. 老年性阴道炎

绝经后的老年妇女，雌激素水平低下，阴道壁萎缩变薄，阴道上皮细胞内糖原含量减少，故阴道 pH 值升高，局部抵抗力降低，致病菌易入侵繁殖引起炎症。

二、阴道清洁度检查

（一）原理

正常情况下，阴道上皮细胞随月经周期中雌、孕激素的作用，发生周期性变化，特别是表层细胞，细胞内富含糖原，糖原分泌后，经寄生于阴道内的阴道杆菌的作用将其分解为乳酸，使阴道内保持 pH 为 4.5 的酸性环境，从而抑制致病菌的繁殖，故正常阴道液有自净或灭菌作用。当生殖道有炎症或 pH 值上升时，阴道内环境即发生改变，出现大量杂菌和白细胞。根据阴道液中阴道杆菌的存在与否，以及杂菌和白细胞的多少，对阴道液的清洁程度进行分度称为阴道清洁度。

（二）取材方法

患者取膀胱截石位，以窥阴器暴露宫颈，用吸管或棉签取后穹隆处分泌物涂于玻片上，即可进行检查。

（三）结果判断

根据阴道液中杂菌及白细胞的多少，将其分为 4 度：

1 度：镜下见多量阴道杆菌及上皮细胞，无杂菌及白细胞，视野背景清洁，属正常阴道分泌物。

2 度：阴道杆菌及上皮细胞中等量，可见少量杂菌和白细胞，仍属正常阴道液，见于经产妇宫颈口松弛者。

3 度：镜下见较多杂菌及白细胞，仅见少许阴道杆菌及上皮细胞，表明有炎症存在。

4 度：镜下见大量杂菌及白细胞，仅见少许上皮细胞，无阴道杆菌，常表明有阴道炎症或较重的宫颈炎。

（四）临床应用及意义

于妇科或计划生育经阴道手术前，阴道清洁度应为常规检查内容之一，如阴道涂片检查属第 3 或 4 清洁度时，应考虑可能有其他病原体存在，必须首先进行病因治疗，待炎症痊愈后方可进行手术。

三、妇科活组织检查

（一）宫颈活检

暴露宫颈，拭净宫颈表面分泌物，局部消毒后，用活检钳在肉眼可疑癌变区，尽可能在鳞柱状上皮交界处取材，一般宜作多点活检，即在3.6.9.12点处取材。为了提高诊断阳性率，可在碘试验不着色区域或阴道镜检异常区多点活检。

（二）诊断性刮宫及分段刮宫

以1：1000新洁尔灭液消毒外阴，碘酒和酒精消毒阴道与宫颈，用子宫探针测定宫腔的深度，然后用小刮匙沿宫腔四壁、宫底及两侧角有秩序地刮除全部内膜，刮出物均送病检。为鉴别子宫内膜癌及宫颈癌或子宫内膜癌累及子宫颈管，必须行分段诊刮，先刮宫颈管，再刮宫腔，刮出物分别装瓶标明送病检。

四、性传播疾病的实验室检查

（一）生殖道念珠菌病

病原体包括白念珠菌（85%～90%）、近平滑念珠菌、热带念珠菌、光滑念珠菌、克柔念珠菌等。孢子呈卵圆形成群或呈链状排列，大小约为 2～mX6 呷，有时见假菌丝。

正常人的口腔、肠道、阴道黏膜，男女外生殖器及其周围皮肤均存在念珠菌。也有致病性念珠菌存在，而不引起症状，但这些部位的念珠菌可以互相传染。当局部环境条件合适时易发病。

1. 标本的采集

（1）分泌物

灭菌棉拭从小阴唇内侧、阴道壁、后穹隆取分泌物。白色凝块或豆渣样分泌物检出率高。

（2）尿液

有尿道感染时，收集清晨中段尿10～20ml，以每分钟2 000转离心

15 分钟后，取沉渣送检。

2. 标本的运送

湿片直接镜检的标本运送无特别要求，标本用作培养时则需将采集标本的拭子放入盛有 1～2ml 含氯霉素（500Mg/ml）的灭菌生理盐水的小试管内，或接种于 Stuart 转送培养基，放 4℃冰箱保存。尿液标本用灭菌管采集，放 4℃冰箱保存。标本应尽早处理。

3. 显微镜检查

将采集的标本放入盛有少量灭菌生理盐水的小试管内，取一滴放在载物片上，然后滴加 10%KOH；或将采集标本的拭子直接涂在滴有 10%KOH 的载玻片上，使细胞散开；直接在 100 倍、400 倍的显微镜下观察。必要时可将涂片固定后，作革兰氏染色，油镜观察。

念珠菌阳性者镜下可见略带淡绿色折光的假菌丝和成群的卵圆形芽孢，其直径约为 3～5μm。假菌丝的菌丝节间有明显的狭窄部，芽孢往往集中于菌丝分隔处，偶可见到分隔的真菌丝。

革兰氏染色后假菌丝和芽孢均被染成紫色。假菌丝的狭窄部及孢子芽生的特征更为明显。有时仅有芽生孢子而无假菌丝，此时报告为芽生孢子阳性，可供临床医生参考。

涂片检查虽简便易行，有一定敏感性，但采集标本方法要准确，标本量要稍多；革兰染色时应仔细按照标准操作，尤其是脱色时间要把握好。

4. 培养

念珠菌在沙堡葡萄糖琼脂培养基上生长良好。将分泌物标本用棉拭子采集后直接涂在培养基表面；尿液标本则需先离心取沉渣滴于斜面，用接种环画线，或直接用接种环种于斜面上。35～37℃培养 48～72 小时。

接种后 1 天开始生长，菌落为奶油色，闪光，软而平滑，颜色呈乳白色或略呈黄褐色，日久颜色加深，菌落表面发干变硬，表面可有皱褶毛发状突起。镜下可见排列整齐的真菌丝、假菌丝及成群的芽孢，即可作出念珠菌的诊断。仅有芽孢子和孢子，无菌丝及假菌丝需考虑酵母菌。

由于部分正常女性的阴道取材，也可培养出念珠菌，因此必须结合临床症状、KOH 湿片的检查结果综合判断受检者的感染状况。

在一般情况下不必作确证试验。如因临床或科研工作需要，如为探讨阴道念珠菌病发病与念珠菌菌株的关系等，可将所分离到的念珠菌纯化后，送有条件的专业实验室进行一系列的确证试验或参照有关专业书籍介绍的方法进行鉴定。

(二) 阴道毛滴虫病

阴道毛滴虫病是一种常见的性传播疾病。病原体是阴道毛滴虫，呈梨形，无色透明似水滴状。只有滋养体而无包囊期。生活能力强在 3～5℃生存 2 日；46℃生存 20～60 分钟；半干燥环境中生存约 10 小时；在普通肥皂水中也能生存 45～120 分钟；在 pH5 以下或 7.5 以上的环境中则不生长（患者的阴道 pH 通常为 5.1～5.4）。

1. 标本的采集

(1) 分泌物

应使用无润滑剂窥阴器扩张阴道口，用无菌棉拭子、涤纶或藻酸钙拭子从阴道后穹窿处取分泌物。在无窥阴器的条件下，也可用长棉拭子伸入阴道内取材。

(2) 尿液

收集清晨第一次尿的首段 10～30ml，经 2 000 转/分钟离心 15～20 分钟，取沉渣镜检或培养。

(3) 标本采集中应注意的问题

①女性患者取材时所用的窥阴器，只能用少量灭菌生理盐水润湿，不可使用润滑剂，因为某些润滑剂对阴道毛滴虫的活动有影响。

②从取材到观察和培养的时间间隔越短越好，否则易影响检查结果。

③注意标本的保温，尤其是冬季，气温较低，影响毛滴虫的活

动性。

④女性患者检查前，未做过阴道灌洗。

2．标本的运送

一般情况，标本采集后应立即送检。在无条件立即做检验需要转送时，则可以直接接种于 Diamonds 培养基或 Stuart 培养基中室温保存，阴道毛滴虫在这些培养基中室温至少可存活 24 小时。运送到实验室后，先放入 35℃温箱培养 24~48 小时后，再转种到合适的培养基上。

3．显微镜检查

（1）生理盐水湿片

①将采集标本的拭子放入含有少量生理盐水的小试管内。

②采用阴道冲洗液，混匀后吸取一滴悬液滴于载物片上。

③将采集标本的拭子直接涂在滴有生理盐水的载玻片上。

④尿液标本则需经离心后取沉渣一滴于载玻片上。

⑤加盖玻片，于 400 倍镜下观察毛滴虫。毛滴虫在镜下应为梨形，无色透明虫体，虫体长 15~20μm，稍大于白细胞。活的虫体可借助鞭毛和波动膜作跳跃式运动，活动迅速。

（2）涂片染色镜检

标本加少量生理盐水涂成薄片置室温下自然干燥。用酒精灯火焰固定或用甲醇固定。

染色方法：铁苏木素染色、姬姆萨染色、瑞氏染色、革兰染色、巴氏染色、Leish—man 染色等。

油镜下观察：能见到结构清晰的虫体，有长圆形的细胞核，疏松而有空泡的细胞质以及鞭毛等。

4．培养

阴道毛滴虫能在人工培养基中生长。在培养基中需加入血清，以促进滴虫生长繁殖，加入抗生素以抑制杂菌。

常用培养基为肝浸液培养基和 Dianaonds 培养基，KLipferberg 培养基（Difco 或 BBI）改良 Feinberg 培养基（Oxiod）等。

培养最适温度为 35～37℃，最适宜 pH 为 5.5～6.0。

阴道毛滴虫为厌氧生物，培养基在培养前应隔水煮 5～10 分钟驱氧，阴道毛滴虫在管底生长得最好。一般在 15X 150ml 的有盖试管内分装培养基 910ml。

将所取标本直接放入培养基中，置 35～37℃温箱培养 24～48 小时，用无菌滴管伸入管底吸取 0.05ml 培养物作悬滴法或涂片染色法检查。如为阴性，继续培养至 6～7 天再检查一次。必要时离心取沉渣检查。

本法阳性检查率可高达 98%，但因操作较麻烦，不作为常规检查，主要用于检查无症状感染（主要指滴虫数量少）、妇女有症状但涂片检查为阴性者以及诊断男性滴虫病，同时也可用于寻找敏感药物以及用于观察药物效果等。

（三）细菌性阴道病

细菌性阴道病是阴道内的乳酸杆菌被另一组有特点的细菌所取代，同时伴有阴道分泌物性质改变的一组症候群，其病理特征无炎症病变和白细胞浸润。

该病的病原学和发病机制尚未完全清楚。以往认为是由阴道加特纳菌引起，但是该菌不仅在细菌性阴道病患者中的检出率极高，而且在正常非怀孕妇女中其阳性率也可高达 16.6%。

细菌性阴道病的诊断主要是根据临床特征，下列 4 个特征中至少具备 3 个：

第一，阴道壁上附有稀薄而均质的白色分泌物

第二，分泌物 pH 大于 4.5

第三，分泌物加 10%KOH 后释放鱼腥样氨味

第四，分泌物湿片镜检查到线索细胞

运用这一标准诊断的患者，在患者阴道中 100% 能分离到阴道加特纳菌，76% 分离到厌氧的类杆菌。这一诊断标准现在仍被广泛使用，具有简便、实用、价廉及方便的特点，有临床指导意义。

1. 标本的采集

插入窥阴器后，用棉拭子从阴道壁或后穹隆处取分泌物。涂于干净载玻片上，或放置试管内送检。采集标本时需注意，如果用于直接作嗅试验与 pH 值测定和镜检者，不能接触到宫颈黏液；如果用于细菌培养和 DNA 分析则应在子宫颈管内取材。

2. 嗅试验与 pH 值测定

（1）嗅试验

将分泌物涂于干净载玻片上，滴加一滴 10％KOH，嗅有无氨味产生（闻有无鱼腥样味）。罹患细菌性阴道病时，阴道加特纳菌和厌氧菌的过度生长抑制了正常情况下占优势的乳酸杆菌。厌氧菌可产生丙酸盐、丁酸盐和大量的胺类如尸胺等，造成阴道分泌物的 pH 升高。当加入 KOH 时，可导致游离胺释放，从而产生典型的鱼腥样气味。这种试验被称为"嗅试验"。

（2）pH 值测定

使用 pH 范围在 4.0～7.0 的精密试纸。用棉拭子取出分泌物，与 pH 试纸直接接触。也可在窥阴器从阴道取出后，将 pH 试纸接触其顶端。注意不要接触到宫颈黏液，因为宫颈黏液的 pH 值（7.0）高于阴道。

正常成人阴道分泌物呈酸性，pH 为 4.0 左右。在细菌性阴道病时 pH 高到 5.0 以上。

3. 显微镜检查

（1）湿片法细胞的检查

在载玻片上加一滴生理盐水。用阴道拭子取分泌物，与生理盐水混合成悬液。然后加上盖玻片，置于显微镜下（400 倍）检查是否有线索细胞（clue cell）。此玻片也可用来检查阴道毛滴虫。

线索细胞是阴道鳞状上皮细胞上覆盖了许多短杆菌和球菌，由于大量细菌的存在以致细胞边缘模糊不清。乳酸杆菌也能吸附于脱落的阴道鳞状上皮细胞上，但很少会使细胞边界模糊，其形态也易于识别。

（2）染色阴道菌群的检查（革兰染色）

阴道拭子取分泌物，涂片，空气中干燥，加热固定。革兰染色。油镜（1 000 倍）下观察。

正常阴道的优势菌丛是乳酸杆菌，其为革兰阳性杆菌，末端钝圆或平齐，呈单根、链状或栅状排列。阴道加特纳菌和其他厌氧菌为小的革兰阴性或革兰染色不稳定的球杆菌或弯曲的杆菌。细菌性阴道病时乳酸杆菌很少甚至消失，取而代之的是较多的阴道加特纳菌和其他厌氧菌的混合菌群。

4. 培养

尽管阴道加特纳菌能够培养，但用于诊断细菌性阴道病的价值仍尚存疑问。这是因为细菌性阴道病是阴道内乳酸杆菌与其他多种菌群间的平衡失调有关，为阴道乳酸杆菌减少或缺失，加德纳菌及其他厌氧菌大量繁殖引起，因此单一细菌的培养在细菌性阴道病的诊断中意义不大。

5. 测定唾液酸酶法

有研究发现引起细菌性阴道病的细菌能产生唾液酸酶，据此设计了以唾液酸酶底物为主要试剂的酶生物化学检测方法。该方法操作简便：用棉拭子取阴道分泌物置于特定溶液中（试剂商提供）于 37℃ 放置 10 分钟，然后加入两滴显色液，观察溶液的颜色。由于阴道加特纳菌在正常非怀孕妇女中的阳性率也在 10%～20%。

（四）淋病双球菌的检测

淋病奈瑟菌简称淋球菌，它是淋病的病原体，革兰氏染色阴性，呈球型或肾型，成对排列，两球菌接面平坦，形似一对黄豆。有的淋病奈瑟菌有菌毛。

淋球菌的抵抗力极弱，对干燥、寒冷、热，常用消毒剂均敏感。经干燥 1～2 小时或加热 55℃5 分钟即可死亡。

1. 标本的采集

在女性患者主要感染子宫颈与尿道，因此，宫颈是主要的取材部位。标本采集时，先用一个棉拭子擦拭宫颈以除去表面的黏液，另用一个拭子手插入宫颈管内 2cm，转动数圈后，约 30 秒后取出。

2. 检测方法

（1）涂片染色显微镜检查

将标本滚动涂于干净的玻片上，涂片应厚薄均匀，不应用力过猛，待自然干燥后，在火焰上迅速通过 3 次固定。经革兰染色后镜检。典型的感染者标本经涂片染色，在中性粒细胞内可找到革兰染色阴性的双球菌。虽然此法简便易行，但敏感性不高，在女性患者检出率只有 50%左右，也不能确诊，因此，WHO 没有推荐用涂片染色法作为淋球菌感染的确诊，主张用分离培养法。

培养：一般将已画线接种好的培养基放入烛缸 35～37℃培养。烛缸中放入浸水的湿棉球以保持一定的湿度，或置 5%～8%CO_2 孵箱中，培养 24～48 小时。

（2）淋球菌培养

淋球菌培养是确诊淋病的重要手段。目前国内采用巧克力琼脂或血琼脂培养基，培养基内含有抗生素，可选择性的抑制许多其他细菌。在 36℃，70%湿度，含 5%～10%二氧化碳条件下培养 24～48 小时，（也可将已画线接种好的培养基放入烛缸，烛缸中放入浸水的湿棉球以保持一定的湿度，360 培养 24～48 小时）观察结果可见典型淋球菌菌落。此外，还须经菌落形态，革兰染色，氧化酶试验和糖发酵试验等进行鉴定。培养阳性率在女性为 80%～90%。由于淋球菌十分脆弱，离体后很快死亡，因此要取材后立刻接种。需有良好的培养基与正确的取材方法，其敏感性与特异性均可达 90‰有条件的实验室，应对分离出来的淋球菌作药敏试验及产生 β-内酰胺酶的常规试验。以判定其对药物的敏感性及是否为青霉素耐药菌株。此法生化鉴定复杂，需要较长时间。

（3）酶联免疫吸附试验（ELISA）

ELISA 试剂盒可用于泌尿生殖器分泌物标本的直接检测，具有快速、操作简便稳定、不需特殊设备等特点，适用于临床第一线的检测工作。但其结果与淋球菌培养结果的符合性，敏感性，特异性，因试剂不同而有所不同。

第三节 妇科腹腔镜技术

一、腹腔镜诊治的微创意义

腹腔镜作为微创外科的手术工具，由于有诸多优点，在微创妇科领域已显露出其巨大的发展潜力。腹腔镜外科作为微创外科的主体，对妇科、普通外科、泌尿外科、肝胆外科等是一场真正的技术革命。对妇科手术的发展已经产生了巨大的影响，腹腔镜手术已成功地替代了许多传统的开腹手术，也将会取代更多的开腹手术，其中包括某些高难度的恶性肿瘤手术。腹腔镜外科的微创意义在于手术创伤更小及全身反应更轻。

（一）腹腔镜手术的微创意义

1. 腹壁切口小，手术视野清晰

开腹手术之所以需要大切口，主要原因为照明光源在体外，而术者的手要进入腹腔内操作，切口过小势必会影响手术视野的充分暴露。腹腔镜外科的照明深达手术野，且明亮清晰。术者的手在体外操作。可以利用体位改变和气腹压力以及适当牵拉达到手术所需的术野显露充分。腹壁虽有多个小切口，但其损伤程度小于其穿刺口的总和。临床实践证明，切口创伤与内在创伤比值越大的传统开腹手术，实施腹腔镜手术的价值越大。

2. 手术器械精细

因镜头的放大作用可做到精确定位，仅毁坏病变的靶器官而避免伤及周围的正常组织；手不进入腹腔可以减少脏器被膜的损伤和对脏器功能的干扰，术后胃肠功能恢复快，腹内粘连少。

3. 术中出血少

腹腔镜手术需要无血的手术环境，原则是无血或少血手术，先凝固

止血再分离，即边止血边分离。多数腹腔镜术中出血均少于同类开腹手术，伤口小也是出血少的一个原因。

4. 手术时间缩短

在开展腹腔镜手术的初期，由于技术不熟练手术时间多长于开腹手术，随着技术水平的提高和经验的积累，以及利于腹腔镜操作的器械不断发展更新，使一些腔镜手术时间逐渐缩短，且已明显短于开腹手术。如一般的卵巢良性囊肿或附件切除手术所需时间 15～30min，而子宫切除手术时间需 1h 左右。由此可以节约开关腹所需时间，大大减少手术本身对机体造成的创伤。

5. 全身反应轻

随着腹腔镜手术的广泛开展，对其引起全身反应的研究报道日益增多。与开腹手术比较，腹腔镜手术减少机体创伤的表现如下：

（1）呼吸功能

临床研究发现，应用腹腔镜做腹部手术，对肺功能的影响较小，恢复快，这可能与切口小、对腹壁组织创伤小、术后疼痛较轻、不影响咳痰，术后 24h 即可下床活动等因素有关。与开腹手术比较，明显减少肺部并发症和术后肺不张、肺部感染的发生，适合老年人或肺部有慢性支气管炎等疾病的患者。

（2）神经体液系统

观察术后 12h 血糖浓度变化，开腹手术与腹腔镜组均有增加，但前者上升更明显。

（3）免疫系统

白细胞介素 6（IL—6）、C 反应蛋白（CRP）、血沉、补体 C3 的变化均代表机体创伤后的急性期反应。临床研究显示，腹腔镜组的以上指标均较开腹手术组低。

（4）脏器功能的恢复

胃肠道功能的恢复方面，腹腔镜手术则明显早于开腹手术。胃肠功能恢复快，早期进食，从正常途径补充营养，可加速体力的恢复。术后早期肠蠕动的恢复，可在顽固性纤维粘连形成之前，使改变位置的肠管尽快恢复自然顺序而保持通畅；也使肠管间接触于固定位置的时间缩短，粘连形成便自然减少；及早恢复的肠蠕动使肠管不再膨胀，不易发生压迫。这些均可避免粘连性肠梗阻的发生。腹腔镜手术对局部创伤小，全身的应激反应轻和对免疫系统影响小，患者可以在短期内恢复正常活动，从而避免了一些肺部及切口的并发症。但是，也应强调"微创妇科"与"腔镜手术"是两个不同的概念。微创妇科强调的是治疗结果的微创性，是局部和全身统一的概念。而腔镜手术虽然具有微创的效果，但在某种情况下，如操作不当可能会对机体产生比传统手术更大的创伤。腹腔镜手术是一种正在发展中的技术，尚未普遍成熟。其优点只能在那些技术成熟的医师手中得以体现。随着经验的成熟和配套器械的发展，腹腔镜治疗妇科疾病的微创效果将会越来越显著。

（二）实施腔镜技术应注意的问题

1. 预防减少腔镜手术并发症

腹腔镜手术虽具微创效果，但操作技巧与开腹手术明显不同，如运用不当并发症可高于开腹手术。为了预防和减少腹腔镜手术的并发症，应注意以下几点。

（1）加强手术医师的培训，建立经验丰富、合作默契、相对固定的手术协作团队。

（2）严格掌握适应证与禁忌证，术前要进行全面详细的全身检查和妇科检查，谨慎地选择手术对象、权衡利弊。手术者会因有些经验和技术较为熟练而放宽手术指征或滋长轻视态度，这常常是发生问题的根源。腹腔镜手术是外科学的进步而不应是单纯技巧的炫耀。

（3）术前必须认真检查器械设备配件，保证充气、照明、电灼、冲洗各个环节完好无误，使气腹满意、视野清晰、操作方便。术中应有人专门在台下巡视并掌管仪器。

（4）术者要恪守目不离荧光屏的原则，剪切、钳夹、电灼都应做到清楚、准确。

（5）做好处理出血的各种准备。

（6）做好随时开腹手术的准备，以便及时处理腹腔镜手术中发生的严重损伤及疑难病症。此外，还应加强对腹腔镜手术的管理和审批制度，实行因院、因人的分类手术。不可进行技术水平有限的、自己力所不能及的手术。为预防和进一步减少手术并发症和病死率，还应注意以下几点。

第一，正确认识医师本身的局限性。

第二，了解和掌握腹腔镜手术技巧及设备器械的局限性。

第三，认识和掌握腹腔镜手术的解剖学特点和变异。

2. 掌握中转开腹时机

腹腔镜手术操作由于受到仪器及技术水平的限制，从一开始便暴露出其局限性和潜在的危险。目前，腹腔镜外科手术还不能完全达到开腹手术的全部效果，因为设备性能的限制，病变复杂程度及腔镜手术医师的操作经验，使得某些腹部外科病变的治疗必须采用开腹的方法更好地来完成，这就提出了一个问题——中转开腹在腹腔镜手术的地位。中转开腹手术的原因有以下几点。

（1）病变严重，病情复杂，难以用腹腔镜手术完成。

（2）意外损伤，如肠管、大血管、输尿管损伤等。

（3）仪器设备故障，无法继续手术。

（4）腹腔镜手术医生技术水平所限。对于腹腔镜手术医生来说，影响中转开腹手术率的主要因素，在早期是术者缺乏腹腔镜手术的经验，缺乏对腹腔镜手术设备性能的认识；而当积累了一定的经验之后，又盲目扩大手术适应证范围，追求高腹腔镜手术成功率，也可能造成严重的并发症而被迫中转开腹。此外，未做详细的术前、术中检查，以致误诊和漏诊需外科手术处理的病变也是重要因素之一。最明智的办法是术者根据自己的实际水平，选择适合自己操作的手术适应证。随着手术经验的积累，操作技术的成熟，手术适应证的范围会逐渐扩大，中转开腹率会逐渐下降，手术成功率将增加。

但是，必须认识到，必要的中转开腹是确保手术成功，确保患者安全，减少并发症的重要手段。单纯追求高腹腔镜手术成功率，只能带来严重的并发症，甚至造成灾难性后果。因此，腹腔镜要转为开腹手术的指征应是低标准的。特别是在腹腔镜术者技术熟练后，若操作粗疏，盲目自信则是非常可怕的。正确地认识中转开腹手术作用，并能及时地、果断地在发生严重并发症之前掌握中转开腹的时机，是一名成熟的腹腔镜外科医生的重要标志，也是患者得到安全、有效手术治疗的保障。我们的经验是：当术者犹豫不决是否改行开腹手术时，也就是中转开腹手术的时机。

3. 技术培训

腹腔镜手术是一项专业性、技术性很强的内镜技术。把它看得过分简单，或过分神秘都是错误的。腹腔镜手术必须具有坚实的解剖学基础，丰富的开腹手术经验和娴熟的内镜操作技术。一个能熟练地进行剖腹或阴道手术的妇科医生，并不能未经训练就成为一个合格的内镜手术医生。由于内镜手术的特殊性，初学者手术并发症的发生率会明显升高，即所谓的学习曲线时期。为了防止不应该发生的并发症，建立、完善和规范腹腔镜培训计划和制度势在必行。为加速人才培养，应建立一整套规范的腔镜外科技术教学培训模式，并将其列入住院。

医师必修的理论课程和主治医师的技能培训中。初学者必须在完成理论课程后，在体外二维平面下练习腔镜手术中所需的定位、牵拉、打结和缝合等技术。然后在动物体内进行一些常规的手术操作；与此同时，还要多观摩有经验的腔镜外科医师的手术。从动物模型过渡到患者的手术过程中，必须有经验丰富的教师术中指导，度过危险的学习曲线时期，以减少或避免发生在学习曲线时期的并发症。在经过严格训练和专家考核合格后，才允许其单独从事腔镜外科技术的操作。澳大利亚妇科腔镜联合会将腹腔镜培训分为四级。

Ⅰ级培训：手术者在独立操作前，至少需要在上级医师指导下，完成 40 例以上诊断性腹腔镜手术操作。

Ⅱ级培训：手术者在独立完成手术操作前，至少需要在上级医师指导下，完成 20 例简单的手术操作，如输卵管结扎、单纯囊肿穿刺、简单的粘连分离等。

Ⅲ级培训：手术者在指导医师的协助下，完成 10～20 例复杂的手术操作，如卵巢囊肿切除、肌瘤切除、卵巢切除、输卵管造口及 LAVH。

Ⅳ级培训：手术者独立完成复杂手术，操作熟练，成为妇科腹腔镜专家。目前国外已建立起完善的内镜培训中心，并开发出各种虚拟微创手术模拟器，使训练者在计算机产生的三维虚拟手术环境中，使用虚拟的手术器械进行手术操作的训练。在手术模拟器上，受训者不仅可以在视觉上产生三维立体感觉，还可对力和触觉产生反馈，在虚拟的现实环境中分步训练其手眼协调能力左、右手对微创器械的控制能力，电凝、分离、切割的技巧等，然后整合，通过学习提高手术技巧。

如今，我们已处在妇科诊疗技术世纪性转变的前沿，手术切口从大到小、从巨创到微创，这是一个思维观念急需变革的时机。因此，要求我们摒弃成见，加强学习，积累和总结经验，敢于创新、大量设计、反复实验，不断完善和产生更多更新的腹腔镜手术，推动微创妇科学发展进程。

二、妇科的应用

腹腔镜外科对妇科手术的发展已经产生了巨大的影响，在诊断、治疗某些妇科疾病中已显露出极大的优势，成功地替代了许多传统的开腹手术，其中包括某些高难度的手术。

（一）诊断

腹腔镜诊断是近 20 年来妇科诊断学的重大发展之一，其价值和对生殖医学的贡献已得到临床验证。腹腔镜为某些疾病如子宫内膜异位症、盆腹腔粘连等的诊断提供了金标准，并为异位妊娠、卵巢囊肿蒂扭转、黄体破裂、急性盆腔炎及盆腔脓肿等妇科急腹症的早期诊断和治疗提供了可能性。也成为腹痛原因待查、腹水原因待查及不孕症盆腹检查等一些原因不明疾病简单微创的诊疗手段。随着实践经验的积累，通过腹腔镜结合输卵管染料通液及超声介入等，腹腔镜诊断将有更丰富的信息和诊断的精确性。

（二）治疗

现代的腹腔镜设备和技术为腹腔镜诊断的同时进行手术治疗创造了条件。许多经典的妇科手术，如盆腔粘连分离术、输卵管闭锁或阻塞的矫治术、异位妊娠的手术、卵巢良性囊肿或肿瘤的切除或剥除术、附件切除术及浆膜下子宫肌瘤切除在腹腔镜下进行的有效性、安全性和合理性，均得到临床实践的考验。因此，这类妇科手术在腹腔镜下开展的价值已经确定。在既往一段时间内对某些卵巢良性肿瘤，如畸胎瘤、浆液性囊腺瘤的切除术在腹腔镜下进行存在争议。随着囊肿剥出技术的提高和内镜取物袋的应用，使这类手术在腹腔镜下进行引起囊肿囊液溢出及肿瘤细胞播种的可能性大大降低。

另外，腹腔镜子宫切除在技术上的可行性已不再被怀疑，经过多年的实践，腹腔镜辅助阴道子宫切除（LAVH）及 Serum 的标准鞘内子宫切除术（CISH）被认为是最具发展潜力的子宫切除术式。在 LAVH 中，对单纯阴式子宫切除有困难的病例，如腹腔粘连或较大肌瘤，在腹腔镜协助下手术者可根据具体情况进行操作，使许多既往必须剖腹完成的妇科大手术实现了腹部小切口经阴道完成的愿望。Serum 式筋膜内子宫切除术，仅切除宫颈移行带而保留宫颈外鞘，为患者留下了宫颈支架，却消除了宫颈部位发生恶性病变的隐患。此术式在保留局部解剖结构不变的前提下，解除患者病痛，其应用前景已被广大临床医生认可。目前，腹腔镜在妇科肿瘤手术中的应用尚存在争议，但仍应积极执着地探索。

（三）妇科腔镜手术的适应证与禁忌证

1. 适应证

腹腔镜手术医生在考虑腹腔镜手术适应证的范围时，首先应考虑患者的实际情况，是否适合进行腔镜手术；同时还要考虑到术者的技术水平和一旦出现并发症时处理这些问题的能力。应避免不顾主客观条件和自己的实际能力造成随意性中转开腹手术，增加患者痛苦，挫伤开展腹腔镜手术的积极性。手术适应证包含手术指征和适合于该种手术的生理状态。

（1）诊断性腹腔镜

对诊断而言腹腔镜是一种创伤性的方法，故应在分析病史、体格检查和做有关辅助检查后，确需采用腹腔镜诊断者为诊断性腹腔镜指征。

（2）手术性腹腔镜

由于腹腔镜提供了进入腹腔的直接途径，近年来在诊断性腹腔镜的同时已能开展许多手术，替代了大部分剖腹手术。根据国际妇科内镜协会腹腔镜手术分类，意味着在妇科领域的大小手术几乎均能在腹腔镜下进行，故患者一般状况、术者经验及手术设备则成为能否进行腹腔镜手术的关键。

2．禁忌证

禁忌证首先是针对在腹腔镜下进行的手术本身而言，即包括那些不适宜在腹腔镜下进行的诊断和手术；其次，还包括虽具有手术指征，但存在腹腔镜下施行手术时相对危险性增加的医学情况。如气腹状态与体位可能会使心肺疾病加重，那么严重的心肺疾病应是腹腔镜手术的绝对禁忌证。随着腔镜技术和手术器械的发展，手术范围在不断扩大，一些相对禁忌证逐渐成为适应证。如低血容量休克、腹腔内出血等在开展腹腔镜手术初期曾被视为绝对禁忌证，但随着术者技术水平的提高和经验的积累，对此类患者进行快捷微创的治疗已成为可能；妊娠期手术也曾被视为绝对禁忌证，但实践证明在妊娠 3～6 个月施行腹腔镜手术是安全有效的；多次腹部手术史伴有显著的腹腔内粘连的患者可能会严重影响手术视野，增加肠管损伤的危险性，因此也曾被列入禁忌证范围，但细心操作谨慎放置第一个穿插刺器能将这些风险降低到最低限度。精确地分离腹壁粘连，游离肠襟和谨慎地识别重要解剖标志，将化解这些困难和风险。术前肠道准备对降低手术风险也是重要的一环。

（1）主要禁忌证

下述情况的腹腔镜手术是非常冒险的。

①严重的心肺系统疾病：存在严重的心肺功能损害的患者，腹腔镜手术使患者处在危险状态有两个机制：一是人工气腹的压力压迫下腔静脉，影响回心血量导致心脏功能失代偿；二是由于气腹压力及头低臀高的体位使腹腔内器官倒向头侧引起横膈抬高，降低了呼吸气流。另外，由于人工气腹注入腹腔的 CO_2 的吸收进一步加重高碳酸血症，可能引起心律失常。

②大的腹疝及膈疝：因人工气腹的压力将腹腔内容物压入疝孔随之发生腹部疝的嵌顿。腹腔内容物经疝孔进入胸腔者可进一步损害心脏及呼吸功能。但如果有腹腔镜下进行疝修补指征者，则另当别论。

③弥漫性腹膜炎：由于严重的弥漫性腹膜炎伴有肠麻痹使肠腔扩大，腹腔镜手术时易引起肠损伤。

④严重的肠梗阻：尽管具有精湛手术技能的妇科医生已能进行腹腔镜的粘连分离术，但这类患者的手术仍面临肠损伤的危险性，应列为禁忌。

⑤无经验的手术者：未接受腹腔镜手术培训的医师不应试行腹腔镜手术，以杜绝因缺少经验而引起的手术并发症。

（2）相对禁忌证

许多情况下，虽有手术指征，但腹腔镜下施行手术仍需倍加小心。

①既往腹部手术史或感染性肠道疾病。

②过度肥胖或消瘦。

③宫内妊娠：当子宫增大到 20 周妊娠时，一般不考虑行腹腔镜手术。

④腹腔内大的肿块：曾认为大肿块的腹腔镜检查对肿块损伤的危险性较大，但目前的观念不再将肿块的大小，而是将术者的技能作为决定因素。

⑤器官移位或扩大：肾和脾增大及胃下垂者的腹腔镜检查，易发生脏器损伤。故在术前了解增大和移位脏器的位置和边界，以确定在腹腔镜下手术是否安全。

(四) 特殊情况的腹腔镜手术

1. 妊娠

妊娠期手术特点：子宫增大影响手术视野；盆腔充血手术操作容易出血；术中及术后用药可能对胎儿有一定的影响；手术激惹可能导致流产。子宫越大，腹腔镜损伤子宫的可能性越大，而且增大的子宫很大程度地阻挡了术者需检查的区域，使可操作空间缩小。因此，妊娠期间的腹腔镜检查应考虑到这些危险性和局限性，特别是当子宫大小已达到妊娠 16 周或 16 周以上时。妊娠期腹腔镜检查禁忌放置子宫操纵杆。气腹针的穿刺部位也应谨慎。在腹腔镜操作过程中，每一步均应尽可能避免对妊娠子宫的干扰，降低手术激惹引起的流产。急诊剖腹手术中 53% 发生流产，20% 发生早产，而选择性剖腹手术中，自然流产 5%，无一例发生早产。因此，为避免急诊手术引起的潜在危险，主张对孕 16 周仍持续存在的附件囊肿应行选择性手术。卵巢囊肿腹腔镜下切除囊肿破裂的可能性比剖腹手术大，但囊肿破裂溢入盆腔的囊液并不会刺激子宫引起流产。而且，腹腔镜的 CO 气腹对胎儿无不良影响。但是为保证胎儿的安全，妊娠期间行附件肿块手术仍必须仔细，手术应选择在孕期 3～4 个月进行。因为此时手术可使自然流产率降低，而且子宫底高度也不会影响手术视野。孕周达 16 周或超过 16 周手术操作空间明显减少，手术损伤的机会也增加。妊娠期的腹腔镜手术多数是附件囊肿，选择适当时机对安全实施手术十分重要。由于超声在妊娠诊断中的应用，发现妊娠期附件肿块的发生率达到 1/1300～1/160。但怀孕 3 个月之内新发现的卵巢囊肿，往往为非赘生性卵巢囊肿，随孕周的增加会自行消失；怀孕 3 个月以后仍持续存在的卵巢囊肿往往属赘生性，需要手术切除。

为孕妇施行腹腔镜手术时，对整个过程都要严密监测，主要是因为目前尚无足够的数据证明气腹对孕妇是否安全。长期的高碳酸血症对胎儿将产生何种影响则更令人关注。采用安全入路避免损伤子宫，使用低压气腹，加强围术期监护及维持低水平呼气末二氧化碳等方法都可减少出问题的概率。但那些未知的远期影响仍使人们有所顾忌。

2. 肥胖和消瘦患者

过度肥胖的患者，由于腹壁肥厚插入腹腔镜比较困难，需要选用一种较长的气腹针，并应选择脐孔中央部位进针，因为该处为腹壁最薄的部位。一般患者的气腹针穿刺角度与上腹壁呈 45°，肥胖患者的气腹针穿刺点应选择垂直于腹壁进针，以避免气腹针长度不够造成腹膜外腔注气。此外，肥胖患者应在膀胱截石位状态下穿刺注气，以避免大腿不恰当地弯曲使腹膜折叠造成穿刺困难。另外，在某些患者，若无禁忌证也可经阴道后穹隆穿刺，选择经子宫直肠陷凹的注气途径。

很明显，肥胖患者的腹腔镜存在的是机械性问题。但对过度消瘦者，腹腔镜则存在更大的危险性。消瘦者因其腹前壁和腹主动脉之间距离短，而且由于消瘦筋膜薄弱，气腹针穿刺所需的力量比预期的要求小，若用力过猛、过深时，可能刺破腹膜后大血管而造成不可挽回的后果。为了避免出现这种危险性，过度消瘦患者气腹针穿刺时，必须保持气腹针靠近其尖端部位，并使针与上腹壁角度减小到 25°～30°。

在所有具有潜在困难的腹腔镜，明智的预防方法是经气腹针过度注气使腹部充气膨胀，但腹腔内压力不应超过 2kPa（15mmHg）。因为腹腔压力超过 2kPa 将阻止静脉血回流到腔静脉。膨胀的腹腔为主穿刺器和套管提供足够的空间进入，当主穿刺器和套管在腹腔内放妥后，即可排放部分气体以降低腹部过度膨胀。

3. 器官增大或腹部肿块

对于合并有腹腔内脏器肿大，如肝脾大或对腹部肿块患者施行腹腔镜手术时，为避免损伤增大的器官和肿块，应通过仔细的触诊、叩诊，结合超声检查确定增大器官和腹腔肿块的边界。选定插镜穿刺点时，应与这些脏器及腹部包块保持一定距离，最好能远离脏器或肿块 10cm 以上，这样既可减少刺破脏器或肿块的危险，又能保持物镜与目标脏器最佳的距离，以达到最好的检查效果。

4. 腹腔内粘连

对既往有剖腹手术史，特别是肠曲手术的患者，必须怀疑腹腔内粘连的存在，腹腔镜检查前应充分了解上次手术名称、手术方法及手术过程，对腹腔内的粘连程度及粘连部位作出初步估计。对于这类患者，特别是当肠曲与腹膜壁层粘连时，在脐孔处进入气腹针有损伤肠曲或大网膜血管的危险性。对这类患者可考虑在左上腹引入气腹针。

当建立满意的气腹后，仍可能选择在脐孔部位引入套针和套管，但在脐部引入穿刺器和套管前，需做腹腔空隙测试试验以保证安全穿刺。方法：用 $10 \sim 20ml$ 的玻璃注射器含 $5ml$ 生理盐水连上 18 号针头，经脐孔部位插入针头，每一次向下推进 $1cm$。穿刺每推进一步均回抽气体，注射器内生理盐水出现气泡，注射器活塞上升。上述试验的目的是确定脐孔穿刺部位下方的腹腔内是否存在安全引进穿刺器及套管的游离空间，此潜在空间的边界通过逐渐垂直推进针头和改变方向推进针头确定。如果上述试验提示脐孔部位不能引进主穿刺器和套筒时，应选择腹部其他部位进入腹腔，但是引进穿刺器和套管前仍需重复上述试验。

5. 老年患者

随着生活水平的提高，人的寿命在稳步增长，老年人越来越多。在治疗这类患者时必须考虑到老年病学的相关问题。单纯的年龄不是健康状况的指标，然而老年人常常伴有脑血管、心血管、呼吸系统疾病或肾病。对每个患者都应评估其手术风险，必须考虑手术对患者的影响，如饥饿、麻醉、用药、出血及损伤。虽然老年人可进行正常的日常活动，但手术的影响可打破体内稳定的平衡，导致失代偿。大多数患者对择期手术耐受良好，然而，如果出现任何一种手术并发症，都会引起一系列继发的并发症，导致严重的疾病状态。通常，急症手术较择期手术风险大。不幸的是，一些因素常延误对老年人病情的诊断。例如，65 岁以上的人较其他人的急性胆囊炎和胰腺炎的发生率高，急性胆囊炎如伴有胆囊坏疽或穿孔则更为危险，但这些患者不典型的症状或看护者对手术的犹豫态度，都有可能导致诊断延误。

6. 凝血障碍患者

凝血和出血倾向都给腹腔镜手术提出了具有挑战性的问题。高凝状态不论是先天性或获得性均可增加任何手术的风险，特别是在全麻的静止期。腹腔镜手术具有术后活动早的优点，但这项优点可被手术时间长及下肢静脉回流到右心房及右心室的血液减少所抵消。目前，一般人群中血栓性栓塞的概率并无增高。其治疗包括预防性及针对性治疗两方面。预防包括小剂量肝素、低气腹压及保持良好的水电解质平衡。针对性治疗包括长期维持用华法林。这些患者术前几天需停用口服华法林，改为静脉用肝素，于术前 1h 停用。

出血倾向可引起穿刺口出血，使手术视野模糊。只要术前处理得当，这些问题不会成为腹腔镜手术的禁忌。在这类血凝异常的情况下，为保障手术安全术前有必要请血液科医生会诊。

对处于高凝状态的患者，应在术前尽量了解凝血异常的准确情况。活动性出血是腹腔镜手术中最难处理的技术问题。因为这些出血多为喷射性，同时在使用吸引器时，腹腔内的空间随气体的减少而缩小，导致定位困难。虽然很难找到某个压力能使手术者像在剖腹手术中那样得心应手，但这些尝试总比盲目地用电烧或钛夹夹闭好得多。

三、腹腔镜诊治并发症

(一) 腹腔镜手术的病理生理

妇科腹腔镜手术与传统的开腹手术相比，其区别如下。

第一，手术是在相对密闭的环境中（腹腔内）进行，对腹壁等正常组织的创伤小。

第二，为保证术野清楚，需建立 CO_2 人工气腹，充分暴露手术空间。

第三，特殊的手术体位，膀胱截石位及头低臀高位。

由于以上特点，在腹腔镜手术过程中，患者心肺功能、血液循环及血液黏滞度等可出现一些特殊的变化，严重者甚至会直接影响手术效果及患者术后的恢复。因此，了解腹腔镜手术过程中的病理生理改变，对于安全地进行腹腔镜手术具有十分重要的意义。

1. 气腹对机体的影响

腹腔镜手术必须有一个清晰的术野。建立人工气腹，充分暴露手术空间，是目前腹腔镜手术应用最广的方法。因 CO_2 能被迅速吸收和排出，溶解度高，不易发生气栓，而成为最常用于建立人工气腹的充气气体。但气腹本身及 CO_2 对机体的作用比较复杂，如对心血管系统、呼吸功能、血流动力学系统等均有一定的影响。

(1) 气腹对呼吸系统的影响腹腔镜手术时，腹腔内注入 CO_2 建立人工气腹，腹内压增加，膈肌推向头侧，肺部自下而上受压，气道压力升高，胸腔压力也升高，呼吸系统顺应性降低。因在仰卧体位时，下肺前部换气多于后部，背侧肺血流多于胸侧的状况也有所加重，导致肺容量和功能残气量减少，换气血流比降低，肺分流率增加，动脉气分压降低。在头低足高位时，这些变化较之仰卧和头高足低位就更明显。影响肺通气功能的程度和腹腔内压力有关，气峰压和平台压可分别提高 50% 和 81%，肺顺应性降低 47‰停止注气后，气道峰压和平台仍分别升高 37% 和 27%，肺顺应性仅为术前水平的 86%，可导致通气功能下降，PCO_2 升高。

临床观察发现，腹腔镜组患者平均每分通气量、PCO_2 及气道峰压值均显著高于传统开腹组。肺功能不全的患者，即使提高每分通气量，也难以避免发生高碳酸血症。肺功能不全并接受通气治疗的患者，可能需要采用呼气末正压通气才能消除这些不良影响。腹腔内压力增加及某些体位变化可引起膈肌运动减弱，降低潮气量，而肋间肌运动增加，导致功能残气量减少。

但实验及临床研究表明，应用腹腔镜做腹部手术，对肺功能影响小，术后恢复快，在临床常用的腹腔内压为（11～13mmHg），肺功能正常且同时行机械通气及时调整通气量，一般不会带来严重肺部并发症。

（2）气腹对心律的影响

由 CO_2 气腹引起神经内分泌的变化也对心血管系统产生作用。腹部膨隆可刺激迷走神经，由于迷走神经兴奋，还可诱发心律失常，导致心动过缓及房室传导阻滞。在快速充气、高 CO_2 血症和采用保持自主呼吸麻醉方式的患者就更容易发生。经腹腔吸收入血的大量 CO_2 加上通气功能受影响，体内 CO_2 排出减少可导致高 CO_2 血症，高 CO_2 血症可扩张末梢血管，抑制心肌收缩，诱发心律失常。

腹腔镜手术发生心律失常通常较常见（25%～47%）。大多数为窦性，在气腹停止后即消除。高碳酸血症、低氧血症、静脉回流减少对交感神经的刺激和腹膜牵拉对迷走神经的刺激都有可能引起腹腔镜手术时的心律失常。尽管发生较少见，但高碳酸血症和腹腔内压力变化有导致致命性心律失常的潜在危险。中重度的高碳酸血症（PCO_2 达 60mmHg 或更高）可使心室肌兴奋性增强，引起心室的过早搏动、室性心动过速，甚至室颤。刺激迷走神经引起的缓慢性心律失常高达 30%，少见的气腹感应性的心率减慢，发展成为窦性抑制已有报道。因此，一些手术医师和麻醉师建议在 CO_2 注气之前，用硫酸阿托品 0.4～0.8mg 预防性地给药。此外，在手术中还应采取相应措施以预防出现严重心律失常。如密切观察心电图变化，确保足够的氧气吸入、维持正常通气量及一些特定的药物治疗。

（3）气腹对其他系统的影响

一般认为由于腹内压升高和体位因素，尤其在头低足高位时，胃内压增高，增加了胃内容反流的危险性。但也有持不同意见的认为贲门括约肌压力也会相应上升，从而防止了反流误吸的发生。临床研究发现，15mmHg（2.0kPa）的气腹引起主动脉压和肾皮质动脉血流短暂地增加，会导致少尿。但这种改变是暂时的，而且可以在 2h 后逆转。气腹对脑血流量和灌注压的影响尚无定论。有学者认为对脑血流速度和脑内容积没有明显影响。然而在腹内压增高和仰卧头低足高时，可使头颈部充血，颅内压和眼内压升高，从而使脑灌注受损，因而颅内占位性病变患者不宜行腹腔镜手术。气腹对内分泌及代谢的影响与相应的剖腹手术相比较轻微。气腹阶段的初期，血浆多巴胺、血管紧张素、肾上腺素、去甲肾上腺素、肾素等均增加。尤其在腹腔快速充气时，血管升压素可大量释放，使血管收缩，外周总阻力升高。CO_2 气腹时，经腹膜毛细血管大量吸收，可导致高碳酸血症。

（4）CO_2 气腹对细菌播散的影响

据推测，持续高水平的腹腔内压力可促进细菌播散，增加术后败血症的发生率。但 Gurt－ner 等在患有腹膜炎的动物模型上发现，腹腔镜手术与开腹手术相比，菌血症、内毒血症和临床败血症的发病率没有显著差异。另有临床观察发现，腹腔镜手术和开腹手术均增加了腹腔内大肠埃希菌的播散，并且腹腔镜手术时，大肠埃希菌向腹腔外脏器如肺、肾等播散的发生率明显增高。现有学者认为，腹腔内细菌的播散与气腹的压力密切相关。应用 $15mmHg CO_2$ 气腹的动物模型，引起了严重的肠缺血和腹腔内细菌向其他脏器的播散；应用 $12mmHg CO_2$ 气腹，则未引起对照组动物腹腔内任何细菌的播散。细菌播散与发生腹膜炎和形成气腹的时间间隔密切相关。发生腹膜炎后 6h 之内形成气腹，可能会使菌血症的发生率增高，但 6h 以上形成气腹，腹腔镜手术与开腹手术一样安全。此外，CO_2 气腹也可使患者的某些免疫反应发生改变，从而促进了菌血症的发生。

2. CO_2 对机体的影响

CO_2 人工气腹时，每分钟需有 3～5L 的 CO_2 注入腹腔，CO_2 经腹膜毛细血管吸收人血，吸收率为 20～30ml/min，而 CO_2 的正常排出速度为 100～200ml/min。在 CO 充气期可增加 14～18ml/min。O_2 的水溶性和弥散度良好，健康机体吸收后可迅速排出体外，一般不发生 CO_2 潴留。腹腔镜手术时，腹膜吸收 CO_2 导致 CO 排除量增加，不断改变每分通气量可预防高碳酸血症。腹腔注入 CO_2，其吸收量还受气腹压力波动的影响。当腹压增高，腹膜上毛细血管受压血流量减少时，CO_2

的吸收可减慢；而在腹压减低时，毛细血管压迫减轻，血流量增加，CO_2 吸收也可明显增加。因此在气腹阶段应尽量保持腹内压的稳定，尤其对心肺功能不全、低血容量的患者更应避免腹内压的波动。临床观察表明，心肺功能正常的患者，能代偿腹腔内压低于 15mmHg 以下 CO_2 气腹对呼吸的影响，使血气维持在正常范围内。仅当发生通气抑制或心肺功能不全时，可引起 CO_2 积蓄，导致高碳酸血症和酸中毒。

引起高碳酸血症的因素如下。

（1）CO_2 气腹腹腔内压力。

（2）人工气腹对膈肌和肋间肌的机械性损伤。

（3）麻醉导致低通气。

（4）使用神经肌肉松弛药。

（5）手术时间长短及术前心肺功能。

（6）皮下气肿及气胸。

腹腔内压增高，肺顺应性降低，气道压力明显上升，使气体主要分布于灌流较差的上肺。膈肌上抬，功能残气量减少，下肺受压。生理无效腔量及潮气量比值增大，右向左分流增加，通气/灌流比例失调。气腹不干扰气体的弥散功能，但可影响气体交换，肺泡—动脉氧分压差值增大。CO_2 气腹可使体内 CO_2 水平上升，表现为程度不等的高碳酸血症，或者呼吸性酸中毒。PCO_2 在 $40\sim50$mmHg，对心肌的影响不显著，一般不致血流动力学显著波动。在 $50\sim70$mmHg 时，可直接抑制心肌，并扩张血管，又可引起交感神经兴奋，儿茶酚胺等分泌增多，外周血管明显收缩，外周血管阻力显著升高。CO_2 潴留可引起心排血量、外周血管及收缩压和 pH 下降，其下降程度与注气量和腹腔内压力水平有关。在儿茶酚胺的作用下，心率、收缩压、中心静脉压、肺动脉压、心排血量和外周血管阻力上升，周围静脉阻力降低。

3. 手术体位对机体的影响

腹腔镜手术中由于气腹的压迫作用及妇科手术要求的膀胱截石位，均可使下肢静脉回流受阻，从理论上讲，术后静脉栓塞性并发症的发病率应该高于常规手术。而腹腔镜手术后深静脉血栓形成和肺栓塞并发症发病率究竟有多高，是否高于常规开腹手术，目前尚无确切报道。

静脉淤滞、血管壁损伤和血液高凝状态是导致静脉血体形成的三大因素。腹腔镜手术时建立的气腹使腹内压超过下肢静脉回流的压力，从而使静脉血流动力学发生改变，其特点是下肢静脉扩张，血流减慢，血管内压力增高。有学者用体外腹部气囊加压的方法模拟腹腔镜手术时的气腹状态，用脉冲多普勒技术测定志愿受试者股静脉直径及血流速度改变。结果表明，腹部气囊加压引起显著的、与压力相关的股静脉内径增大及血流速度减慢。腹腔镜手术中，在 $11\sim13mmHg$ 腹压下，股静脉直径明显增加，压力由 $7.5mmHg$ 增加至 $15.5mmHg$，股静脉流速由 $12.5cm/s$ 下降至 $8.5cm/s$。用彩色多普勒技术观察增加腹压至 30、50、$70mmHg$ 对股静脉、颈内静脉血流动力学的影响。结果显示，腹部加压后，股静脉、颈内静脉面积均随压力增加而逐渐增大，平均流速随压力增加而明显下降。腹部未加压时，股静脉截面积在头低足高 $30°$ 时较足低头高 $30°$ 体位时明显减少，平均血流速度明显增快，腹部加压至 $50mmHg$ 后，两种体位股静脉截面积均显著增大，血流速度明显下降，但头低足高位时血管扩张程度显著少于头高体位。不同体位对颈内静脉亦有影响。

资料表明，随着腹压增高，股静脉、颈内静脉明显扩张，流速减慢，静脉处于明显淤滞状态。静脉淤滞使血流缓慢，血黏度增高，凝固性增加，成为静脉血栓形成的危险因素。静脉内压力增高使血管内皮发生轻微撕裂，胶原纤维暴露，从而诱发凝血过程。

目前多数学者认为，腹腔镜手术后由于静脉淤滞，血液高凝状态等因素，易于发生血栓栓塞性并发症，应采取血栓预防措施。腹腔镜手术后静脉淤滞是客观存在的，这就比常规剖腹手术多了一个易于发生静脉栓塞的危险因素，有必要采取措施预防深部静脉血栓（DVT）的发生。针对血液高凝状态采用肝素等抗凝药物，或肝素与麦角胺合用，可较好地从药理方面预防术后静脉血栓形成。

(二) 腹腔镜手术对机体的影响

1. 腹腔镜手术与腹腔粘连

开腹手术与腹腔镜手术后腹腔粘连的比较如下。

(1) 发病率

虽然外科手术取得了很大的进展，但手术后腹腔粘连问题仍未得到很好解决，发生率仍可高达 90%左右。腹部手术时如使用无滑石粉手套，使用医用纱布拭子，无菌术，仔细缝合组织，避免腹膜长时间与空气接触引起的干燥，避免组织长时间缺血或淤血等减少腹腔损伤，可预防腹腔粘连。然而，传统的开腹手术难以达到上述各项要求。有学者通过比较传统开腹手术和腹腔镜手术两种方法术后腹腔粘连的情况，结果发现，至少接受过一次传统开腹手术的患者，其粘连发生率为 84%～93%，而行腹腔镜手术者，其粘连发生率为 10%～41‰腹腔镜手术所致腹腔粘连明显少于传统开腹手术。

(2) 粘连形式

在腹腔粘连的形式上两种手术也有所不同。传统的开腹手术术后粘连类型多而复杂，多以脏器间粘连为主，可以粘连成团、局限性粘连致肠管折叠或将肠管拉成角、粘连性闭襻肠梗阻及粘连部位肠扭转。腹腔镜手术虽然无法完全避免粘连，但因属微创手术，与开腹手术比较形成的粘连一般较局限，多为壁型粘连，以腹壁与大网膜粘连为主，且粘连的韧度、粘连组织血管生长的程度均较轻微。认为腹腔镜手术是减少腹腔粘连的有效措施。临床实践表明，腹腔镜手术减少腹腔粘连，首先是进入腹腔途径创伤小，不需要常规的开腹和关腹，减少组织损伤和缝线反应，而这是粘连形成最关键因素。同时，该方法使腹腔及脏器不暴露于空气中避免了内毒素的污染，减少了炎症反应，胃肠功能受影响较少恢复迅速，可减少纤维蛋白的沉积，从而减少永久性腹腔粘连的发生率及严重程度。

2. 腹腔粘连的腹腔镜治疗

腹腔镜手术虽可大大减少粘连形成，为预防粘连带来了希望，但仍不能完全避免腹腔粘连。对已经形成的腹腔粘连进行松解，腹腔镜手术则是最佳选择。与开腹手术比较，腹腔镜手术松解粘连，具有以下优点。

（1）创伤小、疼痛轻、恢复快，可早期下床活动，住院时间短，是目前最小的侵入性手术方法。

（2）腹腔内脏器不直接暴露在外层空气中，手术活动范围小，操作精细，出血少，近乎显微镜下手术，能显著减少再次粘连。

（3）腹腔镜手术对肺功能的影响明显少于常规开腹手术，所以对部分术前已有明显心肺功能障碍而不能耐受开腹手术者可施行此术。

（4）由于创伤小，胃肠功能复快，可减少术后输液及用药。因此，腹腔镜手术是一种有效缓解粘连性肠梗阻引起的慢性腹痛的治疗方法，而且可减少术后新的粘连形成。一般认为腹腔镜手术对松解束带状、点状、小片状及肠律自身折叠性粘连效果良好。但是并非所有粘连性肠梗阻都可用腹腔镜手术处理，其成功率仅为 50%～70%，且在各种微创外科手术中的中转开腹率最高。故有其特殊的适应证和禁忌证。

适应证：

①各种腹腔良性病变、术后肠粘连。

②既往有胆囊炎、阑尾炎或外伤后慢性腹痛又经腹腔镜证实的肠粘连。

③结核性腹膜炎内科治愈后肠粘连。

禁忌证：

①开腹手术后的绞窄性肠梗阻。

②开腹术后多次小肠排列。

③恶性病变开腹术后肠粘连。

④结核性腹膜炎进展期。

⑤凝血机制障碍。

总之，实行腹腔镜手术本身对减少术后腹腔粘连及术中应用异源组织屏障凝胶预防术后粘连均有较好的效果，而且应用于腹腔镜手术还可治疗一些粘连性梗阻。但它仍有一些局限性，目前又发展了微型腹腔镜手术，认为比传统腹腔镜手术更能减少腹腔暴露和 CO_2 的注入量，并且对腹膜微循环和细胞保护系统几乎没有不利影响，所以有可能再进一步减少手术后腹腔粘连，为防治腹腔粘连又带来了新的希望。

（三）腹腔镜手术与疼痛

腹腔镜手术有许多优点，但腹腔镜外科术后疼痛不能完全避免，最多发生的为腹内疼痛，双肩部痛和腹壁切口疼痛。术后疼痛受多种因素影响，病因是多方面的。

1. 气腹对膈神经的影响

腹腔镜手术操作需要足够的空间，一般用 CO_2 气体制造人工气腹，腹腔内压力通常为 $12 \sim 15 \mathrm{mmHg}$，横膈的膨胀对膈神经产生刺激可引起术后疼痛，包括 C。脊神经后根感觉纤维的皮肤分布区。神经被拉长 20% 时即导致内分泌导管的完全闭塞和严重的神经缺血。有研究报告，腹腔内压力 $>18 \mathrm{mmHg}$ 和 $<9 \mathrm{mmHg}$ 时，疼痛及镇痛药的用量没有统计学差别。尽管局部应用麻药对局部有副作用，仍有不少学者建议在膈下局部注射长效的丁哌卡因来减少疼痛，并认为是安全的。

2. 腹腔内残留气体对疼痛的影响

腹腔镜术后腹腔内残留气体可引起疼痛，CO_2 溶解导致腹腔内酸性环境对腹膜产生刺激作用，同时，降低腹膜及内脏表面的张力，也成为术后疼痛的原因。若术后 6h 内放置导管排出气体，使肠蠕动及腹肌运动迅速恢复，可促进残留气体的排出，放置排气导管的患者术后疼痛较对照组有明显的减轻。有报道表明，术毕主动吸出腹腔内残留气体较不主动吸出残留气体组，可明显减轻腹痛，并建议术毕主动直视下尽量吸出残留气体。

3. 气体温度对疼痛的影响

腹腔镜妇科手术时，分别用 20℃ 和接近体温温度的 CO_2 气体制造气腹。结果表明，应用接近体温温度的气体制造气腹术后疼痛明显减轻，尤以膈下疼痛及肩背疼痛减轻明显。然而，严格的动物对照实验表明，气体温度对病理生理的影响是很少的，热力学理论原理表明需要较多的热量蒸发身体内水分来湿润干燥的 CO_2 而使温度较低的 CO_2 气体升到体温温度仅需要较少的能量，气体进入腹腔后几乎立即可达到体温水平，这些极微能量可被忽略。因此，这种现象如何引起术后腹痛的真正机制尚需进一步研究。使用湿润的 CO_2 气体制造气腹能明显降低术后疼痛，术后恢复平均时间也明显缩短。干燥气体与术后疼痛关系的确切机制不十分清楚，但动物实验表明，注入干燥气体造成细胞膜超微结构的损伤，在注入湿润气体组则无这种现象发生。认为这是造成术后疼痛的间接原因。临床上已经采用湿润气体替代标准干燥气体制造气腹，并取得较好效果。采用无气腹腹腔镜手术可减少因气腹因素而引起的术后疼痛，同时减少深静脉血栓形成以及与气腹有关的心肺并发症。但需要牵引又可增加腹壁及腹膜损伤。无气腹腹腔镜手术适用于有心肺疾病禁忌气腹的患者。

4. 手术因素的影响

腹壁切口的数目与大小在不同的手术及不同医院有明显差别。如腹腔镜切口较大，虽有助于标本的取出，但术后可能会有疼痛。此外，脐部切口疼痛范围较大，易感染以及易发生切口疝，故脐部切口较少应用。

(四) 并发症诊治

1. CO_2 气腹并发症

为确保腹腔镜手术中良好的可视空间，CO_2 气腹是腹腔镜诊治过程中必不可少的操作步骤。虽然 CO_2 对机体无明显大碍，但短时间内进入大量的 CO_2 也会对人体产生一些不良影响。CO_2 气腹后可能会出现如下情况。

(1) 低氧血症、高碳酸血症、酸中毒

其主要原因如下。

①CO_2 经腹膜吸收入血。气腹后 15min 和 30min，CO_2 经腹膜吸收率分别为 42ml/min 左右和 38.6ml/min 左右，肺呼出 CO_2 量增加 30%

左右，每分通气量增加 20%～30‰气腹后 30min 内 CO_2 吸收率率为 70ml/min，30～75min 为 90ml/min CO_2 吸收率受气腹压波动的影响，随着腹压增高，腹膜毛细血管受压，其血流量减少，阻止了 CO_2 进一步吸收，而在气腹减压时，腹膜毛细血管重新开放，CO_2 吸收明显增加。

②腹腔内充气以及特殊体位等因素，膈肌抬高肺受压，引起肺顺应性降低，气道压增加，通气功能受到影响，体内 CO_2 排出减少，加上从腹腔吸收大量 CO_2，导致低氧血症、高 CO_2 血症、酸中毒。经腹膜吸收入血的 CO_2 部分由肺排出，不能排出的 CO_2 暂时储存在体内，尤其在骨骼肌和骨腔内，术后逐渐排出，以致有持久高 CO_2 血症的危险。高 CO_2 血症刺激中枢神经系统，增加交感神经活性，导致心肌收缩力增加、心动过速及血压升高。而 CO_2 的直接作用是扩张末梢小动脉，抑制心肌收缩力。CO_2 蓄积可诱发心律失常甚至心搏骤停。因此必须加强术中呼吸功能管理和监测，如 $PETCO_2$、血氧饱和度、气道压力、血气分析。依据 PETCO，升高情况调节每分通气量，使其维持在正常水平。对于老年人、肺顺应性降低、有肺气肿或肺大疱的患者应注意控制气道峰压不致过高，可采用增加呼吸频率，潮气量不变或适当减少以达到过度换气的目的。

（2）CO_2 栓塞

腹腔镜手术中 CO_2 栓塞的主要原因是 CO_2 通过开放的小静脉以及气腹针误入血管等，发生率为 0.13‰～5.9‰。临床表现取决于气体进入静脉的量和速度，大量 CO 栓塞可使患者致死。因此，早期诊断、及时处理是麻醉管理的关键。

（3）皮下气肿

皮下气肿的发生率为 2.7%。理想的腹内压应保持在 10～15mmHg，过高容易引起 CO_2 溢出腹腔。发生皮下气肿的主要原因有：

①气腹针误入皮下组织；

②套管周围漏气或部分拔出；

③腹内压力过高。一旦出现皮下气肿，应立即观察患者呼吸情况，以明确是否伴有气胸。皮下组织吸收 CO_2 可引起高碳酸血症，应及时解除气腹和进行过度换气。颈部皮下气肿多为纵隔气肿。

2. 麻醉并发症

腹腔镜手术麻醉中及麻醉后主要并发症如下。

（1）反流、误吸

目前有两种观点，一种观点认为由于腹内压和体位等因素增加了胃内容物反流的危险性，其发生率为 $2\%\sim20\%$。另一种观点认为腹内压增加时，腹腔段的食管下端括约肌压力也相应上升，使屏障压仍保持在较高水平，防止了反流、误吸的发生。但麻醉手术中发生反流的机制比较复杂，目前仍未完全阐明。对该类手术很有必要插入带套囊的气管导管防止误吸。

（2）恶心、呕吐

恶心、呕吐是术后最常见的并发症，发生率高达 $40\%\sim50\%$。

3. 电手术的并发症

电手术热损伤并发症分为三种基本类型：作用电极引起的直接损伤；电流分流引起的热损伤；回路电极与体表接触部位的热损伤。

（1）作用电极直接损伤

作用电极引起损伤最常见的原因是作用电极在非工作状态或工作状态未到位时被激发，属非故意损伤；常常由于误压开关引起，也发生在由非手术者控制作用电极开关，而在工作状态未到位时激发开关引起。要预防这类损伤，手术者应直接控制作用电极开关，并且所有电手术器械应在不需要时自腹腔取出。

作用电极直接引起损伤的另一机制是汽化或凝固带扩展累及到大血管或重要脏器，如膀胱、输尿管或肠曲。腹腔镜手术台中使用双极电流可以降低对邻近组织的热损伤，但不能消除热损伤的发生。因此，在凝固术时首先要控制恰当的能量输出以避免过度热损伤，使留有适当的正常组织边缘，另外，在血管凝固中，特别是对接近重要脏器部位的血管凝固，必须先将血管分离出来后再用电凝。并且最好在缝扎或钳夹血管阻断血流的情况下，再对需切断部位的血管电凝，因为后者能消除随血流移动的能量扩展。

热损伤的程度应根据能量在组织传播的特点来估计。采用点状作用电极做电切割的损伤与机械性损伤相仿，然而，电凝固手术的损伤、组织的热坏死可能扩展至距作用电极接触处数厘米外。因此，电凝损伤必须切除的组织应比肉眼能见的热损伤范围要宽。术中未被发现的作用电极损伤诊断经常是延迟的，在这种病例，损伤只有在出现腹膜炎或瘘管的体征及症状时才能诊断。由于这类诊断常在手术后 2～10d 才出现，因此必须告诉患者在手术后 2 周内出现发热或腹痛应紧急就诊。

（2）电流分流损伤

电流分流引起的损伤部位并非电极直接作用的手术部位。电流分流有多种形式，一种是电流经接地点直接离人体的分流，而不是回到发散电极；另一种是电流到达作用电极前已分流到人体内其他部位。在能量密度足够高的情况下，两种情况均会产生不能预料的严重的热损伤。

①电流经其他接地通路的烧伤：这种损伤仅发生在旧型的电手术发生器。

②直接耦合损伤：电手术器械的绝缘鞘有缺损，使电流分流到与之接触的邻近组织引起损伤称电流的直接耦合损伤。这类损伤多发生于单极腹腔镜电手术。由于腹腔镜的电手术器械全长 35cm，仅远端 5cm 在腹腔镜的视野之中，当绝缘缺损小的器械直接耦合损伤周围脏器时，可能不为手术者觉察。因此，单极电手术时任何操作均应遵循以下规则：第一，器械的鞘应远离重要脏器；第二，应尽可能保持器械的鞘在手术可见范围；第三，非使用情况下应将电手术器械撤离腹腔。直接耦合也可发生在电手术器械与腹腔镜镜身、套管或其他导电器械接触使其带电，这些带电的金属材料在与腹腔内组织接触时即引起同样的损伤。因此，电手术器械使用时要避免与其他器械碰撞。③电容耦合：电容是导体在一种不连接的平行回路时建立电流的能力。腹腔镜电容耦合现象发

生在单极电手术。在腹腔镜手术中，手术器械是经穿刺套管再进入腹腔的，当手术器械插入金属套管内通电时，电手术发生器发出的能量中5％～40％从手术器械的绝缘层"耦合"或转移到腹腔镜金属外壳或金属穿刺套管上。这种耦合到腹腔镜金属外壳或金属穿刺套管上的能量只要经低能量密度途径发散则并无危险。但若使用塑料管鞘或在金属套管外加用塑料螺旋固定器，塑料材料作为一种绝缘体，阻断了电荷经腹壁流到发散电极的回路。结果，电容器电荷就经最邻近的导体发散，肠曲经常或为这种"电容器"高能量密度放电攻击的靶器官。预防这类电容耦合的措施是使用全塑料或全金属的系统。当需要在金属手术镜的器械通道中使用单极电流时，切记必须使用金属穿刺套管且不能带塑料螺旋固定器。因为一旦使用了塑料螺旋固定器，等于将金属穿刺套管绝缘，就不能放电至腹壁。预防方法：第一，使用金属穿刺器，由于消除了产生容量耦合的基本条件，就杜绝了容量耦合的发生；第二，将耦合而来的电流持续放电至腹壁，要达到这一目的切记在金属穿刺套管外面不能带塑料固定器。

（3）发散电极烧伤

发散电极部位热损伤多由于接触不良，热损伤的发生是由于降低了电极的表面积而增加了能量密度。这种热损伤在使用了带有回路电极监测仪的独立回路系统发生器后已少见。大多数回路电极监测仪由双重回路电极构成，电发生器可设定这两个回路电极垫的阻抗。采用这种回路电极监测仪，当发散电极存在明显接触不良时，可测到回路电极垫的阻抗增加，此时全系统电流自动切断，警报声报警。监测仪的这种特性基本消除了发散电极的损伤。

作为临床上应用最广、使用频度最高的非传统切割止血工具，单极电刀的这些缺点在其设计和制造工艺没有根本改进之前将长期存在。有鉴于此，术者在使用中应注意以下几个问题。

①熟悉电外科器械工作原理及存在的问题，如漏电、电容联结、直接联结、趋肤效应等。

②经常检测电刀的绝缘性状。

③使用全金属套管。

④不可随意加大输出功率。

⑤电凝止血效果不佳时，改用其他方法止血，不可任意延长电凝时间。

⑥作用电极接触组织面积以直径＜3mm 为宜。

⑦通电电刀勿与任何其他器械的金属部分接触。

第四节　妇科宫腔镜技术

在妇科微创领域，宫腔镜手术的开拓对妇科手术来说意味着一场革命。近 20 年来，宫腔镜技术已从单纯的诊断发展到可治疗各种宫腔内良性疾病，如黏膜下子宫肌瘤及宫腔息肉的切除、宫腔粘连分离、子宫纵隔切除、宫腔异物取出、输卵管插管通液注药、子宫内膜切除等，使约 25％的子宫疾病患者避免了开腹手术。因其具有不开腹、创伤小、出血少、痛苦轻、恢复快、近期并发症少、远期不影响卵巢功能等诸多优点，受到广大医生及患者的青睐，也从根本上改变了"宫腔镜只能检查不能治疗"的观念。其在微创妇科领域中的应用价值，已越来越受到人们的重视。国内外学者亦将宫腔镜手术誉为微创外科的成功典范。

一、宫腔镜构造

（一）镜体结构

宫腔镜是一种比较复杂的光学内镜，种类很多，构造亦各有不同，但主要的组成部分为镜鞘、内镜、闭孔器和附件。

1. 内镜结构

（1）接物镜

为一平凸透镜。接物镜的放大率与内镜的直径是决定内视野大小的关键。如果内镜的放大率与直径均增大，则内视野亦必随之增大。内视野系指在内镜内所见到的被黑圈围绕的视野。而通过内镜的内视野可一次见到的全部范围为外视野。接物镜离物体的距离与放大的倍数成反比，即距离越近，则放大的倍数越大，反之，距离越远，放大倍数就越小，但所见到的外视野就越大。根据镜体顶端前斜视角的不同，可分为0°、12°、20°、30°及45°等不同斜面。其中以12°及30°角最常用，因为此斜角有利于观察与子宫中心轴成角约80。以上的输卵管子宫开口。视野角多为60°～90°，目前亦有超广角物镜。

（2）中间镜

早年直接内镜，结构简单，仅有一个中间镜，物体反射的光线需经较长的管径才能达到中间镜，大部分光线为管壁所吸收，以致所见之物像模糊不清。为了改进这一缺点，近代宫腔镜已由多个复杂的透镜所组成，并将棱镜片用于内镜之中，从根本上改变了直接宫腔镜盲区大、视野小的缺点，使光亮度的消失达到最小限度。光学视管内含有光导纤维，经连接导光束，将冷光源的光线插至物镜端，在检查时能照亮宫腔。视管直径有2mm，3mm，4mm、5mm等数种。

（3）接目镜

亦为一平凸透镜使物像经过上述各组透镜后，在接目镜之前形成一缩小而正立的形象。另外，在接目镜处必须安放一透镜做适当的放大后，才能使物像更为清晰。

2. 鞘套

其作用是使内镜能顺利导入，冲洗宫腔和放置检查或手术操作器械。全部装置一般可分为前端、镜杆和后端三部分。

（1）镜杆

为一长圆形金属管，长约20cm。根据受检查的对象不同，其直径大小也不相等。镜杆后端的主要结构为冲洗开关、电源连接部（在导光纤维宫腔镜为导光束的连接部）和固定环三部分。

（2）鞘套

分为检查用镜鞘和手术鞘两种。检查用镜鞘直径较细，有4.5mm、

5mm、5.5mm 等。目前最细的宫腔镜外径只有 2mm，又被称为针状宫腔镜。手术鞘较粗，直径有 6.5mm、7mm、8mm、9mm 等不同规格。膨宫介质可经鞘套与光学视管间的腔隙注入宫腔。如为液体膨宫，鞘套还有注水孔和出水孔。手术鞘上有操作孔，可经此孔放入微型剪或微型钳可进行宫腔内操作。

3. 闭孔器

为一前端钝圆的实心不锈钢杆，其直径与宫腔镜视管外径相同。在进行宫腔镜检查操作时，先将闭孔器插入外鞘套内置入宫腔，然后将其取出再放入视管镜。此举既可防止边缘锐利的鞘套损伤子宫内壁，又可避免在放置过程中对宫腔镜前端镜片的损坏。

4. 附件

可经宫腔镜鞘套进入体内而进行操作的器械为宫腔镜附件。包括活检钳、异物钳、微型剪、吸管、导管、标尺、电凝电极、圈套切割器等。经宫腔镜操作孔道插入上述各种微型器械，可进行直视下宫腔内手术操作。

（二）光导纤维

光导纤维由 3 万根极细的光学玻璃纤维（石英晶棒）组成，每根纤维直径为 $18\mu m$。单纤维的制作是选用两种折光率不同的光学玻璃材料，在高温下拉成细丝，使每根纤维有心蕊及外鞘两部分。由于它们的折光率不同（$n1>n2$），入射的光线在内外层的界面上产生全反射，光线经过来回上万次的反射，便从一端传到另一端。在一条传导束中，其两端均把单纤维对称地、有次序地排列，并用粘胶固定下来，这样就可以把完整的物像由一端毫不失真地转到另一端。光导纤维外有一层折射率很低的石英光学隔离层，形成一根柔软的纤维光缆。因其对光的传导几乎无强度的衰减，而且柔软易弯曲便于手术操作，为内镜的使用提供了很大的方便。使用注意：因石英晶棒极易折损，而损伤后将会大大地影响对光的传导，故在使用及保存时应避免将光导纤维呈锐角性弯曲。

（三）光源

毋庸置疑，宫腔镜检查及手术的成功必须依赖良好的宫腔照明装置。现代宫腔镜的光源是采用体外冷光源以替代原安装在物镜端的微型灯泡。冷光源一般用漠钨灯——金属卤素灯或借灯为光源灯，其中借灯照明度最亮，色彩最接近于自然。光源来自冷光源箱，箱内主要装有漠钨灯或显灯的灯泡和镀有冷光膜的反光罩。经反光凹面镜精确聚集汇成强光束后，通过光导纤维组成的光缆和固定于镜鞘内的导光束传到镜体前方。将一块隔热玻璃插在光源和这束无需调整的光缆之间，进入光缆的光就会有强度很高的照明度，而又不含有热的成分，这既为观察部位提供了良好照明，又可将热能阻断在体外，故习惯上将其称之为冷光。冷光的使用避免了因高温而引起的局部组织损伤。

使用冷光源时应注意，在观察时将亮度旋钮由暗徐徐转亮，观察暂停立即由亮徐徐转暗，观察完毕立即调整旋钮，但开关不要马上关闭电源。使其散热叶片继续旋转一定时间后再关闭电源，可延长使用寿命。光源连续使用一次以不超过 2h 为宜。

二、宫腔镜检查技术

（一）膨宫

子宫体是一个特殊的器官，由较厚而且具有缩复功能的三层肌肉所构成。因肌层肥厚，前后壁贴拢，形成难以扩张的三角形裂隙。在宫体上方两侧有输卵管通向腹腔，下端经宫颈与阴道相通，使子宫腔内很难保留膨宫介质。同时由于子宫的生理特点，宫内膜有周期性改变，有血液及黏液的分泌，这些均不利子宫腔镜观察。因此子宫能否被充分膨开是决定宫腔镜观察能否成功的关键因素之一，尽管膀胱与子宫是近邻，但由于子宫的解剖学特征明显异于膀胱，而使宫腔镜的发展远远落后于膀胱镜。为了能使子宫充分膨胀，使宫腔镜有良好的可视空间，许多学者进行了不懈的努力和大量的探索。

膨宫技术是宫腔镜诊治中极为重要和必要的关键性步骤之一，如果膨宫效果不良则宫腔镜检查基本宣告失败。膨宫方法概括起来可分三类：气体膨宫，液体膨宫及机械性膨宫。但目前临床应用较多的是前两种。

1. 气体膨宫

CO_2 是人体体内的天然气体，进入机体后会很快被吸收，入血也不易引起严重的气体栓塞。因 CO_2 可通过新陈代谢和缓冲系统调节，最终可经肺被呼出体外，在一定范围内不会引起酸碱平衡紊乱，造成对机体的危害。此外，CO_2 遇热（如激光、微波等）不易燃烧、爆炸，对器械的损伤小，还可延长仪器的使用寿命，所以是临床较为理想的膨宫气体。宫腔镜检查过程中一般 CO_2 灌注压为 40～80mmHg，CO_2 流量为 30～40ml/min。在此压力和流量范围内操作是安全的。手术过程中需随时注意 CO_2 灌注压力表，最大压力不应超过 150～200mmHg，而 CO_2 流量不应超过 70～80ml/min。严禁应用腹腔镜 CO_2 充气泵替代宫腔镜进行充气，否则会因气流量过大发生危险。镜检过程最好不超过 5min，以免有产生 CO_2 气栓的危险，尤其是当子宫壁层有损伤者。

2. 液体膨宫

液体膨宫所需的装置简单，造价低廉，来源方便，是目前临床应用最广泛的膨宫方法。根据膨宫液体的性质可将其分为低渗、等渗及高渗液体。低渗及等渗液体包括蒸馏水、生理盐水、5％葡萄糖、5％甘露醇、5％山梨醇等。目前临床多用蒸馏水、生理盐水或 5％葡萄糖等作为宫腔镜检查术的膨宫液，而 5％甘露醇、5％山梨醇等则用来进行子宫电切手术的膨宫。高渗液体的优点是黏稠度高，不易与血和黏液混合。膨胀宫腔满意，注入 5～10ml 即可膨宫，一次操作需 100～200ml。显像清楚，便于观察和操作。因液体流动缓慢，经输卵管进入腹腔需较长时间，故一般的检查操作膨宫液流入腹腔者较少。缺点是价格昂贵，过于黏稠，推注困难。用毕须以热水浸泡、洗净，否则积垢于管壁和镜面，器械易于损坏。高渗液包括 Hyskon 液、复方菠甲基纤维素钠液、

25％～50％葡萄糖及 32％葡聚糖等。

目前在我国实际应用中，液体膨宫多于气体膨宫。经比较，葡萄糖液应为首选膨宫液，此选择已被多数专家认可。但对某些容易出血的病例，检查时也选用高黏稠度膨宫液如中分子右旋糖酐或羧甲基纤维素钠液。

（二）宫腔镜检查适应证与禁忌证

随着膨宫技术的不断改进，照明设备的日益完善，宫腔镜应用的范围也越来越大。宫腔息肉，黏膜下子宫肌瘤，子宫内膜增殖症，子宫内膜癌，不全流产，子宫畸形，宫内节育器异常，判断子宫内膜月经周期分期等。一言以蔽之，凡是怀疑子宫腔内出现异常情况者，均可进行宫腔镜检查。

宫腔镜不仅能确定病灶的部位、大小、外观和范围，且能对病灶表面的组织结构进行比较细致的观察。经宫腔镜检查可以发现一部分临床上拟诊有子宫内病变，但用其他传统方法无法确诊的疾病，尤其是检查异常子宫出血。对于大部分适应于做诊断性刮宫（诊刮）的患者，如先做宫腔镜检查明确病灶部位，再做活组织检查或刮宫则更合理有效。

1. 适应证

（1）异常子宫出血。

（2）绝经后出血。

（3）怀疑宫腔内占位性病变，如息肉、肌瘤、内膜癌等。

（4）怀疑子宫畸形：如单角子宫，子宫纵隔等。

（5）宫腔粘连的诊断及分型（asherman syndrom）。

（6）检查不孕症的宫内因素。

（7）检查习惯性流产和妊娠失败的宫颈管及宫内原因。

（8）诊断和纠正节育器位置异常（the lost IUD syndrom）。

（9）检查与妊娠有关的疾病：如不全流产、胎盘或胎骨残留、葡萄胎、绒癌等。

（10）检查幼女阴道异物及恶性肿瘤。

（11）判定子宫颈管癌的范围及放射治疗的效果。

（12）宫腔镜手术后的疗效观察。

（13）经宫腔镜放置输卵管镜检查输卵管异常。

（14）评估药物对子宫内膜的影响。

2. 禁忌证

宫腔镜作为一种检查方法并无绝对的禁忌证，但是在某些情况下如患者的身体状况、术者的操作经验或仪器设备的工作性能等会限制对宫腔镜的使用，这称之为相对禁忌证。

（1）全身状况：体温达到或超过 37.5℃ 时，暂缓手术；严重的心、肺、肝、肾等脏器疾病，难以适应宫腔镜检查等手术操作者；血液系统疾病无后续治疗措施。

（2）盆腔情况：急性或亚急性生殖道炎症；生殖系统结核未经抗结核治疗；近期子宫穿孔史；子宫大量出血；宫颈过硬，难以扩张；宫腔过度狭小难以膨宫影响观察；浸润性宫颈癌。

（3）早孕欲继续妊娠者，行宫腔镜检查可能会导致流产。

（三）检查方法

1. 术前准备

常规检查，包括全身及局部的检查。一般情况：除外心、肝、肾等重要脏器的疾病，检查血、尿常规。妇科常规检查：除外生殖系统炎症，盆腔B超筛选妇科疾病。

2. 检查时间

检查时间的选择除特殊情况外，一般以月经干净后 3～7d 为宜。此时子宫内膜为增生早期，宫腔内病变容易暴露，观察效果满意。对不规则出血的患者在止血后任何时间都可检查。在出血期如有必要检查，应酌情给予抗生素后进行。

3. 检查方法

（1）膀胱截石位，与B超联合检查者适度充盈膀胱，以 0.5％碘附常规消毒，把持宫颈，根据鞘套外径扩张宫颈。

（2）以探针探明宫腔深度和方向，或在 B 超介入下，缓慢置入宫腔镜，打开光源，注入膨宫液，膨宫压力 10～15kPa（75～110mmHg），待宫腔充盈后，视野明亮，可转动镜体并按顺序全面观察。先检查宫腔底和前、后、左、右壁，再检查子宫角及输卵管开口，注意宫腔形态，有无子宫内膜异常或占位性病变，必要时定位活检，最后缓慢退出镜体，并检视宫颈内口和宫颈管。

目前欧美国家部分医院在进行宫腔镜检查时提倡"三不"规则：即不使用窥阴器、不放置宫颈钳、不扩张宫颈。这多适用于外径较细的宫腔镜，由于"三不"而使受检者几乎没有痛苦，但对检查者提出了更高的技术要求。对国内医生来说，从传统的操作转向"三不"还需要一个适应过程。

（四）术后处理

（1）抗生素常规检查无子宫出血的病例，一般无需抗生素治疗。但对阴道不规则出血或检查时间较长的患者，应给抗生素预防感染，并针对原发病进行处理。

（2）休息术后数日可有微热，1 周内可有少量出血，一般无需处理。可酌情休息 3～5d。

（3）禁性生活术后禁止性生活 2 周。

三、宫腔镜检查与相关妇科检查的关系

在宫腔镜尚未普及之前，诊断性刮宫、超声检查与子宫碘油造影（HSG）是妇产科应用最多的检查方法，为临床医生在诊断治疗中提供了很多有益的信息，在妇产科检查史上有不可磨灭的功绩。宫腔镜的问世，如前所述，具有一孔之见，一目了然的优点，为人类探索宫内奥秘又向前迈出了一大步。那么，宫腔镜与这些妇科检查技术相比又有哪些优越性？它能否取代诊刮、B 超和 HSG 对宫腔内疾病的检查？它们之间有何联系？这里将对此进行讨论。

（一）宫腔镜检查与 B 超及 HSG 的关系

1. B 超检查

B 超检查是一种无创性、无辐射的医学影像检查方法，通过超声波探头将声波传入人体，观察内部器官的图像。在妇科领域，B 超广泛应用于以下情况：

妇科常规检查：用于观察子宫和附件的形态和大小，评估妇科疾病情况。

妊娠监测：用于确认怀孕、评估胎儿的生长和发育，以及诊断妊娠并发症。

卵巢囊肿：用于检测卵巢囊肿的大小和性质，评估是否需要手术干预。

子宫肌瘤：用于评估子宫肌瘤的大小、位置和数量，辅助制定治疗方案。

盆腔炎症：用于观察盆腔脏器的情况，诊断盆腔炎症等妇科感染。

需要指出的是，宫腔镜检查是一种微创手术，需要在有创伤性和术后恢复的情况下进行，而 B 超检查则是无创伤性的，对身体没有直接损伤。医生会根据病情和具体需求选择合适的检查方法，以便更准确地进行诊断和治疗。

2. HSG（宫腔造影）

HSG 是一种放射学检查，用于评估女性子宫和输卵管的通畅性。在 HSG 检查中，一种对比剂被注入子宫腔，然后通过 X 射线或造影技术观察对比剂在子宫和输卵管中的流动情况。HSG 的优势包括：

评估输卵管通畅性，可以帮助检测输卵管堵塞或异常，为不孕不育患者提供重要信息。

是一种较为简便的检查，通常不需要麻醉。

综合来说，宫腔镜检查和 HSG 在妇科疾病的诊断和治疗中起到不同的作用，医生会根据具体病情和需要选择适合的检查方法。有时候两种检查方法可能会结合使用，以更全面地评估患者的病情。如果您有具体的妇科问题，建议咨询专业医生，根据医生的建议进行检查和治疗。

3. 三种检查方法的关系

这三种检查方法在妇科疾病诊断中各有所长，互相补充。宫腔镜检查提供了直接观察宫腔内部的细节，是最准确的检查方法之一，可以用于确诊和治疗某些问题。B 超和 HSG 是非侵入性检查，可以提供更广泛的影像信息，特别是用于发现子宫和卵巢的一般情况、肿块或囊肿等。HSG 则是专门用于评估输卵管通畅性的检查，对于不孕不育的患者尤为重要。

在实际临床应用中，医生会根据患者的具体病情和需要，结合不同的检查方法来综合评估，以便更准确地诊断和治疗妇科疾病。如果您有妇科问题，建议咨询专业医生，根据医生的建议选择合适的检查方法。

宫腔镜、B 超及 HSG 在检查妇科疾病方面各有千秋，每一种方法都有其独到之处，三者之间不可能相互取代。在诊断宫腔内疾病方面，B 超和 HSG 虽然能发现腔内有占位性病变，但对病灶的详细情况，如体积、形状、数量、部位等却不能像宫腔镜那样一目了然，后者还可对其进行治疗；但是宫腔镜对判断子宫肌壁受损情况，如内膜癌的浸润深度及宫腔以外的妇科疾病却无能为力，B 超和 HSG 则游刃有余。因此，宫腔镜、B 超及 HSG 在妇科疾病的检查中，各自有其他方法无法取代的长处，三者之间可相互弥补、相互支持。临床医生则应根据各种检查提供的信息，进行综合判断，做出正确的诊断。

子宫纵隔畸形单纯用宫腔镜或 B 超检查诊断率均不高，联合检查时注入膨宫液后，B 超横切可显示两侧宫腔，并可测量中隔的长度、宽度，同时观察子宫底有无凹陷，鉴别鞍状子宫及双角子宫，提出子宫纵隔的准确诊断。宫腔粘连导致宫腔积血，宫腔镜检查仅能判断有无宫腔粘连，但见不到粘连水平以上子宫腔内的情况。联合检查可同时观察到因粘连造成的宫内积血的部位、范围及单房或多房，同时引导宫腔镜进入宫腔并排出积血，弥补了宫腔镜检查的不足。

宫腔镜检查和取出宫内异物常需 B 超定位始能完成，B 超的导向作用提高了宫内操作的成功率。如当 IUD 段片嵌入宫壁被内膜覆盖时，宫腔镜检查难以窥见，而联合检查可以准确定位并引导宫腔镜取出残留 IUD。另外，宫腔镜可检出胎骨残留，但残留胎骨与宫腔的关系则不易判断，联合检查则可准确提示残留胎骨长轴与宫腔长轴的关系。弥补了宫腔镜检查的不足，可见联合检查明显优于单项宫腔镜或 B 超检查。宫腔镜与 B 超声联合检查有以下优点。①诊断准确率高；②B 超的导向作用提高了宫腔内操作的成功率；③联合检查使妇科医生涉足超声领域，掌握妇科辅助诊断的多种技能，有利于对病情的全面了解和正确诊断。

（二）宫腔镜检查与诊刮及病理学的关系

1. 诊断性刮宫

多年来，为了解宫腔内疾病性质，诊断性刮宫一直被认为是明确诊断的最佳选择，是寻找异常子宫出血病因最有效的检查方法。尽管多数妇科医生坚持认为诊刮对发现宫腔内病灶具有非常重要的作用，但其敏感性及特异性究竟有多高却很难估计。因为除非子宫被切除，否则将无法证实其结果正确与否。

（1）诊断性刮宫的方法

刮宫时间：根据临床需要决定。如不孕症诊刮应在月经前或月经来潮 12h 内进行；考虑卵巢黄体功能是否异常应在月经期第 5～6 天时诊刮；而异常子宫出血应在术前 3d 服用抗生素后进行。

方法：一般不需麻醉，对敏感者或宫颈内口较紧者，可酌情应用镇静药、局麻或静脉麻醉。首先刮取宫颈管组织 1 周，标本单独留送；然后以刮匙刮取宫腔内组织，应特别注意双侧子宫角与宫底部。

并发症：出血、子宫穿孔及感染是诊刮最常见的三大并发症。

在诊断性刮宫时，常出现标本过多或过少的现象。取材过少的原因：①宫颈狭窄，中号刮匙难以进入宫腔，而小号刮匙刮取组织较少；术者经验不足，未能掌握运用刮匙的力度；②子宫长期出血，内膜组织剥脱不全；③子宫内膜萎缩，多见于绝经后子宫腔；④Asherman，S

综合征，因子宫内膜基底层已遭到严重破坏，内膜生长障碍；⑤月经周期的增生早期内膜相对较薄；⑥药物影响：长期服用避孕药，如 GnRH 类似物、孕激素等使子宫内膜萎缩变薄。

取材过多的原因：①月经周期的增生晚期和分泌期子宫内膜；②与妊娠相关的疾病，如宫外孕、早孕等子宫内膜在激素作用下增生过长；③药物影响：雌激素、他莫昔芬等可刺激子宫内膜增生过长；④子宫内膜增生过长；⑤子宫内膜癌及其他恶性肿瘤。

（2）单纯性刮宫的局限性

①漏诊率高。经过大量的临床观察发现，相当数量的子宫内膜息肉和黏膜下子宫肌瘤在内膜活检和刮宫中被漏诊。

②盲刮"感觉"常不可靠。妇科医生一直在盼望通过常规的诊刮能够发现黏膜下子宫肌瘤，因为在术中他们常常能"感觉到"肌瘤的存在。临床经常出现这样的现象：在反复的诊刮时"发现"有黏膜下肌瘤，而在切除子宫后却踪迹全无；而许多内膜息肉在诊刮时毫无感觉，但切除子宫后却发现其确实存在。这并非由于刮宫术者的经验不足，实为诊刮术本身局限性所致。此外，诊刮术者的"感觉"仅是一种模糊的印象，不可能准确地描述病灶存在的部位、性质及形态。

③刮宫易破坏病灶形状。子宫内膜息肉由于在刮宫时破碎，其诊断符合率常低于用息肉钳夹取内膜息肉的结果。尽管病理诊断具有权威性，但如向病理医生提供的标本不能准确全面地反映宫腔内真实情况，其病理诊断的准确性则受到质疑。

④刮宫无组织刮出时，影响临床诊治。对绝经后出血的患者，常常因无组织刮出或刮出物极少，使病理无法诊断。其中可能确系子宫内膜菲薄而取材困难，也可能系宫内存在病灶而刮宫时未"感觉"到。对无病理结果的绝经后出血患者，临床医生在诊治过程中常常感到很棘手。

2. 组织病理学诊断

满意的组织病理学诊断取决于三个因素：组织标本、妇科医生及病理学家。

（1）组织标本

组织病理取材，送检标本质量，直接关系到病理诊断的可靠性。在诊断性刮宫时，刮取子宫内膜的多少，送检标本是否确系病灶组织，均会影响病理诊断的可信度。

（2）妇科医生的作用

向病理科医生提供全面、准确的病史对做出最后诊断至关重要。病史应包括患者的年龄、月经史、异常子宫出血的类型、避孕方式及服药史等。如果在诊刮之前进行了宫腔镜检查，还应向病理科详细描述宫腔镜所见。包括内膜形态、肿物外观及取材部位等。只有给病理医生直观形象的描述，才能使其据此做出正确的判断。

（3）病理医生的作用

病理科医生应尽可能客观地参考妇科医生提供的临床资料。在一些复杂的病例中，应与临床医生共同商讨对该病的诊断。有时这种讨论会直接影响对患者的后续治疗。例如，当妇科医生送检的刮宫组织过少，或他们自认为送检组织很多，但实际上只是一些凝血块或黏液时，病理与临床的沟通则显得更为重要。此外，在宫腔镜检查时，临床医生观察到了瘤组织的全貌，如子宫内膜息肉，但因取材困难，组织遭到破坏，送检的标本只是一些零碎的组织，此时，病理诊断应慎重。片面的报告仅能供临床参考。

3. 宫腔镜检查与组织病理学的关系

宫腔镜最主要的优点是对子宫腔内任何外观异常的病灶均可以在直视下定位取材，从而避免了诊刮的盲目性，宫腔镜检查具有一孔之见，一目了然的优点。除能准确地描述病灶存在部位及形态特征外，还能在直视下取材或定位后刮宫，大大提高了对宫腔内疾病诊断的准确性，弥补了因取材片面而造成的误诊和漏诊。临床资料显示，宫腔镜对发现子宫内膜息肉和黏膜下子宫肌瘤的比例均明显高于单纯诊刮。其对宫腔内疾病诊断的敏感性为 $79\% \sim 96.7\%$。应强调，宫腔镜检查虽然对诊断子宫内膜息肉和黏膜下子宫肌瘤具有较高的敏感性，但它并不能取代组织病理诊断，特别是对子宫内膜增生过长和早期高分化腺癌。尽管这些病变在宫腔镜下有一定的形态特征，但部分病例因肉眼外观无明显变化，易与正常晚分泌期子宫内膜相混淆，而导致误诊。文献报道，宫腔镜诊断子宫内膜增殖症的敏感性仅为 $52\% \sim 60.94\%$，对子宫内膜癌的敏感性为 60%，均明显低于对宫腔息肉和子宫肌瘤的诊断。因此，宫腔镜检查只有与定位活检相结合，才能提高其对宫腔内疾病诊断的准确性。此外，尽管宫腔镜可将被视物体放大数倍，但它毕竟不能等于显微镜下对组织细胞形态学的观察，最后诊断还应以组织病理学为准。宫腔镜可以取代单纯性刮宫，却不能取代组织病理学检查。

总之，宫腔镜检查可多方面弥补单纯诊刮造成的不足，亦可为病理学家提供详细可靠的临床资料，目前在发达国家诊刮已有被宫腔镜检查术取代之势。如有条件应尽量选择宫腔镜检查加定位活检，而非单纯诊刮，以提高对宫腔内疾病诊断的准确率。

四、经宫腔镜插管疏通

输卵管疾病是导致不孕症的主要原因之一，占女性不孕因素的 40% 左右。由于医疗器械的限制，对输卵管疾病进行诊断与治疗具有相当的难度。传统的剖腹或经腹腔镜输卵管矫治手术仅适用于输卵管远端阻塞或盆腔粘连，而对输卵管近端阻塞或管腔内部分粘连（通而不畅）往往效果不佳。输卵管插管治疗对输卵管近端阻塞或管腔内部分粘连者有效，因此输卵管插管疏通术治疗输卵管阻塞已逐渐引起人们的重视。

输卵管疏通可经输卵管伞或输卵管间质部两条途径进入，而经输卵管间质部置入导管的方法又有宫腔镜下输卵管插管术、放射数字剪影机下输卵管插管介入治疗及 B 超引导下的输卵管插管等方法。

经阴道宫颈途径进入可避免腹部手术，创伤小、安全、经济、操作相对简单，已引起妇科临床医生的兴趣。经宫腔镜插管疏通术的类型可分为宫腔镜输卵管口插管加压注液术、输卵管间质部或输卵管腔插管疏通术。

（一）宫腔镜输卵管口插管加压注液术

经宫腔镜输卵管口插管加压注液可对输卵管起到扩张管腔、消除炎症及疏通粘连的作用。主要适用于：①输卵管通而不畅；②输卵管造影发现输卵管迂曲细长而不孕；③腹腔镜下输卵管整形术后的复通治疗。

操作方法。术前 30min 肌内注射阿托品 0.5mg，以 5％葡萄糖液作为膨宫介质，在宫腔镜直视下找到输卵管口，将外径 1.4～1.6mm 的医用塑料导管插入输卵管口 2～3mm 深，一般先试用酚红或亚甲蓝注入，试推注之并观察有否染液向宫腔内回溢，以判断输卵管通畅度，然后注入抗生素、利多卡因、可的松等药物进行治疗。

结果评定。注入无阻力、无反流，为通畅初有阻力，反复多次加压推注后阻力下降，为通而不畅，可考虑下周期再重复治疗。在 B 超监护下通液可直接观察到输卵管有无异常膨胀，子宫直肠陷凹内有无积液。或注入 60％泛影葡胺，在 X 线荧光屏下观察输卵管充盈情况，并可摄片以备观察。

（二）输卵管间质部或输卵管腔插管疏通术

近年来开发使用的输卵管近端插管疏通术，特别是在宫腔镜直视下的输卵管疏通技术已经取得一定疗效和进展。现常采用的是特制的长 8～10mm 的 1.4mm 医用塑料导管，前段外径为 0.5～0.8mm 或外径 1mm Teflon 导管（内含 0.48mm 的软金属导丝）。

1. 操作方法

基本同前，在宫腔镜直视下向间质部插管，但插入输卵管口内深度不宜超过 1.5cm，此法有发生子宫角穿插孔的危险，应在腹腔镜或 X 线荧光屏下监视为妥，至少应在 B 超监护下进行。输卵管腔内插管疏通术，即通过间质部继续向输卵管管腔内插入，需在腹腔镜下操作为妥。在宫腔镜直视下，先将 1.4mm 的外导管插入输卵管口，然后经过该导管插入 0.8～1mm 内导管，通过间质部，如需要继续深入管腔时，在内导管内插入 0.45mm 外径的软金属导引丝，在腹腔镜监护下逐渐从输卵管峡部推进，直达壶腹、伞部；在推进过程中若遇到阻力可试换插入方向或取出导丝再注入染液试其通畅情况，如有管壁损伤或不全穿孔、穿孔征象即中止操作。在腹腔镜监护下宫腔镜直视下插管，不仅能查明子宫内病变，且可在直视下分侧输卵管捕管，通过注射染液或含有抗生素的药液，借以判断输卵管的通畅情况。

2. 结果评定

注入液体在输卵管内充盈并经伞部通畅流出，表示输卵管通畅；若注入液体压力较大，输卵管充盈，并呈现出局部膨胀，持续短时间不消失，或从伞端流出注液呈细珠状缓缓滚动示输卵管通而不畅。若注入液体压力加大输卵管不充盈，或充盈膨胀而无液体流出，提示输卵管阻塞，部位可根据输卵管膨胀部位来判断。经宫腔镜插管疏通输卵管的优点是不需开腹手术，在宫腔镜直视下进行输卵管插管或注液，如应用弯管型宫腔镜更易于查找输卵管口，注射药液内含利多卡因可减少输卵管痉挛所致假梗死现象，能明确地分侧检查输卵管通畅度。根据插管注液时的阻力，宫腔内有无逆流，输卵管有无膨胀以及伞端是否有液体流出、流出的形态等，作全面分析评估，作为下一步治疗的依据。

第三章　妇产科常用治疗

第一节　子宫颈/阴道冲洗

　　宫颈冲洗和阴道冲洗两者不易决然分开，是妇科常用的治疗措施之一。阴道及宫颈、颈管都是女性自然防御功能之一，如阴道口的闭合，阴道前后壁的紧贴，阴道上皮细胞在雌激素的影响下增生，表层角化，阴道 pH 保持在 $4\sim5$ 使适应碱性的病原体的繁殖受抑，而子宫颈管黏液呈碱性，使适合酸性环境的病原体的繁殖和生长会受到抑制。再加上健康妇女阴道内的寄生细菌较多，又随妇女内分泌的影响，可以影响阴道生态的平衡。此外，妇女因流产、分娩等宫颈易损伤，以及性传播疾病的病原体影响宫颈，所以宫颈和阴道易患各种炎症。

　　阴道冲洗虽是妇产科常用的一种治疗方法，设备简单，方便易行，患者在医师指导下也可自行治疗，更有一些治疗阴道炎的洗液附有冲洗器，让患者自行治疗。

　　阴道冲洗有其两面性，在阴道、宫颈、宫腔操作、子宫切除术前准备时必须的处置步骤之一，但在使用阴道冲洗时对选用的冲洗液、性状、主要成分、使用量、冲洗压力和速度、宫颈内外口是否闭合等均对妇女有影响，所以使用阴道冲洗要慎重，一般是必要时才选用（如术前、放疗前后等）且冲洗次数也不宜过多。因现今一般对各类阴道炎、宫颈炎的治疗均不使用阴道冲洗，因阴道冲洗会对女性造成许多不利因素。

一、炎症性疾病的子宫颈冲洗

（一）慢性宫颈炎

药物治疗前可用 1：5000 高锰酸钾液，在上药前作阴道和宫颈冲洗，然后用消毒棉签擦拭后，在宫颈上敷药，或塞药。

（二）细菌性阴道病

细菌性阴道病常可引起妇女下生殖道疾病，宫颈及阴道分泌物增多，患者有鱼腥臭味的灰白色白带，阴道灼热，痒感，分泌物在宫颈和阴道上黏着，但易擦去，阴道分泌物 pH>4.5，常可找到线索细胞，治疗主要除应用甲硝唑（灭滴灵）、氯林可霉素等外，必要时可配合 1‰过氧化氢冲洗宫颈及阴道效果更好。

（三）老年性阴道炎

老年性阴道炎常见绝经前后，主要因卵巢功能低落，雌激素水平下降，阴道黏膜及宫颈上皮细胞萎缩，阴道 pH 上升为碱性，抵抗力差，宫颈及阴道易有炎症，再因外阴清洁卫生差，或性生活频繁，营养不良，维生素 B 缺乏，可使分泌物增多，灼热，宫颈表面或阴道壁上有出血点或出血斑，分泌物臭，感染严重还能使宫颈管粘连闭合。

治疗除适当补充雌激素（口服或阴道用药，或雌激素皮肤敷贴片外），为增强明道酸度，可用 1% 乳酸，或 0.5% 醋酸，或 1：5000 高锰酸钾液冲洗宫颈及阴道，每日一次。冲洗后再局部使用甲硝唑或诺氟沙星栓剂每日 1 次，共 5~7 天，对宫颈及阴道炎症治疗均有益。

（四）阿米巴宫颈和阴道炎

阿米巴病原体可侵入阴道黏膜，并可侵犯子宫颈等，主要表现为阴道分泌物多，呈血性、浆性、脓性或黏液脓性，具有腥味，诊断主要有宫颈和阴道分泌物做涂片找阿米巴滋养体或特殊培养，也可做宫颈和阴道病理检查。

确诊后治疗应以全身治疗为主，主要采用甲硝唑或盐酸吐根碱口服或肌内注射。局部每日用 1%乳酸或 1：5000 或灭滴灵稀释液冲洗宫颈和阴道，冲洗后擦干，局部再用灭滴灵栓（200 mg 一枚），7～10 天为一疗程。

（五）白念珠菌阴道、宫颈炎症

妇女患白念珠菌感染者甚多，一生中几乎所有妇女均患过此病，只是病情程度不同，在妊娠期，糖尿病患者长期使用免疫抑制剂，或大量应用广谱性抗生素等易发病，阴道宫颈均有改变，甚至通过性交影响男性阴茎龟头也有感染，形成破溃。

患者有外阴瘙痒，白带增多，白带呈白色或凝乳块或豆渣样。治疗常用或擦干宫颈和阴道分泌物后，用凯妮汀（内含克霉唑 500 mg）只使用一片足矣，甚至孕妇也可应用，而其他抗念珠菌栓对孕妇不宜应用。对念珠菌阴道炎也可不用阴道冲洗，用棉纸擦去阴道豆渣样分泌物，阴道内置入凯妮汀即可。因它的乳酸配方对发挥药效、提高局部浓度和恢复正常阴道酸性环境。其他有抑制白念珠菌的栓剂也可使用。极个别患者必要时可用 2%～3%的碳酸氢钠（苏打水）用中药制成的洁尔阴冲洗宫颈，阴道或外阴，不宜每日冲洗。

（六）滴虫性阴道、宫颈炎

滴虫阴道感染也常可累及宫颈，促使宫颈和阴道分泌物增多，典型者为黄色或黄脓样泡沫状分泌物，有臭味，患者常有外阴、阴道灼热和瘙痒感，或伴有泌尿系症状。

除典型的症状，取白带在显微镜下寻找滴虫已列入常规检查，灭滴灵口服，每日 3 次，共 7～10 天为一疗程，也可用灭滴灵栓剂，每枚含500 mg，在宫颈、阴道冲洗后塞入阴道 7～10 天为一个疗程。偶尔可用0.5%～1%的乳酸或醋酸溶液冲洗阴道一次，主要仍用灭滴灵口服或灭滴灵栓剂塞入阴道。滴虫性阴道炎也能促使宫颈炎症，且宫颈滴虫感染也易引起宫颈鳞状上皮发生不典型增生，与宫颈癌的关系密切。滴虫感染也有吞噬精子的作用而影响生育。

二、计划生育手术前的宫颈/阴道冲洗

早孕妇女，又因宫颈重度糜烂，分泌物多，或白带化验患有滴虫或白念珠菌感染等，或阴道清洁度差，在术前 3 天到医院门诊。用药液连续冲洗 3 天，每日 1 次，或冲洗阴道塞药后再次复查，上述情况改善，则可做流产手术。

放置或取出宫内节育器前，若发现有宫颈或阴道有严重炎症时，也应先行阴道和宫颈冲洗及阴道及塞药治疗，待下次月经净后 3～7 天，再复查白带或观察宫颈分泌物后放置或取出宫内节育器为宜。

三、阴道异物及子宫颈炎症时阴道冲洗

阴道异物留置久后也易合并宫颈炎症，且分泌物增多，可呈黄脓样并有臭味，当异物取出后宜用药液冲洗。子宫托放置时间久后，更易引起宫颈炎症，也有少数为木棒、玻璃棒、玉米秆等，久置且未及时取出，对宫颈及阴道均会引起炎症，须予阴道冲洗和局部塞药治疗。

四、紧急避孕的子宫颈/阴道冲洗

紧急避孕至少有 3000 余年的历史，甚至显然是没有任何科学根据，当时还有性交后站立起身，屈膝坐位，擦洗阴道等方法，以企图达到避孕。几百年前也有用植物提取或浸泡液，做事后阴道冲洗。当时开始阴道冲洗或灌洗还设计了不少器具，采用硫酸锌、硼砂、明矾液等在性交后阴道冲洗或灌洗，在 20 世纪 30 年代达到顶峰，至今仍有 25％的西方妇女采用这一方法，但实际避孕效果差。

五、子宫切除术或阴道手术前的子宫颈/阴道冲洗

作子宫全切除术，子宫次广泛切除术，子宫广泛切除术，阴道内子宫切除术等术前均须做阴道、宫颈冲洗，且要用肥皂浆或 PVP 液擦洗，然后再用肥皂水或 1：5000 高锰酸钾液或低浓度的新洁尔灭液冲洗，以

使宫颈和阴道清洁，防止因宫颈或阴道消毒不严，子宫切除过程中使阴道与盆腔相通，细菌或病原体进入盆腔，引起感染，或术后阴道残端炎症而引起感染。

六、性传播性疾病子宫颈/阴道冲洗

各种性传播性疾病时，宫颈和阴道最易受累而产生一系列症状，故在治疗时常须做宫颈/阴道冲洗，然后应用相应针对病原体的有效药物治疗。青少年女性 STD 所引起的宫颈炎，如沙眼衣原体、淋球菌和单纯疱疹病毒对青少年女性因宫颈外翻，比成熟女性易感染上述各种病原体的宫颈炎，多为脓性黏液宫颈炎，治疗主要选用有关药物全身和局部治疗，必要时做宫颈/阴道冲洗。

七、与生育有关的子宫颈/阴道冲洗

经阴道及宫颈分别采用酸性或碱性不同的液体做冲洗，使宫颈与阴道 pH 改变，改善阴道和宫颈局部环境，用生理盐水或 5％葡萄糖液灌洗以稀释黏稠的宫颈黏液，以利精子穿透；以 0.5％～1％碳酸氢钠液于性交前 30～60 分钟灌洗阴道，以碱化局部的酸性环境，提高精子成活，提高受孕率。

八、工厂女工卫生室的子宫颈/阴道冲洗

女工集中的厂矿单位，宫颈炎症，各种阴道炎症的发病率相对较高，尤其是未使用淋浴设备和未使用蹲式厕所单位，上述宫颈炎和各种阴道炎发病率均较高，为开展妇女保健工作，积极治疗有关疾病，在医务人员指导下均逐步自行掌握宫颈/阴道和外阴冲洗。但现在已少使用。

九、幼女或未婚妇女的子宫颈/阴道冲洗

幼女或未婚妇女也可因炎症，宫颈赘生物，甚至宫颈肿瘤等引起阴道分泌物增多等症状，但对幼女或未婚妇女，处女膜完整，根据中国人

的习俗非要不得已的情况或因疾病急需，征得家长同意后可使用窥阴器暴露阴道和宫颈做冲洗外，一般是采用细软的消毒导尿管，经阴道口小心插入阴道连接冲洗液做冲洗，也可用宫腔镜头置入阴道，既可观察宫颈及阴道情况，又可做使用药液冲洗。

十、冲洗方法

（一）在医院由医务人员进行的冲洗

患者排空膀胱后，在妇科检查床取膀胱截石位，臀部垫橡皮垫或塑料垫，灌洗液 600～800 mL 置输液架，根据不同疾病所需冲洗压力大小，冲洗桶悬挂高处（一般高出检查床 60 cm）及冲洗头开关来调节冲洗压力和流量。先冲洗外阴，再冲洗阴道。冲洗时窥阴器需左右旋转，以充分冲洗阴道穹窿及前后左右侧壁，冲洗完毕后干棉球擦干，如为阴道炎则在穹窿部放入相应药物。

（二）患者自行冲洗

如患者自行冲洗，则取下蹲位，下放置便盆，取灌洗液 50 mL，用冲洗器冲洗阴道后再放入药物。

第二节　子宫颈物理治疗

子宫颈物理治疗是通过激光、电灼、电凝、微波、红外线等物理治疗仪将子宫颈病变的上皮破坏，使之坏死、脱落，新生的鳞状上皮再重新覆盖有病变的部位。子宫颈物理治疗主要用于治疗子宫颈良性病变（如子宫颈糜烂、子宫颈息肉、子宫颈腺体囊肿等）、子宫颈上皮内瘤样变（CIN），甚至也可治疗极早期的子宫颈癌。但临床主要治疗子宫颈良性病变，对子宫颈上皮内瘤样变，甚至极早期的子宫颈癌者均须慎重，切勿因漏诊或误诊等延误诊断造成不良后果。

一、子宫颈电熨治疗

子宫颈电熨疗法是通过电热灼及热熨作用，使子宫颈整个糜烂面，包括深部腺体的炎性病灶凝固坏死、结痂、待焦痂脱落后由周边增生的鳞状上皮向内生长，覆盖肉芽面而获治愈。

（一）适应证

适用于慢性子宫颈炎，中、重度子宫颈糜烂。

（二）禁忌证

内、外生殖器官急性炎症期；子宫颈癌；子宫不规则出血；盆腔肿块；妊娠期；有出血倾向的血液系统疾病及重度贫血等；严重心血管及肝、肾疾病；

活动性肺结核；月经期及排卵期。

（三）操作步骤

患者排空膀胱，取膀胱截石位，窥阴器暴露并消毒子宫颈及阴道；

球形电熨头接触糜烂面并稍加压，所施加压力由内向外逐渐减少。自子宫颈下唇颈管内 0.5 cm 深处开始，依次由内向外，由左至右，电熨至表面呈焦黄色，一般深度为 2～3 mm，直到略超出糜烂面边缘 1～2 mm 为止。子宫颈上唇病变也同法处理；

有子宫颈腺体囊肿时，先用针尖刺破，逐个灼除；

有子宫颈管炎者，电熨头伸入颈管内 0.5～1 cm，紧贴其内膜电熨一周；

拭净渗出液，创面以 1%～2% 甲紫（龙胆紫）涂布或喷洒呋喃西林粉于子宫颈表面。

（四）注意事项及术后处理

治疗前必须明确诊断，作子宫颈刮片细胞学检查，必要时于子宫颈病变处做活组织检查，以排除子宫颈癌及其他特殊性炎症，如子宫颈结核，子宫颈阿米巴病等；

治疗应在月经净后 3～7 天内施行；

未产妇及希望妊娠者，尽量避免烧灼子宫颈管内，以防宫口狭窄；

电熨时注意保护阴道壁，防止灼伤正常组织；

治疗后 2～3 个月由于焦痂脱落，出现阴道分泌物增多，呈浆液性或浆液血性。术后 2 周左右出现新鲜肉芽面，鳞状上皮逐渐由外向内生长。一般经历 6～8 周创面愈合；

术后患者须保护外阴清洁，并忌性交和盆浴 2 个月；

个别患者治疗有较多量阴道出血，多为焦痂脱落，暴露创面并有较大血管破裂所致，可局部喷洒呋喃西林粉或甲硝唑粉后用止血纱布敷贴或用碘仿纱条或凡士林纱布填塞，同时适量使用抗生素，预防感染；

有较多量阴道流液时，患者感乏力，主要系钾离子排出过多，可适量补充 10% 氯化钾口服并多食水果等。

二、子宫颈冷冻治疗

采用低温冷冻医疗机快速产生超低温，使子宫颈局部病变组织冻结，细胞内的液体结冰形成冰晶，细胞脱水，电解质浓度增加，蛋白质变性，局部毛细血管阻塞，微循环停止，冷冻区域发生全面缺血、坏死、透明性变使坏死组织脱落，冷冻复温过程对组织也有破坏作用。

（一）适应证

子宫颈糜烂及子宫颈癌前病变；子宫颈尖锐湿疣。

（二）禁忌证

同子宫颈电熨疗法。

（三）操作步骤

以液氮为制冷剂，温度可达 -198℃；选配适宜的冷冻头，而治疗时组织的温度约为 -40℃；

暴露并消毒子宫颈和阴道，置冷冻探头于糜烂面，加压使其密切接触，冷冻 1～3 分钟，待自然复温后撤出探头，再重复冷冻 1～3 分钟，再待自然复温后即可撤出探头，冷冻结束；

局部也涂 1%～2%甲紫或喷洒呋喃西林粉。

（四）注意事项及术后处理

同子宫颈电熨疗法。

三、子宫颈微波治疗

微波是一种波长为 1 mm～1 m 的高频电磁波，其频率为 300～300000 MHz，其波长和频率介于超短波和红外线之间。不同组织对微波吸收不同，微波的主要生物学效应是作用于组织的热效应和非热效应。一般剂量可使组织血管扩张，血流加快，细胞膜通透性增高，从而改善组织营养，促使炎症吸收，提高组织再生能力。大剂量微波属高温热灼，可使组织变性，炭化，坏死，从而可切割或破坏病变组织。

（一）适应证

微波治疗可治疗子宫颈糜烂、子宫颈息肉、子宫颈尖锐湿疣等，对旧裂的子宫颈也有一定的整形作用。

（二）禁忌证

同子宫颈电熨疗法。

（三）操作步骤

微波功率调至 50～60 W；

外阴、阴道、宫颈消毒；

将双极探头与子宫颈糜烂面紧密接触，由内向外行点状治疗，至糜烂面外围 1～2 mm 处，使表面呈白黄色。近子宫颈口处略深，使整个手术创面呈浅锥状；

对子宫颈息肉，子宫颈腺体囊肿，在进行微波医疗时，采用针状电极插入子宫颈赘生物的基底部进行凝固；

治疗完毕，子宫颈局部可用 0.5%聚维碘带尾棉球压迫创面，8 小时自行取出。

（四）注意事项及术后处理

同前。

四、子宫颈激光疗法

激光是一种激光辐射发生的光效应，其包括热效应、压力效应、光效应、电磁效应和生物刺激效应。大功率激光是利用其热效应对组织产生物理性破坏作用，主要产生汽化和坏死。

（一）适应证

激光疗法主要治疗慢性子宫颈炎、子宫颈糜烂、子宫颈不典型增生，也可治疗子宫颈尖锐湿疣等。

（二）禁忌证

同子宫颈电熨疗法。

（三）操作步骤

患者排空膀胱，取截石位、窥阴器暴露并消毒子宫颈及阴道；

调试激光器，功率为 40 W，光斑为 0.6 cm 平行光速；

置导光管头于子宫颈病变组织 1～2 cm 处，激光发射头指针对准子宫颈口，自中心向外做圆锥状烧灼，使病灶迅速炭化、汽化。烧灼深度根据病变而定，可深度 5～6 mm，烧灼范围应超过糜烂面边缘 1～2 mm；

对子宫颈腺体囊肿，应逐个刺破，去除囊内黏液，烧灼到囊底部；

术毕子宫颈管及汽化面，涂以金霉素甘油及喷洒呋喃西林粉。

（四）注意事项和术后处理

同前。

五、子宫颈多功能红外热疗

多功能红外治疗仪及利用红外热能照射组织，使黏膜凝固，血管闭塞，在妇科可用来治疗子宫颈糜烂等。红外光波的嗜蛋白性和热效应，其对正常组织与病变组织对一定波段光能量的照射具有不同选择性吸收的特性，通过红外光辐射器对病变宫颈进行照射，使局部病变组织蛋白质发生凝固、脱落，同时增加局部血液循环，继而促进新生的上皮细胞覆盖，从而达到治愈的目的。

（一）适应证

红外热疗治疗子宫颈糜烂、子宫颈腺囊肿、子宫颈息肉和宫颈尖锐湿疣。

（二）禁忌证

同上。

（三）操作步骤

患者排空膀胱，取膀胱截石位，常规消毒外阴、阴道；

置阴道窥器，暴露宫颈并消毒；

用宫颈钳夹住并固定宫颈，将治疗器头部接触宫颈糜烂面，并稍加压每次定时照射3秒，连续照射直至糜烂面全部发白为止；

术后创面涂以2%甲紫。

（四）注意事项及术后处理

同上。

六、子宫颈波姆光治疗

波姆光的光谱特性是可见和红外波段，最大输出功率＞18 W。根据正常组织与病变组织对一定波段光能量的照射具有不同选择性吸收特性，保护正常组织，利用红外和可见光辐射的光热效应，使局部炎性病变组织蛋白发生凝固、变化、坏死、脱落等一系列反应，继而促使新生的鳞状上皮细胞恢复创面，从而达到治愈目的。

（一）适应证

同上。

（二）禁忌证

同上。

（三）操作步骤

患者排空膀胱，取膀胱截石位，常规消毒外阴及阴道；

窥阴器暴露宫颈，并消毒；

将照射机头伸入阴道内的窥阴器中，不接触其他组织，距糜烂面约 0.5 cm，功率 $10 \sim 16$ W，每次 10 秒至数分钟，创面颜色变为灰白色即可终止照射，病变组织无须烧灼及炭化；

术毕局部喷洒呋喃西林粉。

（四）注意事项和术后处理

同上。

七、子宫颈 KS 光热疗法

KS 光热治疗仪发生的光是一种特定波段的光，波带宽。人体有着密集的分子、原子且有许多很宽的固有震动频率吸收带。当 KS 光热治疗仪的某段光的频率与机体某一分子振动频率相吻合时，使产生共振，从而引起分子固有偶极矩的改变，并可达到人体皮肤较深的真皮层。KS 光热治疗本身具有光热复合效应，即光和热同时作用于病灶部位，以达到治疗和消炎作用，产生的特异波段的光（$0.3 \sim 0.4$）可选择性的对病变部位治疗，治疗时无烟无味，患者无明显痛苦，创面愈合无瘢痕，表面光滑，不影响生理功能，不破坏组织弹性。

（一）适应证

同上。

（二）禁忌证

同上。

（三）操作步骤

其他步骤均同前；使用 KS 光热治疗仪进行照射是将光功率调到

7～9 W，距组织0.5 cm，垂直照射。照射范围超过病损边缘1～3 mm，持续时间1～3分钟，直至被照射处呈淡黄色或乳白色痂块（蛋白凝固）停止照射；

术毕局部也喷洒呋喃西林粉。

（四）注意事项和术后处理

同上。

八、子宫颈聚焦超声治疗

子宫颈聚焦超声治疗是采用特制的超声波换能器，使超声波在表皮下几毫米的超短距离内聚焦，超声波的声能被转换成为热能，焦点局部的温度瞬时升高到60℃以上。从宫颈感染组织深面开始治疗，向浅面延伸，直接破坏病原体及其产物，根除它们对宫颈组织的刺激，阻止慢性感染性炎症的迁移。

（一）适应证

症状性宫颈上皮移位；宫颈上皮内瘤样病变。

（二）禁忌证

内外生殖器急性炎症期；子宫颈癌；子宫不规则出血；有出血倾向的血液系统疾病及严重贫血等；月经期妇女、妊娠和哺乳期妇女；未控制的糖尿病患者；严重的心血管、脑、肺及肝肾功能异常者；活动性肺结核；近3个月内做过宫颈物理治疗。

（三）操作步骤

（以CZF型超声波治疗仪为例，不同的仪器可能会有差异）

患者排空膀胱，取膀胱截石位，常规消毒外阴及阴道；用窥阴器扩张阴道，充分暴露宫颈；

治疗功率选择3.5～4.5由宫颈外口向四周进行放射状、环形或线型扫描；治疗范围包括病变区及超过病变2 mm的区域。扫描速度3～5 mm/s；

如有增生的地方可单独扫平；有纳氏囊肿的患者，可先按上述方法扫描治疗区，待宫颈组织凹陷后可见囊肿明显突起，此时再用针头刺破，排干囊液，然后用治疗头扫描到局部凹陷变干以破坏囊壁；

治疗结束后先消毒，然后在宫颈治疗面喷洒呋喃西林粉。

(四) 注意事项及术后处理

治疗后应保持外阴清洁，2月内禁盆浴、性交和阴道冲洗，并定期随访。术后一个月禁止剧烈运动及重体力劳动，忌辛辣刺激食物，加强营养。3个月随访疗效不明显者，可以进行超声加强治疗。若3月回访仅剩宫颈口表浅炎症反应区，可用爱宝疗液局部敷2～3次，促进愈合。

九、宫颈物理治疗后脱痂期出血的治疗

宫颈糜烂是慢性宫颈炎的一种，在正常育龄期妇女中发病率约20%。目前治疗宫颈糜烂的方法有很多，临床多采用物理治疗，其原理是将糜烂表面的柱状上皮破坏，使其坏死脱落后被复层鳞状上皮覆盖，宫颈转为光滑。治疗方法大同小异。具体方法包括冷冻治疗、微波治疗、电灼及高频电波刀治疗。物理治疗后1～2周左右可出现脱痂期出血，出血量多时可超过月经量，须及时止血。单纯压迫、电凝或缝合加压迫是最初的创面止血方法，具体方法如下。

(一) 局部治疗

1. 传统方法多用纱布填塞

用5%聚维酮碘液的纱布填塞，压迫止血，一般24小时后取出，同时给予抗感染治疗。

2. 聚甲酚磺醛溶液局部烧灼

聚甲酚磺醛溶液是一种强酸性物质，pH为0.6，其活性成分为聚甲酚磺醛，毒性极低。它对坏死或病变组织具有杀菌、凝结、止血和收敛作用。其特点：一是对坏死或病变组织具有选择作用，能使病变组织凝结而易排出，对正常的鳞状上皮无影响；二是可使血管收缩，并使血浆蛋白凝结而起止血作用。用聚甲酚磺醛溶液棉签（或棉球）直接在出

血面上停留 3 分钟左右，使创面变成灰白，必要时加用纱布压迫治疗。

3. 云南白药粉敷出血创面

云南白药的作用：①活化血小板表面膜糖蛋白，促进血小板相互黏附。②激活静息血小板表面 α 颗粒膜糖蛋白，增强血小板凝血功能。③提高局部表皮生长因子的含量，促进成纤维细胞的生成。④抑制炎症介质组胺和前列腺素 E 的释放。

云南白药抗炎，有促进伤口愈合的作用。云南白药粉直接敷于出血创面，必要时加纱布置于阴道内，使药物与宫颈创面接触紧密。

4. 在宫颈创面活动性出血处以小号针头注射缩宫素 10 ～

并喷洒肾上腺素稀释液（肾上腺素 0.5 mg 加入生理盐水 10 mL 中）。血止后局部喷洒庆大霉素 8 万～16 万 U 预防感染。因缩宫素可以收缩子宫平滑肌，肾上腺素可收缩血管而具有局部止血功能，两者合用起到止血作用。

(二) 局部再次电凝止血

如果经多次压迫止血效果差的病例实行再次电凝治疗，同时加用抗感染治疗。

(三) 宫颈缝合

第一，用可吸收线做 "U" 形间断缝合，在宫颈 3 点和 9 点处各缝合一针达止血目的，必要时在前后唇再各缝一针。

第二，也有的学者以荷包缝合宫颈创面方法止血。即用 0 号肠线将宫颈手术创面的上下边缘分别连续缝合起来，并于左右两侧互相打结收紧，再以碘仿纱条填塞阴道，术后 3 天取出碘仿纱条。

第三节　羊膜腔内治疗

羊膜腔内治疗是近十几年来在妇产科领域开展及不断完善的一项新举措。羊膜腔内治疗最初的灵感来源于 Gabbe 的动物实验，在实验中发现吸去妊娠母猴体内的羊水可使猴胎心发生可变减速，而恢复了羊水量后可变减速消失。近年来，由于羊膜腔内治疗被认为是一种安全、直接、价廉的方法，并且易于被孕妇理解和接受，此项技术得到不断的发展及完善，应用范围日益扩大，并且临床效果令人鼓舞。

一、羊膜腔内治疗的适应证

胎膜早破；羊水过少；胎儿宫内窘迫；反复发作的可变减速；过期妊娠；早产；胎儿宫内生长迟缓；宫内感染；胎儿甲状腺功能低下。

二、羊膜腔内治疗的方法

（一）器械

B超仪及其穿刺探头等附件，20～23 G穿刺针，长18 cm，三通活塞一个，20 mL针筒，宫腔导管。

（二）药物

羊水替代液：0.9%生理盐水。

胎儿营养液：小儿复方氨基酸。

碱性药物：碳酸氢钠。

促胎肺成熟药物：地塞米松。

抗生素。

甲状腺素。

（三）产前经腹壁－羊膜腔途径进行羊膜腔内治疗的步骤

穿刺前半小时口服宫缩抑制药：硫酸舒喘灵4.8 mg；孕妇排空膀胱；

取仰卧位，先做产科常规超声检查选择最佳穿刺点；

常规消毒铺巾，换消毒穿刺探头，调整探头上穿刺角度，测量进针深度，使穿刺部位置于穿刺引导线上。监视屏上见穿刺针沿着穿刺引导线，经皮肤进入腹壁各层，穿过子宫壁或（和）胎盘、羊膜进入羊膜腔；

取出针芯，连接三通管，一端行宫腔压力监测，另一端为治疗通道。先用 20 mL 针筒抽取 10～40 mL 羊水做检查，后行羊膜腔内治疗；

羊膜腔内灌注后，严密观察患者的体温、脉搏、血象，胎膜早破者行羊水细菌培养加药敏试验，动态监测宫内安危，隔日或每日测羊水指数，当羊水指数＞8 cm 停止羊膜腔输液，＞32 孕周者每日做 NST，或每 3 日对胎儿做生物物理评分，每周测脐血流 S/D 比值，以了解胎盘、脐血流灌注阻力，指导治疗，作为妊娠能否继续的指标之一。

(四) 产时经阴道—宫颈—羊膜腔途径补充羊水

第一，在做羊膜腔内灌注之前，须做阴道检查，以排除脐带脱垂，并了解胎先露及宫颈扩张程度，颈管是否消失，质地等情况，然后用头皮电极直接连续监护胎儿，通过导管了解宫腔压力，采取左侧卧位以防止仰卧位性低血压发生。

第二，备 1000 mL 生理盐水，宫腔的导管及三通活塞各一。宫腔导管装置基本上用单导管或双导管，宫腔压力导管也可通过一种 Y 形或三通阀输入盐水；或者导管输入盐水，优点是能在输入的同时监测宫腔压力。

第三，在开始做羊膜腔内灌注之前要对生理盐水进行加温，再以每分钟 15～20 mL 的速度向宫腔内灌注。在最初的 20 分钟内，最多只能灌注 500 mL；在 1 小时之后，通常灌注的速度可以设置在大约 180 mL/h，但此速度可以按照可变减速的严重性和发生率或对粪染羊水的光密度的测定来进行调节。如果灌注生理盐水的量超过了 600 mL，而没有液体从阴道中排出，或如果宫内压力导管表明子宫处于高涨状态，则灌注必须停止。

第四，羊膜腔内灌注后，严密观察孕妇的血压、脉搏等生命体征，观察羊水性状，持续监测胎心及宫腔压力。

三、羊膜腔内治疗在现代产科中的应用

(一) 羊膜腔注射碳酸氢钠，纠正胎儿酸中毒

胎儿在宫内缺氧时，常常发生酸碱失衡，出现呼吸性及代谢性酸中毒。为纠正胎儿代谢性酸中毒，常需补给碱性药物碳酸氢钠。但是，碳酸氢钠通过胎盘速度甚慢，难以达到抢救的目的。临床实践证明，改为羊膜腔给药具有良好效果。

(二) 羊膜腔内灌注生理盐水

已被越来越多的医生们使用。由于羊水在孕产期的重要作用：妊娠期羊水保护胎儿防止直接受压，有利于胎儿活动，防止胎体粘连；保持宫腔的恒温与恒压；保持胎儿新陈代谢和水的平衡，及促进胎肺发育成熟；在分娩期，羊水可协助宫口的扩张，正确传导宫缩所产生的压力，保护胎儿及脐带免受宫缩的直接挤压。当羊水过少时，以上的功能均不能充分起作用。而羊膜腔内灌注生理盐水，恢复宫腔的液量后，重新建立起羊水的保护功能，羊膜腔内灌注又可对羊水内胎粪起到稀释和冲洗的作用。羊膜腔内灌注生理盐水，在预防和治疗以下情况时很有效。

1. 反复发作的可变减速

可变减速是由于脐带间歇性受压而引起脐血流减少所致，严重的或持续性的心率减速可导致胎儿酸中毒，增加新生儿死亡率。常规治疗法如吸氧，改变孕妇体位等方法效果均较差。

2. 羊水粪染

羊水粪染的病例中有 $1\% \sim 3\%$ 可以发生胎粪吸入综合征，尽管新生儿出生时用气管插管法可减少其发生，但发生率仍在 25%。在分娩过程中如果发生羊水粪染，使用经宫颈羊膜腔内灌注可以有效地降低新生儿酸血症（脐动脉血 $pH < 7.2$）的发生频率，对照组达 38%，灌注组仅为 16%（$P < 0.05$）。在接受羊膜腔内灌注的病员中所生新生儿，声带下没有发生胎粪的痕迹，而对照组有 29%（$P < 0.05$）。他们还指

出在灌注组中出生时需要正压给氧的新生儿数比对照组少得多。这一研究结果表明，通过羊膜腔内灌注对粪染羊水产生稀释作用。这一稀释效应通过分光光度测定法在羊膜腔内灌注前后测定被胎粪污染的羊水的光密度得以证实。羊膜腔内灌注前的羊水的光密度要比灌注后的羊水的光密度高得多。在伴发羊水粪染的孕妇的生产过程中实施羊膜腔内灌注的新生儿，Apgar 评分低于 7 分，声带下有胎粪的发生率均大大降低。

3. 胎膜早破

胎膜早破主要是引起早产及感染，且往往因胎儿宫内窘迫而使剖宫产率增加。Moberg 等报道胎膜早破（妊娠 26～37 周）在其后的分娩过程中 75% 的胎儿宫内窘迫是脐带受压所致。因此 Negeotte 等主张胎膜早破者出现规律性阵痛后应全部进行预防性羊膜腔内灌注。他们在一项前瞻性的随机抽样的研究中发现对 61 例孕周分别为 26～35 周的胎膜早破者进行治疗，其中 29 例行预防性分娩期羊膜腔内灌注，其余为对照组。变异减速发生率：第一产程中两组分别为 2.4% 及 7.9%，第二产程中分别为 2.9% 及 10.1%，统计学有显著性差异。分娩时脐带血的 pH，对照组较灌注组显著低下。在灌注组，因胎儿宫内窘迫而做剖宫产的发生率为 3%，而对照组为 22%。对胎膜早破者进行保守治疗时，存在胎儿肺发育不全的危险，重要问题要保持羊水的临界量，以便胎儿呼吸及自主活动。Nakajama 等的研究中发现羊膜腔内灌注保持羊水量能防止胎儿肺发育不全。

4. 过期妊娠

随着妊娠过期，胎盘过度成熟和老化，尿生成率降低从而使羊水过少。

5. 羊水过少

羊水保护脐带直接挤压。Strong 等通过治疗 60 例超声诊断羊水过少（羊水指数＜5cm）的足月孕妇，随机分为羊膜腔内灌注组与对照组，胎粪吸入率分别为 13% 及 37%；严重变异减速为 7% 比 27%；因胎儿宫内窘迫而作剖宫产的发生率为 3%，而对照组为 37%，灌注组显著减少。在胎儿脐动脉血 pH 平均值，灌注组显著高于对照组（P＝0.02）。因此推测对于羊水过少的足月或过期孕妇预防性进行羊膜腔内灌注是有利的。分娩前诊断羊水过少（羊水指数＜5 cm）者 40 例，在经阴道试产中，因胎儿宫内窘迫而作剖宫产的发生率为 14.3％，比全部分娩数中因胎儿宫内窘迫的剖宫产率 1.18％明显增高。他后来在另一项的前瞻性研究中对 50 例羊水过少的孕妇进行羊膜腔内灌注，结果在经阴道试产中，因胎儿宫内窘迫而做剖宫产的发生率为 3.91％，因而提出羊水指数＜5cm 者经阴道分娩采用羊膜腔内灌注法可使剖宫产率下降。

6. 羊膜腔内灌注

子宫破裂常见的临床表现为胎心率减速，而羊膜腔内灌注的最常见的指征也是胎心率减速，故有剖宫产史欲试产的孕妇行羊膜腔内灌注术时医生应警惕在进行羊膜腔灌注前已存在子宫瘢痕的破裂，灌注时阴道无灌注液流出，而羊水指数不增加，说明可能子宫破裂。

（三）羊膜腔内注射地塞米松，促使胎肺成熟

对某些高危妊娠如前置胎盘、重度妊高征、妊娠合并慢性肾炎、妊娠合并糖尿病或母儿血型不合等，常常在孕足月以前终止妊娠，出现所谓医源性早产。早产儿死亡率为足月儿 11～16 倍，并与新生儿呼吸窘迫综合征密切相关。此时为防止新生儿呼吸窘迫综合征，应提前促胎肺成熟。最常用的是肾上腺皮质激素，肾上腺皮质激素促使胎肺成熟给药途径有三：肌内注射、静脉注射及羊膜腔内注射。肌内注射简单方便最为常用。羊膜腔内给药是近年来发展的一项新技术，属宫内治疗范畴。由于肌内注射或静脉给药需经母体才作用于胎儿，所以药物剂量大，易使糖尿病患者血糖升高，妊高征患者血压增高，因此受到限制。而羊膜腔内给药，胎儿日吞咽羊水 200～450 mL，肾上腺皮质激素直接经胎儿胃肠道单层上皮细胞吸收或通过胎儿呼吸样运动，由羊水介导直接作用于肺泡Ⅱ型细胞。所以所需剂量少、见效快、不经母体循环、不抑制母体免疫功能、不干扰母体糖代谢，母体不良反应少，给药时还可取羊水

判定胎儿成熟度，在重度妊高征患者，动脉痉挛，胎盘血流障碍的情况下，药物也能直接经胎儿吸收而发挥作用，而羊膜腔内给药可不受母体疾病的影响。据报道，向羊膜腔内注射地塞米松 10 mg，于 24～48 小时内，L/S 比值平均增长 1.88。

（四）羊膜腔内注射氨基酸，治疗胎儿宫内生长迟缓（IUGR）

氨基酸是胎儿蛋白质合成的主要来源，是胎儿生长发育的物质基础，其以主动运输的方式通过胎盘，能量合剂有助于氨基酸的主动转运；葡萄糖是胎儿热能的主要来源，是经易化扩散通过胎盘；锌作为维持人体正常生理功能和生长代谢必需的微量元素，它有利于核酸及蛋白质的合成，是身体不可缺少的，故目前临床一般采用母体静脉滴注葡萄糖、能量合剂及复方氨基酸，同时口服锌来治疗胎儿宫内生长迟缓。这些治疗措施对细胞的分化、生长、繁殖起着重要的作用，是治疗胎儿宫内生长迟缓的措施之一。在临床上，观察到上述方法虽有一定疗效，但疗效不佳，因为胎儿宫内生长迟缓时胎盘灌注不良，而经静脉给予的营养物质必须通过胎盘屏障才能对胎儿发挥效果，这样势必影响疗效。有学者试图通过羊膜腔内注射氨基酸溶液，通过胎儿直接吞咽来促进胎儿生长发育，同时选用的小儿氨基酸更符合胎儿生长发育的需要，它含有 19 种氨基酸，同时增加了牛磺酸，提高了胱氨酸、酪氨酸及必需氨基酸的含量，有利于胎儿的生长。

（五）羊膜腔内注射抗生素，预防或治疗宫内感染

胎膜早破易并发宫内感染，且破膜时间越长，感染率越高，传统的方法给予孕妇口服或肌内注射或静脉注射抗生素预防或治疗宫内感染。据报道，一般抗生素（如氨苄西林），在注入母体静脉后 8 小时才会在羊水中达到有效峰值浓度，这给抗生素有效降低感染率带来不利的影响。因此，羊膜腔内注射抗生素可以及时达到有效峰值浓度，有效降低感染率。Ogita 等用一种可以防止羊水及注入的抗生素漏出的特殊宫内压力导管，对 84 例胎膜早破的孕妇（平均孕周 29.1 周）进行羊膜腔内

注射头孢类抗生素，结果显示，用药前羊水中细菌阳性率为 39.1%，分娩时减少至 4.3%，新生儿仅 4 例感染。目前，羊膜腔内注射抗生素尚有争议，要求应用对胎儿无害、胎儿胃肠道吸收少的广谱抗生素，如氨苄西林、头孢类抗生素等。有学者认为，羊水中抗生素浓度有待于探讨，胎儿浸泡在高浓度抗生素中也不适宜，其实用性尚需进行动物实验和临床多方面的探讨。

（六）羊膜腔内注射甲状腺素，治疗甲状腺功能低下

有学者报道，直接向羊膜腔内注射甲状腺素，可以纠正胎儿甲状腺功能低下，还可促使胎肺成熟。

四、羊膜腔内治疗的禁忌证与并发症

羊膜腔内治疗一般是安全的，但也不能忽视潜在的危险。

（一）禁忌证

急性胎儿宫内窘迫：由于羊膜腔内灌注用重力流量法滴注到治疗量一般需 10~25 分钟，因此抢救急性胎儿宫内窘迫应用受限；

胎先露异常；多胎；前置胎盘；胎盘早剥。

（二）并发症

医源性宫内感染；胎盘早剥；胎膜早破；羊水栓塞；产前多次羊膜腔内灌注生理盐水治疗孕、中晚期羊水过少时可引起早产、自然流产及胎死宫内；急性羊膜腔内压升高；经腹羊膜腔穿刺，还可造成母胎损伤，近年来，随着超声技术的发展，操作技术的提高，此并发症大大减少；子宫破裂；胎心变异；孕妇心力衰竭和呼吸衰竭。

脐带脱垂：进行预防性羊膜腔内灌注时，是在宫口开大 2~3 cm 时行人工破膜，插入宫腔压力导管。胎头未固定时人工破膜，脐带脱垂的危险性有 1/10000~1/2500。另外，羊膜腔灌注时，特别是阵发性宫缩时能使大量羊水涌出，这时也有脐带脱垂的危险。因此，在羊膜腔灌注时，应进行严密的胎心监测，并且做好剖宫产术前准备，一旦发生脐带

脱垂,立即行剖宫产结束分娩。

虽然羊膜腔内治疗是一项安全、直接、价廉的方法,但也不可忽视其潜在的危险,应严格掌握适应证和禁忌证,及时发现及处理并发症,进一步研究及完善此技术。

第四节　腹腔镜全子宫切除术

一、腹腔镜全子宫切除术

(一) 适应证

子宫肌瘤;子宫内膜异位症;功能失调性子宫出血;良性卵巢肿瘤及恶性卵巢肿瘤早期;子宫内膜癌及子宫颈癌。

(二) 禁忌证

严重的心、肝、脑、肾等脏器疾患;肠梗阻和严重的肠麻痹;弥漫性腹膜炎;严重的低血容量休克;腹壁多次外科手术史;腹疝或膈疝;晚期卵巢癌。

(三) 术前准备

同子宫内膜异位症的腹腔镜手术。

(四) 麻醉

同子宫内膜异位症的腹腔镜手术。

(五) 手术步骤

常规置子宫操纵器及腹腔镜鞘卡;

辨认或分离输尿管。在输尿管与子宫血管相交叉处,提起覆盖在输尿管表面的腹膜,并打开腹膜,然后分离并暴露出 2 cm 长度的输尿管;

电凝、切断圆韧带。在距宫角 2~3 cm 处电凝并切断圆韧带;

电凝、切断骨盆漏斗初带或卵巢固有韧带。打开阔圆韧带前后叶,先平行于宫体然后在膀胱上转向中线;

分离下推膀胱。"U"字形打开膀胱腹膜反折，提起膀胱上的腹膜，向下及向两侧分离膀胱，下达阴道前壁；

电凝切断子宫血管。平行于子宫打开双侧阔初带后叶达慨韧带水平，分离输尿管与子宫血管之间的宫旁疏松组织以暴露子宫血管，电凝切断子宫血管；

切开阴道穹隆。以湿海绵作为阻挡支撑物切开阴道前穹隆切口沿着宫颈环形扩大，直到整个子宫游离；

子宫游离并取出；

关闭阴道：缝合阴道残端，可以在腹腔镜下完成，也可以经阴道进行；再次形成气腹，在腹腔镜下检查各残端及盆底。如有活动性出血，予电凝止血，用生理盐水冲洗盆腔，证实无活动性出血后，吸净冲洗液，降低腹腔内压力 3～5 min，观察残端无出血后，尽量放尽腹腔内气体，退出鞘卡，缝合穿刺孔。

（六）术中注意要点

有盆腔手术史，盆腔内粘连严重，盆腔炎及子宫内膜异位症患者，在手术进行分离时应注意防止周围脏器的损伤；

使用单极电凝时，注意电辐射；使用双极电凝时，同样排开周围脏器；

双极电凝应使血管完全闭合后再剪断。

（七）术后处理

常规护理，患者清醒后拔除气管插管，予以吸氧，监护患者的生命体征；

留置导尿管 24 h；

静脉补充液体，包括平衡液、生理盐水及葡萄糖液，年龄较大患者注意补液量及补液速度；

术后 6 h 麻醉清醒后可进流质，术后第 1 天根据患者情况进食；

鼓励患者尽早起床活动，防止静脉血栓及术后肠粘连；

术后禁止性生活 3 个月。

二、腹腔镜鞘膜内子宫切除术

（一）适应证

子宫肌瘤；子宫内膜异位症；功能失调性子宫出血；良性卵巢肿瘤及恶性卵巢肿瘤早期。

（二）禁忌证

严重的心、肝、脑、肾等脏器疾患；肠梗阻和严重的肠麻痹；弥漫性腹膜炎；严重的低血容量休克；腹壁多次外科手术史；腹疝或膈疝；晚期卵巢癌。

（三）术前准备及麻醉

同腹腔镜全子宫切除术。

（四）手术步骤

常规置子宫操纵器及腹腔镜鞘卡；

电凝、切断圆韧带及卵巢固有韧带（保留双侧附件者）；

电凝、切断骨盆漏斗韧带（切除双侧附件者）；

线圈套在子宫动脉上方，套上 1 根或 3 根；

在套好线圈之后，由助手重新消毒阴道，使用宫颈钳将子宫颈向前、向下迁拉，而后将校正杆（CURT）经子宫颈管外口沿颈管方向在腹腔镜指导下对准宫底部向上推着，直到穿出宫底为止；

上好校正器之后，选择大小合适的宫颈切取器，穿入到校正器上，然后使用手动或打开电动开关，使切取器沿校正器向前、向上切下宫颈管内部分，直达宫底部；

取出宫颈管内的组织和器械，术者要将先前放置好的线圈拉紧，防止出血；

在扎紧子宫动脉之后，使用电动子宫组织切取器将宫体部组织、肌瘤组织等切下子宫体部组织，直达宫颈部。一般距线圈上方 1.5 cm 处停止；

生理盐水冲洗盆腔，洗去残留物，取出小的残留组织，并查看术野有无出血点；

将子宫膀胱反折处的腹膜向后拉，与宫颈残端后的腹膜缝合起来，包埋宫颈残端。一般使用连续缝合，也可以使用间断缝合。达到后腹膜化；

再次形成气腹，在腹腔镜下检查各残端及盆底，有活动性出血，予电凝止血，用生理盐水冲洗盆腔，证实无活动性出血后，吸净冲洗液，降低腹腔内压力3～5 min，观察残端无出血后，尽量放尽腹腔内气体，退出鞘卡，缝合穿刺孔。

（五）术后处理

同子宫全切术。

三、腹腔镜次全子宫切除术

（一）适应证

年轻、有生育要求患者及家属要求保留宫颈；子宫小于14孕周；无慢性宫颈炎，术前宫颈刮片排除子宫颈恶性病变；月经异常者行诊断性刮宫排除子宫内膜病变。

（二）禁忌证

子宫肌瘤过大；盆腔严重粘连。

（三）术前准备及麻醉

同腹腔镜全子宫切除术。

（四）手术步骤

常规置子宫操纵器及腹腔镜鞘卡；

将举宫器偏向一侧，用双极电凝钳分别钳夹同侧圆韧带、输卵管和卵巢固有韧带，电凝后剪断，同样方法处理对侧圆韧带、输卵管和卵巢固有韧带；

剪开子宫膀胱腹膜反折，下推膀胱至子宫峡部下 1 cm，分离宫旁疏松结缔组织，暴露子宫血管，双极电凝钳电凝子宫血管，自左下腹套管放置套扎线套于子宫峡部稍下方，排除无肠管及网膜被套入，取出阴道举宫器，用推结器逐渐拉紧线圈；

延长左下腹切口至 15 mm 长，置入 15 mm 扩张器，再置入子宫粉碎器，将子宫体及瘤体组织粉碎并取至体外，切至套扎线圈上 1 cm 处；

宫颈残端增加套扎一次，双极电凝钳电凝宫颈残端止血。是否缝合反折腹膜在目前尚无严格规定。在残端严格止血后，用 0−0 号缝线缝合膀胱腹膜反折和宫颈后壁腹膜包埋宫颈残端；

再次形成气腹，在腹腔镜下检查各残端及盆底，有活动性出血，予电凝止血，用生理盐水冲洗盆腔，证实无活动性出血后，吸净冲洗液，降低腹腔内压力 3～5 min，观察残端无出血后，尽量放净腹腔内气体，退出鞘卡，缝合穿刺孔。

（五）术中注意要点

电动切割子宫及瘤体组织时，应在直视下进行并远离周围组织或器官；

切割器固定牢固不能晃动。

（六）术后处理

患者清醒后拔除气管插管，予以吸氧，监护患者的生命体征；

留置尿管 24 h；

静脉补充液体，包括平衡液、生理盐水及葡萄糖液，年龄较大患者注意补液量及补液速度；

术后 6 h 麻醉清醒后可进流质，术后第 1 天根据患者情况进食；

鼓励患者尽早起床活动，防止静脉血栓及术后肠粘连。

四、腹腔镜辅助下经阴道子宫切除术

（一）适应证

子宫肌瘤；子宫内膜异位症，子宫腺肌症；异常子宫出血；子宫内膜复杂型增生过长；盆腔感染；子宫脱垂。

（二）禁忌证

良性巨大子宫肌瘤（子宫大于 14～16 孕周）；盆腔内有严重病理情况；未曾生育、阴道狭窄者，手术医师缺少阴道手术技能；

（三）术前准备及麻醉

同腹腔镜全子宫切除术。

（四）手术步骤

常规置子宫操纵器及腹腔镜鞘卡；

附件及宫旁组织同全子宫切除；

暴露子宫血管，双极电凝钳电凝子宫血管，改经阴道手术；

经阴道取出术前放置的举宫器，阴道拉钩拉开阴道前后壁，暴露宫颈，宫颈钳钳夹宫颈前后唇，电刀环形切开宫颈阴道黏膜；

鼠齿钳钳夹阴道前壁，沿宫颈前壁向上推开宫颈膀胱间疏松组织，至子宫膀胱腹膜反折处，长镊提起腹膜并剪开，向两侧扩开切口，进入前穹隆；鼠齿钳钳夹阴道后壁，沿宫颈后壁向上推开宫颈直肠间疏松组织，至子宫直肠腹膜反折处，长镊提起腹膜并剪开，进入后穹隆；

将宫颈向右侧牵拉，暴露左侧主韧带，钳夹左侧部分主韧带，切断后 7 号丝线缝扎，同样方法处理右侧部分主韧带；

双钳钳夹左侧骶韧带及剩余主初带，切断后 7 号线缝扎并套扎，同样方法处理右侧骶韧带及剩余主韧带；输卵管拉钩下拉子宫血管；

双钳柑夹左侧子宫血管，切断后 7 号丝线缝扎并套扎，子宫两侧组织完全离断后，将子宫从阴道内取出；

若大子宫肌瘤，可将肌瘤挖出或将子宫切开逐步取出；鼠齿钳钳夹阴道残端肢后腹膜，检查各残端无出血后，阴道顶端用可吸收肠线连续缝合。子宫肌瘤过大，在阴道取出刚难时，可以将纱球放入手套内，放置于阴道内，重新充气后，在腹腔镜下用子宫粉碎器，碎取肌瘤；

再次形成气腹，在腹腔镜下检查各残端及盆底，有活动性出血，予电凝止血，用生理盐水冲洗盆腔，证实无活动性出血后，吸净冲洗液，降低腹腔内压力 3～5 min，观察残端无出血后，尽量放净腹腔内气体，退出鞘卡，缝合穿刺孔。

（五）术中注意要点

同腹腔镜全子宫切除术。

（六）术后处理

同腹腔镜全子宫切除术。

五、腹腔镜下宫颈残端切除术

（一）适应证

宫颈上皮内瘤样病变（CIN）；宫颈肥大、糜烂、接触出血、分泌物多，经积极治疗无效。

（二）禁忌证

宫颈浸润癌；各种类型的外阴、阴道炎症。

（三）术前准备及麻醉

同腹腔镜全子宫切除术。

（四）手术步骤

常规置子宫操纵器及腹腔镜鞘卡，必要时可行双侧输尿管插管，以便在手术中分辨输尿管走行；

探查宫颈残端与周围脏器的关系；

横行剪开宫颈残端表面的腹膜与筋膜，逐渐分离并剥离出宫颈残端；

有齿抓钳牵拉宫颈，电凝切断主韧带和骶骨韧带；

剪开宫颈阴道穹隆，以湿海绵作为阻挡支撑物，剪开阴道前穹隆切口，沿着宫颈环形扩大，直至整个宫颈游离，经阴道取出宫颈；

缝合阴道残端，可在腹腔镜下进行，也可经阴道缝合；

再次形成气腹，在腹腔镜下检查各残端及盆底，有活动性出血，予电凝止血，用生理盐水冲洗盆腔，证实无活动性出血后，吸净冲洗液，降低腹腔内压力 3～5 min，观察残端无出血后，尽量放净腹腔内气体，退出鞘卡，缝合穿刺孔。

（五）术中注意要点

同腹腔镜全子宫切除术。

（六）术后处理

同腹腔镜全子宫切除术。

第五节　宫腔镜手术的基本操作

一、适应证与禁忌证

（一）适应证

异常子宫出血：包括功能性子宫出血及宫内器质性病变导致出血，如子宫内膜息肉、黏膜下子宫肌瘤等。

子宫畸形：如子宫中隔导致不孕或不良孕史者。

宫腔粘连：各种宫腔粘连导致不孕者。

宫腔异物：如宫内残留节育器、胚物及其他异物取出。

具体适应证分别见各种电切术相关章节。

（二）禁忌证

急性生殖道炎症；心肝肾衰竭急性期及其他疾病不能耐受手术者；近期（3 个月内）有子宫穿孔史或子宫手术史者；生殖器官恶性肿瘤；血液病等凝血系统功能障碍；宫颈狭窄、瘢痕等，不能充分扩张；手术当天体温超过 37.51，血常规检查异常者，应暂停手术。

二、麻醉的选择

宫腔镜手术一般时间较短，术者可根据手术的类型、难易程度及操作时间选择各种麻醉方式。如手术 30 分钟内完成可选用静脉复合麻醉，如 1 小时内完成可选用单次硬膜外麻醉。如术中需腹腔镜监护者，则应选用气管插管全身麻醉。无论选用何种麻醉方式，均应配备心电监护及心肺复苏等设备（具体麻醉方式见各电切术章节）。

三、手术的步骤

（一）手术步骤

体位：麻醉后取截石位。

消毒、铺巾：常规消毒外阴，外阴部覆盖带袋的粘贴手术巾；放置宫颈扩张棒者，应取出扩张棒，避免断裂；充分消毒阴道、宫颈。

连接宫腔镜操作系统：分别安装光源、灌流液导管、电缆导线及操作手控件。使用摄、录像系统时，要将连接摄像系统的适配器连接于镜体的目镜上，在插入宫腔前调节摄像机的焦距、色彩及清晰度。

扩张宫颈：应根据所采用电切镜镜鞘直径规格相应扩张宫颈。一般将宫颈扩张至超出电切镜镜鞘直径 0.5～1mm 为宜。如镜鞘直径为 8mm，应扩张宫颈内口至 8.5～9mm。如扩张不充分，镜体进入宫腔困难，造成宫颈损伤；若扩张过松，导致膨宫效果不佳，影响手术视野及操作。

启动连续灌流系统，打开进、出水开关，排净注水管中的空气。

（二）操作前注意事项

术前在患者臀部放置塑料收集袋，收集术中流出的液体，以便精确计算术中液体损失量；

进镜后先行宫腔镜检查，进一步明确手术目的及范围；

如有较大凝血块阻塞镜鞘，妨碍灌流液循环时，必须取出手件和镜体或内鞘进行清理。待宫腔视野清晰后开始手术；

宫腔电切镜是单极电路循环，开启电源进行手术前，切记检查连接在患者身上的回路电极，以确保电流有完整的循环通路；

操作时适配器与镜体衔接后始终保持一个方向不能旋转，观察宫腔侧壁时只需顺时针或逆时针方向旋转宫腔镜即可。

四、手术的基本操作

(一) 操作原则

切割组织时首先将电切环置于需切除组织的远侧，移动电切环前先启动脚踏开关。当感觉到有切割作用后，再移动切割手柄，按需要切除的深度切入组织，由远及近移动电切环切除组织；

移动速度一般为 1cm/s。切忌在一处固定停留 1s 以上，否则热辐射可能导致子宫穿孔；

切割时应在电切环移入镜鞘后，再放开脚踏开关，才能将组织完全切除。切下的组织一般为条形，两头略薄，中央较厚，呈小舟状；

切割组织的厚度由电切环放置深度决定，其长度则根据电切环及镜鞘移动的距离而定。

(二) 切割方法

1. 顺行切除法

顺行切除法是最常用的切割手法。先将电切环推出镜鞘伸至远处，然后按照切除深浅及长短要求，由远及近做平行方向切割。

优点：操作方便，容易掌握；且操作时能够清楚看到电切环由远而近的切割过程，不易误切其他组织，操作安全。

2. 逆行切除法

与顺行切除法相反，电切时先将电切环放在需切除组织的近侧，切割时将电切环向远处倒推，到达需切除组织边缘时将其切下。较不顺手，且难以清楚观察到电切环向远处移动的距离，有可能将电切环推入子宫壁内，甚至引起穿孔等较严重并发症。建议初学者不要应用此方法。

逆行切除法仅适用于以下几种情况：①需切除组织较多，无法看清远处边界；②欲切除组织下界漂动，顺行切除困难；③电切后创面上某些残余组织，如连接于创面并漂动时，顺行切除有困难，可改为逆行切除。

3. 垂直切除法

将电切环由上而下的垂直切割,切割时,电切环的移动度较小,以镜鞘适当上下移动为主。此法多用于切除肿物蒂部。

4. 横行切除法

将电切环由左而右或由右而左的横行切割,切除时,电切环移动,镜鞘适当的做横向移动。此法用于切除子宫底部组织和子宫中隔。

(三) 电凝方法

电凝主要应用于止血。

1. 电切环电凝

用于点状喷射性血管出血。对准喷射出血点直接电凝,如无效,可能因电凝位置与血管走行方向不一致有关,可在出血点邻近部位电凝。

2. 滚球电极电凝

用于弥漫性出血。但局部产生片状焦痂,术后可能组织坏死脱落,引起继发出血。

注意若切除组织表面有粗大血管时,应先电凝,再切割组织。

(四) 切除组织重量计算

切除组织的重量通常较实际重量减轻,原因:①组织内血液、淋巴液、组织液的渗出、流出;②电凝、电切对组织细胞的烧灼作用,造成组织脱水、细胞萎缩。

通常按如下公式计算:组织实际重量 (g) =切除组织重量 (g) ×1.3

(五) 失血量计算

常用方法为 Desmonol 比色法,直接测量灌流液中的血红蛋白浓度 (%),再与患者原有血红蛋白浓度相比较,即可得出失血量。计算公式如下:

出血量(mL)=总灌流液量(mL)×测得血红蛋白(g)/

原有血红蛋白(g)×100

术中出血多少,主要决定于创面出血程度及切除时间长短。相关因素有:①操作者熟练程度:熟练者切除及止血均快,减少了出血。②切除量及切除时间：切除量越多，时间越长，出血越多。③应用电流种类：应用混合电流者出血少。④切割深度：深达子宫肌层5~6mm，伤及血管网则出血较多。⑤子宫肌层本身的病理变化：伴纤维化者出血少，伴炎性增生者血管增生，血运丰富，子宫肌肉收缩能力差，出血较多。

五、宫腔镜手术的护理

（一）术前护理

1．心理护理

向患者及家属仔细讲解治疗方案的相关知识及手术前后的注意事项，解除患者及家属的思想顾虑，使患者紧张的心情得到放松，主动配合治疗，达到预期目标。

2．皮肤准备

术前备皮、沐浴，取下首饰及义齿，更换清洁衣裤。备皮范围：上至耻骨联合上10cm，下到会阴部、肛门周围、腹股沟及大腿内侧上1/3。

3．胃肠道准备

术前6小时禁食水，给予辉力118mL肛入或0.1%肥皂水500~1000mL不保留灌肠，以免因硬膜外麻醉后造成呕吐使胃内容物反流引起窒息和因肛门松弛致粪便污染手术台。

4．阴道准备

术前晚，为患者阴道擦洗，并协助医师为患者放置宫颈扩张棒或给予米索前列醇肛入。

5．排空膀胱

术前无需留置导尿，但在进手术室前嘱患者排空膀胱。

（二）术中护理

将手术患者接进手术室后，严格执行查对制度，首先在上肢建立一条静脉通路，硬膜外麻醉后协助患者取膀胱截石位，与手术者配合将光源线、电极和摄像头等套上无菌套妥善固定并连接，防止脱落。将灭菌后宫腔镜手术器械根据手术所需的前后顺序，摆好在器械台上，以方便手术操作。手术过程中，密切监视仪器的正常运转情况，根据需要调节膨宫压力，一般维持在 100mmHg 以下，以宫腔膨胀视野清晰为准，尤应注意容器内应有足够的灌流液，随时补充，不能使灌流液流空，以免发生空气栓塞。准确记录宫腔灌注量和排出量，及时报告其差值。收集需活检的组织并存放于固定液中，贴好患者姓名及住院号后送检。

（三）术后护理

1. 生命体征的观察

患者返回病房时立即测量血压、脉搏、体温及呼吸，向麻醉师了解术中情况，每 15～30 分钟测量一次直至血压平稳后遵医嘱测量。

2. 体位

术后即去枕平卧 6 小时并头偏一侧，以免过早抬高头部致使脑脊液自穿刺处渗出至脊膜腔外，造成颅内压过低，牵张颅内静脉窦和脑膜等组织而引起头痛及呕吐物误吸窒息。

3. 观察排尿情况

早期督促、指导和协助患者排尿，确实排尿困难者可诱导排尿，必要时给予导尿。

4. 饮食护理

术后 6 小时可进流质饮食，次日根据肠蠕动恢复情况逐渐给予半流质、普通饮食。

5. 观察阴道出血

对手术创面大、出血多的患者，多在术后放置宫腔气囊导尿管，向气囊内注入生理盐水 8～10mL。起到压迫止血作用。术后要注意观察阴道出血情况，如有鲜血流出，应及时报告医师，遵医嘱给予处理。如无异常一般术后 24 小时撤掉宫腔气囊导尿管。

6. 疼痛的护理

术后患者可出现不同程度的疼痛，嘱患者行放松术多可自行缓解，若不能缓解者可给予镇痛剂。

7. 并发症的观察与护理

（1）出血

出血是宫腔镜手术最常见的并发症之一，出血量少时，只做一般护理不需特殊治疗。出血量多时用缩宫素对症输液处理，并为患者提供安静的环境，保持平卧、吸氧、保暖，严密观察生命体征及准确记录出入量。

（2）子宫穿孔

子宫穿孔多发生于子宫底部，术中给予对症处理。如穿孔部位损伤较大血管，严重者术后表现为烦躁不安、多汗、腹痛、血压下降，应立即通知医生，遵医嘱迅速静脉滴注缩宫素2OU和地塞米松10mg，并给予进一步治疗。

（3）心脑综合征

主要由于扩张宫颈和膨宫导致迷走神经张力增加所致，表现为恶心呕吐、心率减缓、血压下降、面色苍白，甚至休克。术前用米索前列醇使宫颈易软化、易扩张，术中必要时给麻醉药，都可预防并发症的发生。若症状发生时应立即采取平卧位，叮嘱患者放松并深呼吸多能缓解，必要时给予氧气吸入，静脉输液及皮下注射阿托品0.5mg等处理。

（4）空气栓塞

空气栓塞是宫腔镜手术中罕见但致命的并发症，致死率高达70%以上。开放的静脉暴露、外界空气的压力高于静脉的压力即可发生空气栓塞。故术中应加强巡视，及时更换液体，容器保持足够的灌流液，避免患者头低臀高位，这些措施都可以避免空气栓塞的发生。一旦发生空气栓塞应立即左侧卧位并抬高右肩，加压给氧，静推地塞米松5～10mg，给予解痉扩血管药、强心利尿剂，并注入大量生理盐水促进血液循环，长针穿刺右心室抽出气体，急救后转入高压氧舱复苏治疗。

（5）水中毒

水中毒是膨宫液过大、水超量吸收所致。水中毒早期以胸闷、烦躁不安为主。疑有水中毒时，应遵医嘱静脉滴注利尿剂或小量高渗盐水，并限制液体量，监测血清Na+浓度及生命体征。

（6）预防感染

掌握宫腔镜诊治术的适应证和禁忌证，选择好的手术时机，一般在月经干净后3～7天内进行，术前彻底的阴道准备及器械的严格消毒，术中严格执行无菌操作规程，术后有针对性地给予抗生素治疗，保持会阴清洁，及时更换会阴垫，可避免引起感染。

（四）出院指导

患者保持会阴部清洁，勤换内裤。患者术后 1 个月内禁止性生活、盆浴。指导患者一个月后门诊复查。

第六节　宫腔镜手术并发症防治

宫腔镜手术并发症虽少，但一旦发生后果很严重。其主要并发症有子宫穿孔、TURP 综合征、出血、感染等。医生进行宫腔镜手术时，必须充分了解各种并发症的发生原因、识别方法及其防治。

一、子宫穿孔

子宫穿孔是宫腔镜手术最常见的并发症。有学者统计近 15 年文献报道，其平均发生率为 1.22%。如未能及时发现，常规器械或带有电能、激光的器械通过穿孔的子宫，可能造成邻近脏器损伤；导致腹膜炎、瘘管、大出血、空气栓塞等致命并发症。

（一）发生子宫穿孔原因

1. 术者经验

多数穿孔发生在开展手术的初始阶段。随着操作技术的熟练及手术经验的积累，子宫穿孔的发生率会逐渐降低。

2. 解剖学部位

穿孔多发生于宫底角部、峡部等，此处肌壁较薄，也是手术操作最难的部位。

3. 作用电极

常用的电极及激光均可发生穿孔损伤。在狭小的宫腔内使用长杆带电器械、激光光柱，需要眼、脑、手、脚协调配合，否则极易发生热损伤。

4. 手术种类

TCRA、TCRS 较 TCRM、TCRE、TCRP 更易发生子宫穿孔，因而术中应严密监护防范。

5. 既往有子宫创伤史

(二) 子宫穿孔的识别

B 超监护下见子宫周围有游离液体，或突然见大量灌流液涌入腹腔；

宫腔镜下见到腹膜、肠管、网膜等脏器，尤其是有腹腔镜经验者较易识别；

腹腔镜监护下见子宫浆膜层透亮，起水疱，或见出血、血肿、穿孔创面；

患者情况突然恶化，出现心率加速、血压下降，B 超见腹腔内大量游离液体；

腹腔渐进性膨胀。

(三) 子宫穿孔的处理

首先查找穿孔部位，决定处理方案。

子宫底部肌肉肥厚，血管相对较少，如出血少，可给予缩宫素及抗生素，密切观察；

子宫侧壁及峡部穿孔易伤及子宫血管，引起大量失血，甚至休克，应立即开腹探查；

穿孔情况不明者，应腹腔镜探查，即使全身情况正常也应进行，以明确是否出血及其来源。穿孔处出血可腹腔镜下双极电凝止血，破孔较大者应缝合。

(四) 子宫穿孔的预防

B 超和（或）腹腔镜监护 B 超监护时，电切或汽化的高热使其基底肌肉组织受热脱水，形成强回声，当强回声达浆膜层时，提示继续在此处切割，将发生子宫穿孔。腹腔镜监护时见浆膜面透亮，起水疱，或子宫局部透光增强，均提示子宫即将穿孔；

手术操作中注意视野不清一定不能通电，切割时掌握好深度。使用滚球电极必须滚动，局部停留不应超过 1 秒钟。

子宫穿孔致周围脏器损伤：以肠损伤最常见，占子宫穿孔的 2.25％，多为结肠及直肠。膀胱损伤及大血管损伤偶有发生。

二、TURP 综合征

即经尿道电切前列腺（TURP）综合征。

(一) 发生原因

由于行单极宫腔镜电切时体内吸收大量非电解质灌流介质后引起的一系列症状及体征。发生率 0.04％～3％。

(二) 临床表现

患者首先表现为心率缓慢，血压升高，继而出现血压降低、恶心、呕吐、头痛、视物模糊、焦虑不安、精神紊乱、昏睡等。这些症状是由于血容量增加，稀释性低钠血症及血浆渗透压降低所致。如诊断、治疗不及时，还可能出现抽搐、心血管功能衰竭甚至死亡。根据其发生的程度可分为轻、中、重三度。

1. 轻度

血钠离子浓度在 130～137mmol/L，细胞内外液均为低张性，患者出现疲倦感，头晕、头痛，反应迟钝，不思饮食。

2. 中度

血钠离子浓度在 120～130mmol/L，上述症状较为严重，并出现恶心、呕吐、皮肤松弛、反射降低、血压下降。

3. 重度

血清钠离子浓度在 120mmol/L 以下，恶心、呕吐加剧，精神恍惚，神志淡漠，最后发生昏迷。临床表现为肌肉张力缺乏，反射消失，脉搏弱，血压下降，甚至休克。

(三) 治疗

原则：利尿、处理急性左心衰、肺水肿、脑水肿、纠正低血钾及低血钠。

术后血钠离子浓度在 130～140mmol/L，不需要治疗；

术后血钠离子浓度下降至 120～130mmol/L，静脉给予呋塞米 10～20mg，并限制液体入量。仔细记录液体进出量，每 4 小时监测血钠离子浓度，直到超过 130mmol/L 为止；

血钠离子浓度低于 120mmol/L，需要高渗盐水治疗，并密切监护；

对于出现明显脑病症状的患者，不管血钠离子浓度如何，均应给予高渗盐水治疗；

高渗盐水治疗：首量为总量 1/3，一般 5%氯化钠溶液 200～300mL，再根据病情决定余量补充。

补钠量计算：

所需钠量（mmol）＝（142－测得血钠值）×52%×体重（kg）

所需 5%氯化钠量（mL）＝所需补钠量/0.85

所需钠盐（g）＝所需补钠量/17

补充高渗盐水时注意以下几点：①开始先给予总量的 1/3 或 1/2，再根据神志、血压、心率、肺部体征及血清钠、钾、氯变化决定余量补充。②在低钠血症时，切忌大量补液然后再补钠。因大量补液后使血钠进一步降低，使更多水分白细胞外进入细胞内，细胞肿胀加重。③滴注高渗盐水易刺激局部静脉内膜，引起静脉血栓形成，因而输液局部热敷有助于预防血栓性静脉炎。

（四）预防

术前宫颈及子宫内膜、子宫肌瘤的预处理有助于缩短手术时间，减少灌流液回吸收；

在视野清晰的前提下，尽量采取低压灌流；

避免切除过多的子宫肌层组织，宫腔压力应控制在 100mmHg 以下，不能超过平均动脉压水平，手术时间不应超过 1 小时；

严密监测灌流液差值，如差值达 1000～2000mL 应尽快结束手术，＞2000mL 应立即停止手术。检测血中电解质浓度。

三、术中及术后出血

宫腔镜手术出血并发症分为术中、术后近期及术后远期出血。国外文献报道，宫腔镜术中、术后出血发生率为 0.25%～0.61%。子宫肌瘤尤其是壁间内突肌瘤出血发生率可达 2%～4%。

(一) 术中出血

1. 原因

第一，子宫肌层切割过深，损伤了肌层血管，引起较多量出血。相比 TCRE，TCRM 术中出血的机会大大增加。尤其是肌瘤较大、位置较深者，易损伤较大血管，引起出血。

第二，另一潜在出血的部位是宫颈管。如侧壁切割过深，可能伤及子宫动脉下行支，引起大量出血。

2. 防治

主要是避免术中子宫肌层切割过深。子宫肌层富含血管，其血管层位于黏膜下 5～6mm，约在子宫肌壁内 1/3 处。如切割达血管层可导致大量出血，且不易控制；

对于术中的明显出血点，使用电切环、滚球电极电凝即可有效止血；

如为肌瘤出血，可围绕假包膜电凝血管。也可增加灌流压力协助止血，但注意可能增加 TURP 危险；

手术结束前降低宫内压，寻找出血点，有搏动性的动脉出血必须确切止血。对于范围较大渗血可采用宫腔放置球囊压迫止血。具体方法：20 号氟利尿管，剪去前端，置入宫腔后向球囊内缓慢推注生理盐水 10～30mL，推注盐水量以观察尿管引流情况为准，流血停止即可，避免压力过大造成子宫内膜坏死。术后观察 6～8 小时如无出血，可逐渐抽取盐水至拔除压迫球囊。每次抽取 5mL，观察半小时仍无出血，继续减量。一般留置不超过 24 小时。需同时应用抗生素预防感染。

（二）术后近期出血

1. 原因

指术后 1 周内的出血。因手术结束后宫腔压力下降，几乎所有宫腔镜手术后都会有少量出血。若出血较多，可能与以下情况有关：①术中止血不彻底，宫腔压力高时小血管壁被压迫术中小血管已止血，但压力减低后，血管再次开放出血；③术后宫缩乏力，导致整个创面弥漫性渗血。

2. 预防

如手术结束时出血持续较多，应及时采取止血措施。

少量出血时纱布压迫即可止血，如手术部位广泛出血可宫腔压迫球囊止血；

垂体后叶素稀释液宫颈注射亦可促进子宫收缩止血；

使用浸有垂体后叶素的棉纱宫内填塞止血；

米索前列醇可有效增强子宫收缩，促进止血；

如以上方法均无效，可考虑子宫动脉栓塞，甚至子宫切除。

（三）术后远期出血

术后 1 周发生大量出血，除需要宫腔压迫球囊外，还要缝合宫颈外口才能止血。同时给予雌激素、抗生素，促进子宫内膜修复，预防感染。上述情况较少见。

四、感染

宫腔镜手术后感染发生率低，文献报道为 $0.01\% \sim 2\%$。

（一）发生原因

术后感染与操作器械消毒情况、患者有无生殖系统感染、机体抵抗力及预防性应用抗生素等诸多因素有关。其感染绝大多数为阴道内寄生的潜在病原菌所致的内源性感染。一般为多种细菌混合感染。主要致病菌为需氧的大肠埃希菌和链球菌，厌氧的消化链球菌、消化球菌及脆弱类杆菌，厌氧菌常为盆腔深部感染的主要致病菌。

（二）临床表现

其临床表现为体温升高，下腹疼痛，严重者可出现腹膜刺激症状。还可伴有阴道血性或液性分泌物，多有腥臭异味。

（三）预防

宫腔镜手术感染的预防措施是预防性使用抗生素，严格器械消毒，严格无菌操作，对于合并贫血、糖尿病、营养不良者及抵抗力弱的老年人，应积极对症处理，改善患者机体状况。

五、静脉空气栓塞

静脉空气栓塞（VAB）：是空气进入了静脉系统，是手术中严重、罕见且致命的并发症。因有些空气栓塞可能无症状，故确切的发生率很难估计。

（一）发生原因

引起 VAB 的气体可能来源于膨宫的 CO_2、注水管中的空气、手术中组织汽化所产生的气泡，以及宫腔压力突然增加和减少形成宫腔负压。分别于手术刚开始时和手术结束前后发生。

（二）临床表现

气栓发生后引起肺动脉高压、缺氧、肺水肿甚至呼吸窘迫综合征。其直接死亡原因是脑缺氧、呼吸衰竭、循环衰竭。临床最早表现呼吸末 CO_2 分压下降，患者表现为胸闷、憋气、呛咳、发绀，监测生命体征出现心动过缓，血氧饱和度下降，心前区闻及大量水泡音，血压下降等。

（三）处理

诊断空气栓塞最敏感的方法是心前区多普勒超声监测。一旦发生空气栓塞，应立即停止手术，防止气体继续进入，患者转为左侧卧位，正压给氧、心脏按压。放置中心静脉压导管，尽可能将气体抽出，快速静脉输液。地塞米松 5～10mg 静推，强心利尿治疗。如有条件可转为高压氧复苏。

（四）预防

预防空气栓塞的方法是应避免头低臀高位，尤其是宫腔镜、腹腔镜联合检查或手术时；小心扩张宫颈管，避免损伤。宫颈扩张后应避免宫颈暴露于空气中。放置宫腔镜前最后一支扩张棒应留在宫颈管内，防止气体进入宫腔。还应注意宫腔镜插入前应排净镜管及膨宫、灌流系统连接管内的所有气泡。宫腔镜检查和手术过程中，尽量减少宫腔镜进出宫腔次数，尤其在 TCRM 时。

六、宫腔粘连

宫腔粘连是指各种因素造成子宫内膜破坏，导致子宫肌壁互相粘连而出现的一系列临床症状。据统计，宫腔粘连的患者中 95％以上有宫腔手术操作史，在宫腔镜手术患者中，宫腔粘连发生率 1％～5％。

（一）发生原因

其发生原因与宫腔镜手术的方式及类型有关，子宫内膜切除、多发性黏膜下肌瘤切除及子宫中隔切除术后较多的子宫肌层裸露易导致宫腔粘连。临床观察还发现环形电极切除子宫内膜术后宫腔粘连发生率低，而激光烧灼内膜后宫腔粘连发生率高。具体机制尚需进一步研究。

（二）临床表现

其临床表现为术后 3 个月左右出现周期性下腹痛，可伴有少量阴道出血。根据患者病史、症状及 B 超、宫腔镜检查即可做出宫腔粘连诊断。

（三）预防

对可能发生宫腔粘连的患者，手术结束时直接放置宫内节育器及术后人工周期治疗等。

七、子宫内膜切除术后妊娠

虽然罕见，但仍有可能。

（一）发生原因

子宫内膜具有惊人的再生能力，尤其是子宫角部，因其解剖学形态内陷，组织结构肌层薄，手术操作难度大，此处内膜往往去除不够彻底，残存内膜再生，则有妊娠可能。

（二）临床表现

TCRE 后妊娠易发生胎盘种植、异位妊娠、人工流产困难等并发症，因此医患双方应对术后无月经、淋漓出血、腹痛等症状提高警惕，定期随访。

八、子宫内膜去除－输卵管绝育后综合征（PASS）

子宫内膜去除－输卵管绝育后综合征（PASS）是 TCRE 晚期并发症。

（一）发生原因

系 TCRE 后宫腔内残存有功能的内膜或日后再生内膜仍有周期性出血，宫腔瘢痕形成或扭曲导致月经血排出受阻，在输卵管远端阻塞时，经血逆流引起输卵管积血所致。

（二）临床表现

术后出现周期性一侧或两侧腹痛，可能合并阴道点滴出血，其疼痛程度与近端输卵管长度、残存子宫内膜面积及出血量有关。

（三）治疗

腹腔镜手术切除。

第七节　不孕症的宫腔镜、腹腔镜联合诊治

一、不孕症的概述

不孕症是指一对有正常性生活的配偶，未经避孕在两年后仍未妊

娠。世界卫生组织将不孕症的时间定义为 1 年。根据女方既往是否有妊娠经历，分为原发性不孕和继发性不孕。与不孕症相关的另一个常见概念为不育症，其除了涵盖不孕的意义外，还包括有妊娠史，但反复胎儿丢失，不能获得正常分娩的患者。评价不孕症患者受孕能力的一个概念是受孕力，指一对配偶在一段特定时间内受孕的可能性，通常的特定时间是指一个月。

根据世界卫生组织估计全球有 6 千万～8 千万对配偶（夫妇）罹患不育症，发达国家发病率为 8.4%～21%，发展中国家为 10%～30%。盆腔因素是导致女性不孕的主要原因，包括输卵管不通畅或功能不良、生殖道（子宫）畸形、子宫肿瘤、子宫内膜异位症等，约占不孕症人群的 40%，而输卵管疾病则是其中最常见的因素，约占女性不孕的 25%～30%。此外，尚有约 10% 患者为不明原因不孕，需经过腹腔镜检查方能明确。对不孕症患者进行腹腔镜诊疗需要对不同的患者选择相应的个体化治疗方案，以有利于及时妊娠为原则，又需兼顾对合并症的治疗，本章内容重点讲述对输卵管性不孕症的宫腔镜、腹腔镜诊疗，其他疾病引发的不孕症，则分别在相应章节中逐一介绍。

影响输卵管功能的病变按照部位大体可以分为输卵管周围粘连、输卵管近端梗阻、输卵管中部梗阻及远端阻塞。远端阻塞的输卵管，可以形成程度不等的输卵管积水。一般来说，只有患轻度输卵管伞端病变的年轻妇女可以选用输卵管伞端造口整形术，而输卵管病变严重或年龄较大的妇女则适合行体外受精助孕。对输卵管积水患者，根据手术中探查结果，以盆腔粘连程度、性质、输卵管壶腹部直径、输卵管黏膜损伤情况以及输卵管壁厚度作为评价手术效果的关键因素，对伞端病变较轻的患者，如有可能则行输卵管整形术或者造口术以期自然妊娠。手术可经腹施行，亦可经腹腔镜施行，后者创伤小，恢复快，住院时间短，已为大多数医师和患者所接受。至于输卵管病变较重、年龄较大、卵巢功能衰退或男精液异常的患者，不宜施行输卵管整形术。

二、宫腔镜、腹腔镜联合诊治

宫腔镜、腹腔镜联合诊治可以全面了解不孕症患者的盆腔及宫腔情况。目前，宫腔镜、腹腔镜联合诊断输卵管通畅度已经成为了解输卵管功能的金标准。对不孕症夫妇进行一般检查及相关实验室检查，排除男性不育、内分泌疾病、免疫因素及遗传因素等原因导致的不孕症后，具备下述适应证者，需行宫腔镜、腹腔镜联合诊治。

（一）适应证与禁忌证

1. 适应证

子宫输卵管造影结果无明显异常但历经 6～9 个月仍未妊娠者；子宫输卵管造影提示输卵管远端粘连，而输卵管形态尚正常者；子宫输卵管造影提示盆腔粘连者；超声提示宫腔内病变（黏膜下肌瘤、内膜息肉等），同时需要了解输卵管功能者；怀疑输卵管阻塞需要行宫腔镜输卵管插管通液或者疏通者；怀疑输卵管积水行手术治疗同时需要了解宫腔内环境者；复发性自然流产或者不孕可疑子宫畸形；复杂宫腔镜手术的腹腔镜监护。

2. 禁忌证

盆腹腔严重粘连，影响人工气腹的形成和腹腔镜置入者；全身合并症不能耐受腹腔镜手术者；大的腹疝及膈疝；宫颈瘢痕，不能充分扩张者；子宫屈度过大，宫腔镜不能进入宫底者；生殖道感染的急性期；多量子宫出血；近期子宫穿孔者；巨大宫颈肌瘤；生殖道结核，未经抗结核治疗者；宫颈浸润癌。

（二）手术准备

1. 术前准备

妇科检查；

月经干净后 5 天内为宜。不规则出血的患者在止血后任何时间。

2. 术中准备

麻醉：气管内全身麻醉或者硬膜外麻醉。

体位：膀胱截石位。

腹壁穿刺点：脐部腹腔镜放置孔穿刺点。

必备的器械和材料：预防粘连的 Interceed。

（三）手术操作与技巧

1. 先行宫腔镜检查

扩张宫颈至镜体能进入宫腔为宜；

打开光源，注入膨宫液，膨宫压力为 10 ～ 15kPa（70 ～ 110mmHg），插入镜体。检查过程膨宫压力不能太高，以免刺激子宫收缩影响观察，镜体尽量不碰子宫壁，以免出血；

观察：先检查宫腔底和前、后、左、右壁，再检查子宫角了解子宫内膜性状及输卵管开口，最后缓慢退出镜体。观察宫颈内口和宫颈管。

镜检完毕，根据宫内病变做相应的治疗与手术。若需了解输卵管功能，常规宫腔内放置子宫通液管，以备腹腔镜下输卵管通液用。

2. 宫腔镜检查结束后，常规气腹下腹腔镜检查

采取头低臀高位，暴露盆腔各部位；

依次检查子宫、子宫直肠陷凹、卵巢、输卵管及盆腔腹膜；

发现盆腔粘连者行粘连分解，使子宫、输卵管、卵巢等脏器恢复正常解剖位置；子宫内膜异位症者行卵巢巧克力囊肿剥除、病灶电灼、粘连松解术；输卵管周围粘连、伞端狭窄闭锁、积水者行粘连松解、造口术或切除术；盆腔占位者根据其大小、位置进行相应的手术治疗；

对子宫输卵管造影或术中诊断为单侧或双侧输卵管间质部以及近端梗阻的不孕症患者，可行腹腔镜监护下经宫腔镜输卵管插管通液。将输卵管导管插入患侧输卵管开口，进入输卵管间质部 1～1.5cm，注入庆大霉素 8 万 U，地塞米松 10mg，生理盐水 30mL，r 糜蛋白酶 4000U，腹腔镜下见液体自输卵管伞端流出且无阻力者为通畅，反之为输卵管梗阻，对间质部或者近端梗阻者，行插管疏通术，在宫腔镜下将带导丝的导管（直径为 0.97mm）插入一侧输卵管开口，遇阻力后将管内导丝缓慢向前、后移动，腹腔镜下辅助调整输卵管位置，协调疏通输卵管，一

且导丝通过梗阻部位，再经导管注入庆大霉素 8 万 U，地塞米松 10mg，生理盐水 30mL，α－糜蛋白酶 4000U，无阻力者为疏通。对输卵管伞端闭锁者，经宫腔镜插管通液使封闭的伞端及壶腹部膨胀，剪开其最薄处并见液体流出，尽量外翻造口的内膜；

术毕在腹腔镜监护下再行输卵管通液，对手术效果进行进一步评估。输卵管周围粘连分离后以及输卵管造口术后，可将输卵管包裹预防粘连。

（四）并发症

1. 腹腔镜手术并发症

人工气腹并发症：腹膜外注气、纵隔气肿、气胸、大网膜气肿、穿入空腔脏器、血管损伤、气栓、肝脾穿刺伤等。

穿刺针损伤：腹壁血管损伤、腹腔内血管损伤、空腔脏器损伤等。

腹腔镜电手术损伤：作用电极直接损伤、电流分流损伤；直接耦合；电容耦合；发散电极烧伤。

腹腔镜手术操作有关的并发症：出血、胃肠道损伤、泌尿道损伤或感染。

其他并发症：与麻醉有关的并发症、肩痛、切口疝、体位不适当造成的软组织、血管及神经损伤。

2. 宫腔镜操作可能发生下列并发症

感染：宫内感染可来源于上行感染，激活了慢性子宫内膜炎或输卵管炎，术时感染蔓延于腹腔等，出现发热及腹痛，抗生素治疗有效。器械污染可感染 AIDS 或 B 型肝炎。

脏器损伤：少见，来源于操作错误，可致宫颈裂伤、子宫穿孔，常引起出血，有时需停止检查。输卵管破裂极罕见，应用调压装置，随时控制宫内压力，可避免发生此症。

输卵管破裂：插管疏通所用导丝顶端由铂丝制成，较柔软，输卵管破裂的可能性很小。联合应用宫腔镜与腹腔镜可避免输卵管破裂。

三、腹腔镜输卵管造口术

(一) 适应证与禁忌证

1. 适应证

积水输卵管体积较小；输卵管周围没有粘连或粘连较小；输卵管黏膜正常；输卵管壁正常或薄；输卵管伞端病变范围较小。

2. 禁忌证

盆腹腔严重粘连，影响人工气腹的形成和腹腔镜置入者；年龄大于43 岁；基础 FSH 大于 15U/L；全身合并症不能耐受腹腔镜手术者；丈夫精液检查严重异常者；女方染色体异常或有其他不适合妊娠的合并症者；输卵管病变严重，伞端黏膜完全或大部分破坏。

(二) 手术准备

1. 术前准备、术中准备

同"宫腔镜、腹腔镜联合诊治"。

2. 术后处理

术后第 3 天再行输卵管通液。

(三) 手术操作与技巧

游离输卵管：腹腔镜下分离输卵管周围粘连，将输卵管从子宫壁、肠管、卵巢等部位分离，使其恢复正常走行，分离过程有出血可行电凝止血。

子宫通液：宫腔内放置子宫通液管，游离输卵管成功后，腹腔镜直视下经宫腔注入美蓝液体使之积聚在闭锁漏斗部而膨胀，以利于辨别膨胀伞端最薄弱处。

分离输卵管伞端：腹腔镜下观察膨胀伞端，对伞端有小口漏出美蓝者，可判断为输卵管伞口不完全闭锁，以弯分离钳伸入至管腔内扩张伞口，并将输卵管伞口部管壁剪开使之呈花瓣状；对于伞口完全闭锁形成盲端者，观察隐约显示蓝颜色处即为伞端触手粘连最薄弱之处，以无损伤抓钳钝性剥离和扩张将其撑开，或以剪刀剪开，使伞口外翻呈花瓣状，充分暴露其黏膜组织。点状电凝成形的漏斗部浆膜层，使浆膜收缩，伞口外翻呈"喇叭"状，减少日后复发机会。对于输卵管壶腹部梗阻并积水的患者，经宫腔注入美蓝液后，确定梗阻的最远部位，沿输卵管纵轴管壁做 2~3cm 电凝带，沿电凝带剪开，使之外翻，充分暴露其黏膜组织。

止血：出血多发生在输卵管切缘，应用双极电凝进行点状止血。避免过度电凝导致的输卵管管壁组织凝固破坏，造成输卵管功能丧失。

造口完毕后在腹腔镜直视下再行美蓝通液，观察输卵管通畅情况。

放置引流管：盆腔粘连重、组织充血水肿明显者应放置引流管。手术野干净，盆腔炎症反应轻者可不放置引流管。

预防粘连：输卵管周围粘连重、组织充血水肿明显者，分离粘连后，可用 Interceed 将输卵管包裹预防粘连。

（四）注意事项

选择适当的病例，根据输卵管积水的部位、大小、黏膜病变程度、输卵管管壁厚度及卵巢功能等情况决定是否行输卵管造口术；

造口前需要行子宫美蓝通液术，利于辨别伞端粘连最薄弱之处；

充分分离输卵管周围粘连，使之恢复正常的解剖位置，并恢复与卵巢之间正常的对位关系；

壶腹部造口处管壁较厚，应予以缝合使其外翻，保持管腔开放状态，有利于提高妊娠率；

术后行输卵管通液术，利于保持输卵管通畅。

四、腹腔镜抽芯法输卵管切除术

（一）概述

体外受精和胚胎移植（IVF－ET）是输卵管性不孕患者的最终选择。目前认为，输卵管积水未经处理行 IVF－ET 将影响其治疗效果。主要原因是，由于输卵管积水腔内的上皮细胞分泌的液体对胚胎产生的毒性作用，影响其发育，降低了胚胎植入率及妊娠率，增加了流产率；或者是积水输卵管内的液体宫腔反流，对胚胎的机械冲刷作用，影响胚胎的种植，等等。所以对于输卵管积水的患者，在行 IVF-ET 治疗前选择合适的治疗方案是非常重要的。到目前为止，IVF-ET 前输卵管积水的处理方式有输卵管切除术、输卵管造口术、输卵管近端结扎术、输卵管近端堵塞术、超声引导下输卵管积水穿刺术等，各种术式均能不同程度地提高 IVF-ET 临床妊娠率、种植率。但有报道认为，传统的输卵管切除术可能破坏同侧输卵管系膜间的血管及神经，影响卵巢血供及卵泡发育，使获卵数减少；

输卵管造口术后容易复发，导致治疗失败或重复手术；输卵管近端结扎术可能使积水潴留于输卵管腔内形成较大输卵管囊肿导致扭转，亦可能因输卵管囊肿压迫同侧系膜血管导致卵巢血运受损，获卵数目减少；输卵管近端堵塞术则需要特殊的器械与材料，且栓堵材料长时间遗留于人体有潜在危害，同时输卵管近端堵塞后同样可使积水潴留于输卵管腔内形成较大输卵管囊肿导致扭转，亦可能因输卵管囊肿压迫同侧系膜血管导致卵巢血运受损，获卵数目减少；超声引导下输卵管积水穿刺术，具有损伤少、操作方便、患者接受性好等优点，但是这种治疗只是对症治疗，积水极易复发。

为探讨一种治疗方式，既能解决输卵管积水，又能最大程度的保留卵巢的血液供给而不影响卵巢的功能，我院尝试了一种新的输卵管切除方法——腹腔镜下抽芯法输卵管切除术。

（二）适应证与禁忌证

1. 适应证

有阴道排液等临床症状的严重的输卵管积水并需要行 IVF-ET 的患者；输卵管积水病变存在导致反复 IVF-ET 失败的患者；应用于其他疾病需要切除输卵管的患者，以保证卵巢血供的维系，减缓卵巢功能衰竭，减轻或延缓围绝经期症状。

2. 禁忌证

盆腹腔严重粘连，影响人工气腹的形成和腹腔镜置入者；全身合并症不能耐受腹腔镜手术者。

（三）手术准备

同本章"宫腔镜、腹腔镜联合诊治"。

(四) 手术操作与技巧

腹腔镜下抽芯法输卵管切除术的手术范围较传统切除明显缩小。

1. 手术步骤

分离输卵管浆膜层：腹腔镜下向输卵管的浆膜层下注入生理盐水，使输卵管的浆膜层与输卵管组织充分分离。

暴露输卵管组织：自输卵管近宫角部向远端单极电凝切开包绕输卵管之浆膜层，暴露输卵管组织。

切断输卵管动脉的分支：钝性分离输卵管组织周围浆膜层及系膜组织，暴露输卵管动脉，贴近输卵管组织，以双极电凝并锐性离断、切断输卵管动脉的分支。

切除输卵管：充分游离输卵管后，于其近宫角部剪断，双极电凝残端。

电凝或缝合输卵管系膜出血点。

2. 手术技巧

输卵管系膜内的子宫动脉输卵管支、卵巢支动脉、静脉与子宫及卵巢的动静脉相连，手术时应尽量保留输卵管系膜，以免损伤子宫动脉的卵巢支，从而影响卵巢血供。手术中尽量采用缝合止血、双极电凝止血，避免用单极电凝止血。切除输卵管的部位距离子宫角部不要太近，避免形成子宫腹膜瘘，减少术后宫外孕发生的几率。

第四章 生殖系统炎症

第一节 外阴及阴道炎症

外阴及阴道炎症是妇科最常见疾病之一。外阴暴露于外，外阴阴道又毗邻尿道、肛门，易受阴道分泌物、经血、尿液和粪便刺激，局部比较潮湿，同时生育年龄妇女性生活频度增加，容易受到损伤及外界微生物感染。幼女及绝经后妇女阴道上皮菲薄，局部抵抗力低，易受感染。

正常健康妇女，由于解剖学及生物化学特点，阴道对病原体的入侵有自然防御功能。近年的研究认为，阴道微生态体系与女性生殖系统正常生理功能的维持和各种炎症的发生、发展，以及治疗转归均直接相关。当阴道的自然防御功能遭到破坏，则病原体易于侵入，导致阴道炎症。

外阴及阴道炎临床上以白带的性状发生改变以及外阴瘙痒为主要临床特点，性交痛也较常见，感染累及尿道时，可有尿痛、尿急、尿频等症状。

一、特异性外阴炎

由一般化脓性细菌引起的外阴炎称为非特异性外阴炎，多为混合型细菌感染，常见病原菌有金黄色葡萄球菌、乙型溶血性链球菌、大肠杆菌、变形杆菌、厌氧菌等。

(一) 单免性外阴炎

1. 病因

常见的致病菌为大肠杆菌。当宫颈或阴道炎症时，阴道分泌物流出刺激外阴可致外阴炎；经常受到经血、阴道分泌物、尿液、粪便刺激，如不注意保持外阴皮肤清洁容易引起外阴炎，其次糖尿病患者尿糖刺激、粪瘘患者粪便刺激，以及尿瘘患者尿液长期浸渍，也易导致外阴炎。此外，不透气的尼龙内裤、经期使用卫生巾导致局部透气性差，局部潮湿，均可引起。

2．临床表现

炎症多发生在小阴唇内、外侧或大阴唇甚至整个外阴部。急性期主要表现外阴皮肤黏膜瘙痒、疼痛、烧灼感，在活动、性交、排尿、排便时加重。妇科检查可见外阴充血、肿胀、糜烂，常见抓痕，严重者可形成溃疡或湿疹。慢性炎症可使皮肤增厚、粗糙、皲裂，甚至苔藓样变。

3．诊断

①症状询问：医生会询问患者有关外阴炎的症状和发病情况。常见症状包括外阴瘙痒、疼痛、灼热感、红肿、分泌物增多等。②外阴检查：医生会进行外阴的体格检查，观察外阴部是否有炎症症状，如红肿、溃疡、糜烂等。③实验室检查：为了确定单免性外阴炎的病因，医生可能会进行实验室检查，如细菌培养、真菌检查、病毒检测等。这些检查可以帮助医生确定炎症的原因，并排除其他潜在的感染。④病史：医生会询问患者的个人病史、性生活史、用药史等，以了解潜在的感染风险因素和暴露史。

4．治疗

治疗原则为：保持外阴局部清洁、干燥；局部可使用抗生素；重视消除病因。

（1）急性期避免性交，停用引起外阴皮肤刺激的药物，保持外阴清洁、干燥。

（2）局部治疗：可应用0.1%聚维酮碘液或1：5000高锰酸钾溶液坐浴，每日2次，每次15～30min。坐浴后局部涂抗生素软膏或紫草油。也可选用中药水煎熏洗外阴部，每日1～2次。

（3）病因治疗：积极治疗宫颈炎、阴道炎，如发现糖尿病、尿瘘、粪瘘应及时治疗。

(二)外阴毛囊炎

1. 病因

外阴毛囊炎为细菌侵犯毛囊及其所属皮脂腺引起的急性化脓性感染。常见致病菌为金黄色葡萄球菌、表皮葡萄球菌及白色葡萄球菌。多见于外阴皮肤摩擦受损或手术前备皮后，外阴局部不洁或肥胖表皮摩擦受损可诱发此病。

2. 临床表现

阴道皮肤毛囊口周围红肿、疼痛，毛囊口可见白色脓头，中央有毛发通过。脓头逐渐增大呈锥状脓疱，相邻的多个小脓疱融合成大脓疱，严重者伴外阴充血、水肿及明显疼痛。数日后结节中央组织坏死变软，出现黄色小脓栓，再过数日脓栓脱落，脓液排出，炎症逐渐消退，但常反复发作，可变成痂病。

3. 诊断

外阴毛囊炎常常是由细菌感染引起的，主要是因为细菌进入毛囊并引起炎症。常见的细菌感染包括葡萄球菌、链球菌等。一些因素可能增加患外阴毛囊炎的风险，如毛囊受损、过度清洁、紧身衣物、热湿环境等。

根据实验室检查和体格检查的结果，医生可以确定外阴毛囊炎的病因，并制定相应的治疗方案。一般情况下，外阴毛囊炎可以通过抗生素治疗，如局部外用抗生素药膏或口服抗生素。同时，保持外阴部清洁、干燥，避免过度清洁和过度摩擦，穿着宽松透气的内裤也有助于减轻症状。

如果发现外阴部有异常症状，建议及时就医，由专业医生进行诊断和治疗。自行用药可能不适当或延误治疗。

4. 治疗

保持外阴清洁、干燥，勤换内裤，勤洗外阴。

局部治疗：病变早期可用0.1%聚维酮碘液或1：5000高锰酸钾溶

液坐浴。已有脓包形成者，可消毒后针刺挑破，脓液流出，局部涂上抗生素软膏。

全身治疗：病变较广泛时，可口服头孢类或大环内酯类抗生素。

二、前庭大腺炎

前庭大腺炎是前庭大腺的炎症，生育年龄妇女多见。前庭大腺位于两侧大阴唇下 1/3 深部，其直径为 0.5～1.0cm，它们的腺管长 1.5～2.0cm，腺体开口位于小阴唇内侧近处女膜处。由于解剖位置的特殊性，在性交、分娩等情况下，病原体易侵入引起前庭大腺炎。

（一）病因

主要致病菌有葡萄球菌、大肠杆菌、链球菌、肠球菌、淋球菌及厌氧菌等，近年来，随着性传播疾病发病率增加，淋球菌、沙眼衣原体所致前庭大腺炎有明显增高趋势。常为混合感染。

（二）临床表现

前庭大腺炎可分为三种类型：前庭大腺导管炎、前庭大腺脓肿和前庭大腺囊肿。炎症多为一侧。

1. 前庭大腺导管炎

初期感染阶段多为导管炎，表现为局部红肿、疼痛及性交痛。行走不便，检查可见患侧前庭大腺开口处呈白色小点，有明显触痛。

2. 前庭大腺脓肿

导管开口处闭塞，脓性分泌物不能排出，细菌在腺体内大量繁殖，积聚于导管及腺体中，逐渐扩大形成前庭大腺脓肿。患者诉患侧外阴部肿胀，疼痛剧烈，甚至发生排尿痛，行走困难。检查时患侧外阴红肿热痛，可扪及肿块，如已形成脓肿，则触知肿块有波动感，触痛明显，多为单侧，脓肿大小为直径 3～6cm，表面皮肤变薄，脓肿继续增大，可自行破溃，症状随之减轻；若破口小，脓液引流不畅，症状可反复发作。部分患者伴随发热等全身症状，白细胞计数增高，患侧腹股沟淋巴结肿大等。

3. 前庭大腺囊肿

炎症急性期后，脓液被吸收，腺体内的液体被黏液代替，成为前庭大腺囊肿。也有部分患者的囊肿不是因为感染引起，而是因为分娩过程中，会阴侧切时，将腺管切断，腺体内的液体无法排出，长期积累到一定程度后，就会引起前庭大腺囊肿。囊性肿物小时，患者多无症状，肿物增大后，外阴患侧肿大。检查时见外阴患侧肿大，可触及囊性肿物，与皮肤有粘连，该侧小阴唇被展平，阴道口被挤向健侧，囊肿较大时可有局部肿胀感及性交不适，如果不及时治疗，一旦合并细菌感染，又会引起前庭大腺脓肿。也有的患者是因为前次治疗不彻底，以后机体抵抗力降低时，细菌乘机大量繁殖，又形成新的脓肿。这个过程可以多次反复，形成恶性循环。

(三) 诊断

大阴唇下 1/3 部位发生红、肿、硬结，触痛明显，甚至行走困难，就应该考虑前庭大腺炎。一般为单侧，与外阴皮肤有粘连或无粘连，可自其开口部压挤出的分泌物做病原微生物检查及抗生素的敏感试验。根据肿块的部位、外形、有无急性炎症等特点，一般都可确诊。必要时可以穿刺进行诊断，脓肿抽出来的是脓液，而囊肿抽出来的是浆液。

(四) 治疗

(1) 在前庭大腺炎早期，可以使用全身性抗生素治疗。由于近年淋球菌所致的前庭大腺炎有增加的趋势，所以在用药前最好挤压尿道口，或者取宫颈管，分泌物送细菌培养，并做细菌药物敏感试验。在药敏试验结果出来之前，根据经验选择抗生素药物。一般而言，青霉素类药物疗效较好。也可以根据情况，使用局部热敷或理疗，促使炎症消退。同时应保持外阴局部清洁卫生。

一旦形成了脓肿，单纯使用抗生素是无效的，应该切开引流。手术时机要选择波动感最明显的时候。一般在大阴唇内侧下方切开，切口不要过小，要使脓液能够全部彻底地排出来。脓液排出后，炎症开始消退时，用0.1％聚维酮碘液或1：5000高锰酸钾溶液坐浴。

（2）对于前庭大腺囊肿的治疗，囊肿造口术方法简单、损伤小，造口术切口选择在囊肿的下方，让囊液能够全部流出来，同时用引流条以防造口粘连，用0.1％聚维酮碘液或1：5000高锰酸钾溶液坐浴。预后一般都比较好，前庭大腺的功能也可以得到很好的保存。

三、外阴溃疡

（一）病因

外阴溃疡常见于中、青年妇女，按其病程可分为急性外阴溃疡与慢性外阴溃疡两种。溃疡可单独存在，也可以使多个溃疡融合而成一大溃疡。外阴溃疡多为外阴炎症引起，如非特异性外阴炎、单纯疱疹病毒感染、白塞病、外阴结核、梅毒性淋巴肉芽肿，约有1/3外阴癌在早期表现为溃疡。

（二）临床表现

外阴溃疡可见于外阴各个部位，以小阴唇和大阴唇内侧为多，其次为前庭黏膜及阴道口周围。

1. 急性外阴溃疡

（1）非特异性外阴炎

溃疡多发生于搔抓后，可伴有低热及乏力等症状，局部疼痛严重。溃疡表浅，数目较少，周围有明显炎症。

（2）疱疹病毒感染

起病急，接触单纯疱疹病毒传染源后一般有2～7天的潜伏期后出现发热等不适，伴有腹股沟淋巴结肿大和疱疹。溃疡大小不等，底部灰黄，周围边际稍隆起，并高度充血及水肿。初起为多个疱疹，疱疹破溃后呈浅表的多发性溃疡，有剧痛，溃疡多累及小阴唇，尤其在其内侧面。溃疡常在1～2周内自然愈合，但易复发。

（3）白塞病

急性外阴溃疡常见于白塞病，因口腔、外阴及虹膜睫状体同时发生溃疡，故又称眼－口－生殖器综合征。其病因不明确，病变主要为小动静脉炎。溃疡可广泛发生于外阴各部，而以小阴唇内外侧及阴道前庭为多。起病急，常反复发作。临床上分为 3 型，可单独存在或混合发生，以坏疽型最严重。

①坏疽型

多先有全身症状，如发热乏力等。病变部位红肿明显，溃疡边缘不整齐，有穿掘现象，局部疼痛重。溃疡表面附有多量脓液，或污黄至灰黑色的坏死伪膜，除去后可见基底不平。病变发展迅速，可形成巨大蚕食性溃疡，造成小阴唇缺损，外表类似外阴癌，但边缘及基底柔软，无浸润。

②下疳型

较常见。一般症状轻，病程缓慢。溃疡数目较多、较浅。溃疡周围红肿，边缘不整齐。常在数周内愈合，但常在旧病灶痊愈阶段，其附近又有新溃疡出现。

③粟粒型

溃疡如针头至米粒大小，数目多，痊愈快。自觉症状轻微。

（4）性病

如梅毒、软下疳及性病性淋巴肉芽肿均可引起外阴溃疡。

2. 慢性外阴溃疡

（1）外阴结核

罕见，偶继发于严重的肺、胃肠道、内生殖器官、腹膜或骨结核。好发于阴唇或前庭黏膜。病变发展缓慢。初期常为一局限性小结节，不久即溃破为边缘软薄的浅溃疡。溃疡形状不规则，基底凹凸不平，覆以干酪样结构。病变无痛，但受尿液刺激或摩擦后可有剧痛。溃疡经久不愈，并可向周围扩展。

（2）外阴癌

外阴恶性肿瘤在早期可表现为丘疹、结节或小溃疡。病灶多位于大小阴唇、阴蒂和后联合等处，伴或不伴有外阴白色病变。癌性溃疡与结核性溃疡肉眼难以鉴别，需做活组织检查确诊。对急性外阴溃疡的患者应注意检查全身皮肤、眼、口腔黏膜等处有无病变。诊断时要明确溃疡的大小、数目、形状、基底情况，有时溃疡表面覆以一些分泌物容易漏诊。故应细心认真查体，分泌物涂片培养，血清学检查或组织学病理有助于诊断。

（三）诊断

①症状询问：医生会询问患者有关症状和发病情况的详细信息。常见症状包括外阴部溃烂、糜烂、疼痛、瘙痒、分泌物增多等。②体格检查：医生会进行外阴的体格检查，观察溃疡的大小、形状、颜色、分布等特征。还会检查溃疡的边缘、底部和周围组织是否有其他异常表现。③病史：医生会询问患者的个人病史、性生活史、用药史等，以了解潜在的病因和暴露史。④实验室检查：为了确定溃疡的病因，医生可能会进行实验室检查，如病毒检测、细菌培养、真菌检查等。这些检查可以帮助医生确定是否有感染或其他病原体存在。

（四）治疗

因病因往往不是很明确，故治疗上主要以对症治疗为主。

1. 全身治疗

注意休息及营养，补充大量维生素 B、维生素 C；也可口服中药治疗。有继发感染时应考虑应用抗生素。

2. 局部治疗

应用 0.1% 聚维酮碘液或 1∶5000 高锰酸钾溶液坐浴。局部抗生素软膏涂抹。急性期可给以皮质类固醇激素局部应用缓解症状。注意保持外阴清洁干燥，减少摩擦。

3. 病因治疗

尽早明确病因，针对不同病因进行治行。

四、外阴接触性皮炎

(一) 病因

外阴部皮肤接触刺激性物质或过敏物质而发生的炎症。如接触了较强的酸碱类物消毒剂、阴道冲洗剂，以及一些染色衣物、劣质卫生巾或过敏性药物等，均可发生外阴部的炎症。

(二) 临床表现

外阴部接触一些刺激性物质后在接触部位感觉灼热感、疼痛、瘙痒，检查见局部出现皮肤潮红、皮疹、水疱，重者可发生坏死及溃疡，过敏性皮炎发生在接触过敏物质的部位。

(三) 诊断

诊断外阴接触性皮炎时，医生需要排除其他引起类似症状的疾病，如真菌感染、细菌感染、病毒感染等。如果症状严重或持续时间较长，建议及时就医，由专业医生进行诊断和治疗。治疗措施通常包括避免接触刺激物质、使用局部抗炎药物、保持外阴清洁干燥等，具体治疗方案需要根据医生的建议进行。

(四) 治疗

根据病史及临床表现诊断不难，须尽快除去病因，避免用劣质卫生巾及刺激性物质如肥皂，避免搔抓等。对过敏性皮炎症状严重者可口服开瑞坦、阿司咪唑或肾上腺皮质激素类药物，局部用生理盐水洗涤或用3％硼酸溶液冷敷，其后擦炉甘石洗剂。如有继发感染可涂擦抗生素软膏如金霉素软膏或1％新霉素软膏等。

第二节 宫颈炎症

宫颈炎是妇科常见疾病。在正常情况下，子宫颈是预防阴道内病原菌侵入子宫腔的重要防线，因子宫颈可分泌黏稠的分泌物形成黏液栓，抵抗病原体侵入子宫腔。但宫颈同时容易受到性生活、分娩、经宫腔操作等损伤，长期阴道炎症，宫颈外部长期浸在分泌物内，也易受病原体感染，从而发生宫颈炎。

一、急性宫颈炎

急性宫颈炎多发生于感染性流产、产褥感染、宫颈急性损伤或阴道内异物并发感染。

（一）病因

急性宫颈炎多由性传播疾病的病原菌如淋病奈瑟菌及沙眼衣原体感染所致，淋病奈瑟菌感染时约 50% 合并沙眼衣原体感染。葡萄球菌、链球菌、大肠杆菌等较少见。此外也有病毒感染所致，如单纯疱疹病毒、人乳头瘤病毒、巨细胞病毒等。临床常见的急性宫颈炎为黏液脓性宫颈炎（MPC），其特点为宫颈管或宫颈管棉拭子标本上，肉眼可见脓性或黏液脓性分泌物；棉拭子擦拭宫颈管容易诱发宫颈管内出血。黏液脓性宫颈炎的病原体主要为淋病奈瑟菌及沙眼衣原体。但部分 MPC 的病原体不清。沙眼衣原体及淋病奈瑟菌均感染宫颈管柱状上皮，沿黏膜面扩散引起浅层感染，病变以宫颈管明显。

（二）病理

急性宫颈炎的病理变化可见宫颈红肿，宫颈管黏膜水肿，组织学表现见血管充血，宫颈黏膜及黏膜下组织、腺体周围见大量中性粒细胞浸润，腺腔内见脓性分泌物。

（三）临床表现

白带增多是急性宫颈炎最常见的、有时是唯一的症状，常呈脓性甚至脓血性白带。分泌物增多刺激外阴而伴有外阴瘙痒、灼热感，以及阴道不规则出血、性交后出血等。由于急性宫颈炎常与尿道炎、膀胱炎或急性子宫内膜炎等并存，不同程度出现下腹部不适、腰骶部坠痛及尿急、尿频、尿痛等膀胱刺激症状。急性淋菌性宫颈炎时，可有不同程度的体温升高和白细胞增多；炎症向上蔓延可导致上生殖道感染，如急性子宫内膜炎、盆腔结缔组织炎。

妇科检查可见宫颈充血、水肿、黏膜外翻，宫颈有触痛、触之容易出血，可见脓性分泌物从宫颈管内流出。淋病奈瑟菌感染的宫颈炎，尿道、尿道旁腺、前庭大腺可同时感染，而见充血、水肿甚至脓性分泌物。沙眼衣原，体性宫颈炎可无症状，或仅表现为宫颈分泌物增多，点滴状出血。妇科检查可见宫颈外口流出黏液脓性分泌物。

（四）诊断

根据病史、症状及妇科检查，诊断并不困难，但需明确病原体，应取宫颈管内分泌物做病原体检测，可选择革兰染色、分泌物培养＋药物敏感试验、酶免疫法及核酸检测。革兰染色对检测沙眼衣原体敏感性不高；培养法是诊断淋病的金标准，但要求高且费时长，而衣原体培养其方法复杂，临床少用；酶免疫法及核酸检测对淋病奈瑟菌及衣原体感染的诊断敏感性及特异性高。

诊断黏液脓性宫颈炎：在擦去宫颈表面分泌物后，用小棉拭子插入宫颈管内取出，肉眼观察棉拭子上见白色或黄色黏液脓性分泌物，将分泌物涂片做革兰染色，如光镜下平均每个油镜中有 10 个以上或高倍视野有 30 个以上中性粒细胞，即可诊断 MPC。

诊断需注意是否合并上生殖道感染。

（五）治疗

急性宫颈炎治疗以全身治疗为主，需针对病原体使用有效抗生素。未获得病原体检测结果可根据经验性给药，对于有性传播疾病高危因素的年轻妇女，可给予阿奇霉素 1g 单次口服或多西环素 100mg，每次 2 次口服，连续 7 日。已知病原体者针对使用有效抗生素。

1. 急性淋病奈氏菌性宫颈炎

原则是及时、足量、规范、彻底。常用药物：头布曲松，125mg 单次肌注；或头孢克肟，400mg 单次口服；大观霉素，4g 单次肌注。

因淋病奈氏菌感染半数合并沙眼衣原体感染，故在治疗同时需联合抗衣原体感染的药物。

2. 沙眼衣原体性宫颈炎

四环素类、红霉素类及喹诺酮类常用药物。多西环素，100mg 口服，每日 2 次，连用 7 日。阿奇霉素，1g 单次口服；红霉素，500mg，每日 4 次，连续 7 日（红霉素，250mg，每日 2 次，连续 14 日）。氧氟沙星，300mg 口服，每日 2 次，连用 7 日；左氧氟沙星，500mg，每日 1 次，连用 7 日。

3. 病毒性宫颈炎

重组人 α2 干扰素栓抑制病毒复制同时可调节机体的免疫，每晚 1 枚，6 天为 1 疗程，有促进鳞状上皮化生，而达到治疗效果。

4. 其他

一般化脓菌感染宫颈炎最好根据药敏试验进行抗生素的治疗。合并有阴道炎者如细菌性阴道病者需同时治疗。疾病反复发作者其性伴侣亦需治疗。

二、宫颈炎症相关性改变

（一）宫颈柱状上皮异位

子宫颈上皮在女性一生中都在发生变化，青春期、妊娠期和绝经期尤为明显，并且受外源女性甾体激素的影响，受宫颈管和阴道内微环境及 pH 的影响。性生活特别是高危性行为女性中由原始柱状和早期或中期鳞状化生上皮构成的移行带的变化有相关性。随着循环中雌激素和孕激素水平升高，阴道微环境的酸性相对更强，造成宫颈外翻，暴露出宫颈管柱状上皮末端，导致翻转即原始柱状上皮暴露增加，此现象也称为"宫颈柱状上皮异位"。

1. 临床表现

常表现为白带增多，而分泌物增多可刺激外阴不适或瘙痒。若继发感染时白带可为黏稠的或脓性的，有时可带有血丝或少量血液，有时会出现接触性出血，也可出现下腹或腰背部下坠痛。

检查见宫颈表面呈红色黏膜状，是鳞状上皮脱落，为柱状上皮所代替，上皮下血管显露的结果。柱状上皮与鳞状上皮有清楚的界限，因非真正"糜烂"，可自行消失。

临床常根据宫颈柱状上皮异位的面积将其分成轻、中、重度。凡异位面积小于子宫颈总面积 1/3 者为轻度，占 1/3～1/2 者为中度，超过1/2 总面积者为重度。

2. 治疗

有症状的宫颈柱状上皮异位可行宫颈局部物理治疗。常用的方法如下。

(1) 电凝（灼）法

适用子宫颈柱状上皮异位面较大者。将电灼器接触糜烂面，均匀电灼，范围略超过糜烂面。电熨深度约 0.2cm，过深可致出血，愈合较慢；过浅影响疗效。深入宫颈管内 0.5～1.0cm，过深易导致宫颈管狭窄、粘连。电熨后创面喷洒呋喃西林粉或涂以金霉素甘油。术后阴道出血可用纱布填塞止血，24 小时后取出。此法简便，治愈率达 90%。

(2) 冷冻疗法

系一种超低温治疗，利用制冷剂快速产生低温而使柱状上皮异位面冻结、坏死而脱落，创面修复而达到治疗目的。制冷源为液氮，快速降温为－196℃。治疗时根据糜烂情况选择适当探头。为提高疗效可采用冻－溶－冻法，即冷冻 1min，复温 3min，再冷冻 1min。其优点是操作简单，治愈率约 80‰术后很少发生出血及颈管狭窄。缺点是术后阴道排液多。

(3) 激光治疗

是一种高温治疗，温度可达 700℃以上。主要使柱状上皮异位组织炭化、结痂，待痂脱落后，创面为新生的鳞状上皮覆盖达到修复治疗目的。一般采用二氧化碳激光器。其优点除热效应外，还有压力、光化学及电磁场效应，因而在治疗上有消炎（刺激机体产生较强的防御免疫机能）、止痛（使组织水肿消退，减少对神经末梢的化学性与机械性刺激）及促进组织修复（增强上皮细胞的合成代谢作用，促进上皮增生，加速创面修复），故治疗时间短，治愈率高。

（4）微波治疗

微波电极接触局部病变组织，快速产生高热效应，使得局部组织凝固、坏死，形成非炎性表浅溃疡，新生鳞状上皮覆盖溃疡面而达到治疗目的，且微波治疗可出现凝固性血栓形成而止血。此法出血少，无宫颈管粘连，治愈率约90％。

（二）宫颈息肉

可能是炎症的长期刺激导致宫颈管黏膜局部增生，由于子宫具有排异作用，使增生的黏膜逐渐往宫颈口突出，形成宫颈息肉。镜下宫颈息肉表面覆盖一层柱状上皮，中心为结缔组织，伴充血、水肿及炎性细胞浸润。宫颈息肉极易复发，恶变率低。

1. 临床表现

常表现为白带增多或白带中带有血丝或少量血液，有时会出现接触性出血。也可无任何症状。

检查时见宫颈息肉为一个或多个，色红，呈舌状，直径一般1cm，质软而脆，触之易出血，其蒂细长，多附子宫颈外口。

2. 治疗

宫颈息肉应行息肉摘除术，术后标本常规送病理检查。

（三）宫颈腺囊肿

子宫颈鳞状上皮化生过程中，使柱状上皮的腺口阻塞，或其他原因致腺口阻塞，而导致腺体内的分泌物不能外流而潴留于内，致腺腔扩张，形成大小不等的囊形肿物。其包含的黏液常清澈透明，也可能由于合并感染而呈混浊脓性。腺囊肿一般小而分散，可突出于子宫颈表面。小的仅有小米粒大，大的可达玉米粒大，呈青白色，常见于表面光滑的子宫颈。

（四）宫颈肥大

可能由于炎症的长期刺激，宫颈组织反复发生充血、水肿，炎性细胞浸润及结缔组织增生，致使子宫颈肥大，严重者可较正常子宫颈增大1倍以上。

第三节　盆腔炎性疾病

盆腔炎性疾病（PID）是病原体感染导致女性上生殖道及其周围组织（子宫、输卵管、卵巢、宫旁组织及腹膜）炎症的总称，包括子宫炎、输卵管炎、卵巢炎、输卵管卵巢炎、盆腔腹膜炎及盆腔结缔组织炎，以输卵管炎、输卵管卵巢炎最常见。PID大多发生于性活跃期妇女，月经初潮前、绝经后或未婚者很少发生PID，若发生往往是邻近器官炎症的扩散。PID可引起弥漫性腹膜炎、败血症、感染性休克，严重者可危及生命。既往PID被分为急性或慢性盆腔炎两类，但慢性盆腔炎实际为PID的后遗症，如盆腔粘连、输卵管阻塞，从而导致不孕、异位妊娠、慢性盆腔疼痛，目前已摒弃慢性盆腔炎的称呼。PID严重影响妇女身体健康，增加家庭及社会经济负担。

一、输卵管卵巢炎、盆腔腹膜炎、盆腔结缔组织炎

在PID中以输卵管炎最常见，因此在临床上有时将急性输卵管炎等同于PID，代表内生殖器的急性感染。由于解剖结构邻近的关系，输卵管炎、卵巢炎以及盆腔腹膜炎甚至结缔组织炎往往同时并存，相互影响。

（一）发病机制

1. 病原体

PID的病原体可达20多种，主要有两个来源：①内源性病原体，99%的PID是由于阴道或宫颈的菌群上行性感染引起，包括需氧菌和

厌氧菌，以两者混合感染多见。主要的需氧菌和兼性厌氧菌有溶血性链球菌、金黄色葡萄球菌、大肠埃希菌和厌氧菌。厌氧菌有脆弱类杆菌、消化球菌、消化链球菌。厌氧菌的感染容易引起盆腔脓肿。②外源性病原体，主要为性传播疾病的病原体，如淋病奈瑟菌、沙眼衣原体、支原体，前两者只感染柱状上皮及移行上皮，尤其衣原体感染常导致严重输卵管结构及功能破坏，并引起盆腔广泛粘连。

2. 感染途径

（1）沿生殖道黏膜上行蔓延：病原体经宫颈、子宫内膜、输卵管黏膜至卵巢及腹腔，是非妊娠期、非产褥期 PID 的主要感染途径。淋病奈瑟菌、衣原体及葡萄球菌常沿此途径扩散。

（2）经淋巴系统蔓延：病原体经外阴、阴道、宫颈及宫体创面的淋巴管侵入盆腔结缔组织及生殖器其他部分，是产褥感染、流产后感染及宫内节育器放置后感染的主要感染途径。链球菌、大肠埃希菌、厌氧菌多沿此途径蔓延。

（3）经血循环传播：病原体先侵入人体的其他系统，再经血液循环感染生殖器，为结核菌感染的主要途径。

（4）直接蔓延：腹腔其他脏器感染后，直接蔓延到内生殖器引起相应器官的感染，如阑尾炎可引起右侧输卵管炎。

（二）病理

急性输卵管炎症因病原体传播途径不同而有不同的病变特点。炎症经子宫内膜向上蔓延时，首先为输卵管内膜炎，输卵管黏膜血管扩张、淤血，黏膜肿胀，间质充血、水肿及大量中性多核白细胞浸润，黏膜血管极度充血时，可出现含大量红细胞的血性渗出液，称为出血性输卵管炎，炎症反应迅即蔓延至输卵管壁，最后至浆膜层。输卵管壁的红肿、粗大，近伞端部分的直径可达数厘米。管腔内的炎性分泌物易经伞端外溢导致盆腔腹膜炎及卵巢周围炎。重者输卵管内膜上皮可有退行性变或成片脱落，引起输卵管管腔粘连闭塞或伞端闭塞，如有渗出物或脓液积聚，可形成输卵管积脓，肿大的输卵管可与卵巢紧密粘连而形成较大的包块，临床上称之为附件炎性包块。若病原体通过子宫颈的淋巴管播散至子宫颈旁的结缔组织，首先侵及输卵管浆膜层再到达肌层。输卵管内膜受侵较轻或不受累。病变以输卵管间质为主，由于输卵管管壁增粗，可压迫管腔变窄，轻者管壁充血、肿胀，重者输卵管肿胀明显、弯曲，并有炎性渗出物，引起周围组织的粘连。

卵巢表面有白膜，很少单独发炎，卵巢多与输卵管伞端粘连，发生卵巢周围炎，也可形成卵巢脓肿，如脓肿壁与输卵管粘连穿通形成输卵管卵巢脓肿。

急性盆腔腹膜炎盆腔腹膜的受累程度与急性输卵管炎的严重程度及其渗出物多少有关。盆腔腹膜受累后，充血明显，并可渗出含有纤维蛋白的浆液，而形成盆腔脏器的粘连，渗出物积聚在粘连的间隙内，可形成多个小的脓肿，或积聚于子宫直肠陷凹内形成盆腔脓肿。

（三）临床表现

可因炎症轻重及范围大小而有不同的临床表现。衣原体感染引起PID常无明显临床表现。炎症轻者无症状或症状轻微。常见症状为阴道分泌物增多、下腹痛、不规则阴道流血、发热等；下腹痛为持续性，活动或性交后加重。若病情严重可有寒战、高热、头痛、食欲缺乏。月经期发病可有经量增多、经期延长。若有腹膜炎，则出现消化系统症状如恶心、呕吐、腹胀、腹泻。若有脓肿形成，可有下腹包块及局部压迫刺激症状；包块位于子宫前方可出现膀胱刺激症状如排尿困难、尿频，若引起膀胱肌炎，可出现尿痛等；若包块位于子宫后方可有直肠刺激症状；若在腹膜外可导致腹泻、里急后重和排便困难。若有输卵管炎的患者同时有右上腹部疼痛，应怀疑有肝周围炎存在。

PID患者体征差异大，轻者无明显异常发现，或妇科检查仅发现宫颈举痛或宫体压痛或附件区压痛。严重病例呈急性病容，体温升高，心率增快，下腹有压痛、反跳痛及肌紧张，叩诊鼓音明显，肠鸣音减弱或消失。盆腔检查：阴道内可见脓性分泌物；宫颈充血、水肿，若见脓性分泌物从宫颈口流出，说明宫颈管黏膜或宫腔有急性炎症。穹隆触痛明显，须注意是否饱满；宫颈举痛；宫体稍大有压痛，活动受限；子宫两侧压痛明显，若为单纯输卵管炎，可触及增粗的输卵管，压痛明显；若为输卵管积脓或输卵管卵巢脓肿，可触及包块且压痛明显，不活动；宫旁结缔组织炎时，可扪及宫旁一侧或两侧片状增厚，宫旁两侧宫骶韧带高度水肿、增粗，压痛明显；若有盆腔脓肿形成且位置较低时，可扪及后穹窿或侧穹隆有肿块且有波动感，三合诊能协助进一步了解盆腔情况。

若有输卵管炎的症状及体征同时有右上腹部疼痛，考虑肝周围炎存在，即被称为 Fitz-Hugh-Curtis 综合征。

(四) 实验室检查及辅助检查

外周血白细胞计数仅在 44％的患者中升高，非特异性；炎症标志物如 CRP 及血沉的敏感性为 74％～93％，特异性为 25％～90％。

阴道分泌物生理盐水涂片检查：每高倍视野中 3～4 个白细胞，对上生殖道感染高度敏感为 87％～91％，涂片中未见白细胞时，阴性预测值可达 94.5％。

阴道超声：特异性为 97％～100％，但敏感性较低，为 32％～85％，但若是超声无异常发现，并不能因此就排除盆腔炎性疾病的诊断。

(五) 诊断

根据病史、临床症状、体征及实验室检查可做出初步诊断。但由于 PID 的临床表现差异大，临床诊断准确性不高。

目前尚无单一的病史、体格检查或实验性检查对盆腔炎性疾病的诊断既高度敏感又特异。2006 年美国疾病与预防控制中心 (CDC) 制定的盆腔炎性疾病临床诊断标准如下。

(1) 基本标准：宫体压痛，附件区压痛或宫颈触痛。

(2) 附加标准：体温超过 38.3℃ (口表)，宫颈或阴道异常黏液脓性分泌物，阴道分泌物生理盐水涂片见到白细胞，实验室证实的宫颈淋病奈瑟菌或衣原体阳性，红细胞沉降率升高，C－反应蛋白升高。

（3）特异标准：子宫内膜活检证实子宫内膜炎，阴道超声或磁共振检查显示充满液体的增粗输卵管，伴或不伴有盆腔积液、输卵管卵巢肿块，腹腔镜检查发现盆腔炎性疾病征象。基本标准为诊断 PID 所必需，附加诊断标准有利于提高 PID 诊断的特异性，特异标准基本可诊断 PID，但除超声外，均为有创检查或费用较高，特异标准仅适用于一些有选择的病例。腹腔镜被认为是诊断 PID 的金标准，具体包括：①输卵管表面明显充血。②输卵管壁水肿。③输卵管伞端或浆膜面有脓性渗出物。腹腔镜诊断输卵管炎的准确率高，并能直接采取感染部位的分泌物行细菌培养，但仅针对抗生素治疗无效以及需要进一步明确诊断的患者，所以临床应用有一定的局限性。

PID 诊断明确后应进一步明确病原体。宫颈管分泌物及后穹隆穿刺液的涂片、培养及核酸扩增检测病原体，虽不及剖腹或腹腔镜直接采样行分泌物检测准确，但临床较实用。

（六）鉴别诊断

需与急性阑尾炎、卵巢囊肿扭转、异位妊娠、盆腔子宫内膜异位症等鉴别。

1. 急性阑尾炎

右侧急性输卵管卵巢炎易与急性阑尾炎混淆。一般而言，急性阑尾炎起病前常有胃肠道症状，如恶心、呕吐、腹泻等，腹痛多初发于脐周围，然后逐渐转移并固定于右下腹。检查时急性阑尾炎仅麦氏点压痛，左下腹不痛，体温及白细胞增高的程度不如急性输卵管卵巢炎。急性输卵管卵巢炎的腹痛则起于下腹左右两侧。右侧急性输卵管卵巢炎常在麦氏点以下压痛明显，妇科检查宫颈举痛，双附件均有触痛。偶有急性阑尾炎和右侧急性输卵管卵巢炎两者同时存在。如诊断不确定，应尽早剖腹探查。

2. 卵巢肿瘤蒂扭转

卵巢囊肿蒂扭转可引起急性下腹痛伴恶心，甚至呕吐。扭转后囊腔内常有出血或伴感染，则可有发热，故易与输卵管卵巢炎混淆。仔细询问病史及进行妇科检查，并借助 B 超可明确诊断。

3. 异位妊娠或卵巢黄体囊肿破裂

异位妊娠或卵巢黄体囊肿破裂均可发生急性下腹痛并可能有低热，但异位妊娠常有停经史，有腹腔内出血，甚至出现休克，尿 HCG 阳性，而急性输卵管卵巢炎多无这些症状。卵巢黄体囊肿仅限于一侧，块物边界明显。

4. 盆腔子宫内膜异位症

患者在经期有剧烈下腹痛，多合并不孕病史，须与输卵管卵巢炎鉴别，妇科检查子宫可增大，盆腔有结节状包块，可通过 B 超及腹腔镜检查作出诊断。

（七）治疗

治疗的目的首先是减轻急性期症状，减少远期并发症；而保留生育能力是盆腔炎性疾病治疗中的另一个重要目标。

1. 门诊治疗

若患者症状轻微，一般情况良好，能耐受口服抗生素，具备随访条件，可在门诊给予治疗。

常用方案：①氧氟沙星 400mg，n 服，每日 2 次，或左氧氟沙星 500mg，口服，每日 1 次，同时加甲硝唑 400mg，每日 2～3 次，连用 14 日。②头孢西丁钠 2g，单次肌注，同时口服丙磺舒，然后改为多西环素 100mg，每日 2 次，连用 14 日。

2. 住院治疗

若患者一般情况差，病情严重，伴有发热、恶心、呕吐或有盆腔腹膜炎，或输卵管卵巢脓肿，或门诊治疗无效，或不能耐受口服抗生素，或诊断不明确，均应住院给予抗生素为主的综合治疗。

（1）支持治疗

卧床休息，半卧位有利于炎症局限，加强营养，补充液体，注意维持水电解质平衡。避免不必要的妇科检查以免引起炎症扩散。

（2）抗生素治疗

建议静脉途径给药收效快，常用的配伍方案如下。

①第二代头孢菌素或相当于第二代头孢菌素的药物及第三代头孢菌素或相当于第三代头孢菌素的药物：如头孢西丁钠 1～2g，静脉注射，每 6 小时 1 次。头孢替坦二钠 1～2g，静脉注射，每 12 小时 1 次。其他可选用头孢呋辛钠，头孢唑肟，头孢曲松钠，头孢噻肟钠。第二代头孢菌素及第三代头孢菌素多用于革兰阴性杆菌及淋病奈瑟菌感染的治疗。若考虑有支原体或衣原体感染，应加用多西环素 100mg，12 小时 1 次口服，持续 10～14 日。对不能耐受多西环素者，可服用阿奇霉素，每次 500mg，每日 1 次，连用 3 日。对输卵管卵巢脓肿的患者，加用克林霉素或甲硝唑，可更有效对抗厌氧菌。

②克林霉素与氨基糖苷类药物联合方案：克林霉素 900mg，每 8 小时 1 次，静滴；庆大霉素先给予负荷量（2mg/kg），然后给予维持量（1. 5mg/kg），每 8 小时 1 次，静滴。临床症状，体征改善后继续静脉应用 24～48h，克林霉素改口服，每次 450mg，每日 4 次，连用 14 日；或多西环素 100mg，每日 2 次口服，连用 14 日。

③喹诺酮类药物与甲硝唑联合方案：氧氟沙星 400mg，每 12 小时 1 次，或左氧氟沙星 500mg，静滴，每日 1 次。甲硝唑 500mg，静滴，每 8 小时 1 次。

④青霉素与四环素类药物联合方案：氨苄西林/舒巴坦 3g，静注，每 6 小时 1 次，加多西环素 100mg，每日 2 次口服，连用 14 日。

（3）手术治疗

主要适用于抗生素治疗不满意的输卵管卵巢脓肿等有盆腔脓肿形成者。

（4）中药治疗

主要为活血化瘀、清热解毒。

二、子宫内膜炎

子宫内膜炎虽常与输卵管炎同时存在，但子宫内膜炎具有某些独特的临床特征。

（一）病因

子宫内膜炎多与妊娠有关，如产褥感染及感染性流产；与宫腔手术有关如黏膜下肌瘤摘除、放置宫内节育器及剖宫产中胎盘人工剥离等。子宫内膜炎特殊的高危因素包括近 30 天内阴道冲洗、近期宫内节育器的放置等。病原体大多为寄生于阴道及宫颈的菌群，细菌突破宫颈的防御机制侵入子宫内膜而发生炎症。

若宫颈开放，引流通畅，可很快清除宫腔内的炎性分泌物。各种引起宫颈管狭窄的原因如绝经后宫颈萎缩、宫颈物理治疗、宫颈锥形切除等，可使炎症分泌物不能向外引流或引流不畅，而形成宫腔积脓。

（二）临床表现

主要为轻度发热、下腹痛、白带增多，妇科检查子宫有轻微压痛。炎症若未及时治疗，则向深部蔓延而感染肌层。在其中形成小脓肿，可形成子宫肌炎、输卵管卵巢炎、盆腔腹膜炎等，甚至可导致败血症而有相应的临床表现。

（三）诊新

子宫内膜炎的症状和体征比较轻微，容易被忽视。因此有时可能需要进行子宫内膜活检来协助诊断。子宫内膜活检是诊断子宫内膜炎的金标准，组织学的诊断标准为 120 倍的视野下子宫内膜间质中至少有一个浆细胞以及 400 倍视野下浅表子宫内膜上皮中有 5 个或更多的白细胞。

（四）治疗

子宫内膜炎的治疗同输卵管炎患者的门诊治疗方案，持续 14 天。2006 年美国疾病预防和控制中心（CDC）推荐的治疗方案如下：①氧氟沙星 400mg，口服，每日 2 次，或左氧氟沙星 500mg，口服，每日 1 次，连用 14 日。②头孢曲松钠 250mg 单次肌注，多西环素 100mg，每日 2 次，连用 14 日。若患者有细菌性阴道病，加甲硝唑 500mg，每日 2 次，连用 14 日。

若宫颈引流不畅，或宫腔积留炎性分泌物时，需在大剂量抗生素治疗的同时清除宫腔内残留物、分泌物或扩张宫颈使宫腔分泌物引流通畅。若怀疑有感染或坏死的子宫黏膜下肌瘤或息肉存在时，应摘除赘生物。

三、输卵管卵巢脓肿、盆腔脓肿

输卵管卵巢脓肿和盆腔脓肿是盆腔炎性疾病最严重的并发症。输卵管积脓、卵巢积脓、输卵管卵巢脓肿也属于盆腔脓肿，但各有特点。亦有相同之处。输卵管卵巢脓肿是输卵管、卵巢及其周围组织的化脓性包块。在需要住院治疗的 PID 患者中约 1/3 形成输卵管卵巢脓肿。

盆腔脓肿多由急性盆腔结缔组织炎未及时治疗或治疗不彻底而化脓形成。这种脓肿可局限于子宫的一侧或双侧，脓液流入于盆腔深部，甚至可达直肠阴道隔中。

（一）临床表现

患者多有高热及下腹痛，常以后者为主要症状。亦有部分患者发病迟缓，缓慢形成脓肿，症状不明显，甚至无发热。脓肿可自发破裂引起严重的急性腹膜炎甚至脓毒血症、败血症以致死亡。偶见盆腔脓肿自发穿破明道后穹隆或直肠，此时患者症状可迅速缓解。

（二）诊断

典型的临床表现为盆腔疼痛、包块形成以及发热、白细胞计数增多。

超声和 CT 是最常见的协助诊断输卵管卵巢脓肿的影像学检查手段。超声作为一种简便、无创的辅助检查手段能有效辨认输卵管卵巢脓肿，超声的影像图为一侧或双侧附件结构消失，可见囊性或多房分隔的包块，其中无法辨认输卵管或卵巢，斑点状液体与积聚在腹腔及子宫直肠陷凹的脓液有关。

与超声（75%～82%）相比，CT 具有更好的敏感性（78%～

100％)，但价格相对昂贵。CT 中可见增厚、不规则及回声增强的脓肿壁，多房，囊内液稠厚，同时可发现输卵管系膜增厚，肠壁增厚。

(三) 治疗

盆腔脓肿建议住院治疗，警惕脓肿破裂的症状。输卵管卵巢脓肿以往多行经腹全子宫及双附件切除术，近年来随着广谱抗生素的发展，初步治疗从手术治疗转变为抗生素治疗。抗生素的选择强调针对感染的病原体，应能渗透入脓腔，且疗程更长。大多数研究提示保守性药物治疗的成功率约 70％或更高，某些研究的结果为 16％～95％。药物治疗的成功率被认为与脓肿的大小有关。

是否需要手术治疗除了需要评估抗生素的治疗效果外，还取决于临床症状和是否有脓肿破裂。手术指征如下。

1. 药物治疗无效

盆腔脓肿或输卵管卵巢脓肿经药物治疗 48～72h，体温持续不降，患者中毒症状加重或包块增大者，白细胞计数持续升高，应及时手术。脓肿持续存在经药物治疗病情有好转，继续控制炎症数日 (2～3 周)，包块未消失，但已局限，应手术切除。

2. 脓肿持续存在

经药物治疗病情有好转，继续控制炎症数日 (2～3 周)，包块未消失，但已局限，应手术切除。

3. 脓肿破裂

突然腹痛剧烈、寒战、高热、恶心、呕吐、腹胀，腹部拒按或有中毒性休克表现，考虑脓肿破裂应立即剖腹探查。

多数学者认为对于抗生素治疗 48～72h 无效者应积极手术切除脓肿，手术中注意操作轻柔，避免损伤肠管或脓液溢入腹腔内。因输卵管卵巢脓肿常发生于年轻妇女，应努力保留生育功能，可行输卵管卵巢脓肿造口术；为防止复发，可行一侧附件切除术联合有效抗生素治疗，尽可能保留卵巢功能；对于无生育要求的年龄较大患者，应行全子宫及双附件切除术减少复发。

随着影像学检查技术的进步以及引流技术的提高，盆腔脓肿的手术治疗发生了很大的改变。对复杂的盆腔脓肿可采取腹腔镜下脓肿抽吸引流，减少脓肿切除导致的周围组织的损伤。对位置已达盆底的脓肿常采用阴道后穹隆切开引流，可自阴道后穹隆穿刺，如能顺利吸出大量脓液则在局部切开排脓后插入引流管，如脓液明显减少可在 3 日后取出引流管。此种方法对盆腔结缔组织炎所致的脓肿，尤其是子宫切除术后所形成的脓肿效果好。一旦脓液全部引流，患者即可达到治愈。但如形成腹腔脓肿，即使引流只能达到暂时缓解症状，常需进一步剖腹探查切除脓肿。在积极抗生素和手术治疗后因为盆腔脓肿破裂引起的死亡率为 5%～10%。

目前对于穿刺引流后的不孕和异位妊娠发生率尚难以定论。有资料表明若脓肿未破裂，药物治疗联合 24h 内腹腔镜 5 脓肿引流，日后妊娠率为 32%～63%，明显较脓肿行单纯药物治疗（4%～15%）或脓肿破裂后行保守性手术者（25%）增加，因此，腹腔镜下脓肿引流术术后恢复快，且缩短住院时间，可减少日后不孕的发生。

四、盆腔炎性疾病后遗症

约 1/4 的盆腔炎性疾病会发生一系列后遗症，即盆腔炎性疾病后遗症。主要因为组织的结构破坏、广泛粘连、增生及疤痕形成，导致输卵管阻塞、积水、输卵管卵巢囊肿，盆腔结缔组织增生导致主韧带、宫骶韧带增生、变厚，子宫固定，从而引起不孕、异位妊娠及慢性盆腔疼痛及盆腔炎性疾病的反复发作。有 PID 病史的患者日后异位妊娠的风险增加 6～10 倍，不孕的发生率为 6%～60% 不等，慢性盆腔痛的风险增加 4 倍。根据后遗症的不同选择不同的治疗方案。不孕患者则需辅助生育技术协助生育。但对慢性盆腔痛则无有效的治疗方法。对输卵管积水者可行手术治疗。

第四节　生殖器官结核

结核病是由结核分枝杆菌引起的慢性传染病，严重危害人民健康。

一、发病机制

（一）病原菌

结核杆菌属放线菌目分枝杆菌科分枝杆菌属。因涂片染色具有抗酸性，故称抗酸杆菌。对人类有致病力的结核杆菌有人型及牛型两种；其中以人型结核杆菌为主要致病菌。人型结核杆菌首先感染肺部，牛型结核杆菌首先感染消化道，然后再传播至其他器官。由于对食用牛的严格检疫，目前人类的牛型结核杆菌感染已极少见。但近年来非典型分枝杆菌感染引起的结核样病变有增加趋势。

机体初次遭结核菌感染后，随即产生两种形式的免疫反应，即细胞介导免疫反应和迟发超敏反应。结核菌的致病性、病变范围及发病时间常取决于人体免疫状态，尤其是过敏性与免疫力两者间的平衡。免疫力强，结核菌可被吞噬清除，免于发病或病变趋于局限。

结核菌亦可长期潜伏于巨噬细胞内，待日后复苏时播散致病。若免疫力不足或入侵菌量大、毒力强，又因迟发超敏反应，则导致结核发病或病变扩散。目前多认为再次感染的结核菌几乎全部为初次感染灶内细胞经内源性播散所引起。

绝大多数生殖器结核属继发性；感染主要来源于肺或腹膜结核。生殖器结核合并肺部或胸膜结核者占 20% ～ 50% 不等。部分患者发病时虽未见肺部或其他器官的结核病灶，但不排除原发结核病灶已消失的可能。是否有原发性生殖器结核尚有争论。

（二）传播途径

生殖器结核的主要传播途径包括以下三点。

1. 血行传播

血行传播是主要的传播途径。结核菌首先侵入呼吸道，在肺部、胸膜或淋巴结等处形成病灶，随后在短期内进入血液循环，传播至体内其他器官。青春期正值生殖器官发育，血供丰富，结核杆菌多经血行传播累及内生殖器。但各个器官受感染的机会不等，这与器官的组织构造是否有利于结核杆菌的潜伏有关。输卵管黏膜的构造有利于结核杆菌潜伏，结核杆菌可在局部隐伏 1～10 年甚至更长，一旦机体免疫力低下，方才重新激活而发病。输卵管结核多为双侧性，双侧输卵管可能同时或先后受到感染。

2. 直接蔓延

结核性腹膜炎、肠道或肠系膜淋巴结结核的干酪样病灶破裂或与内生殖器官广泛粘连时，结核病变可直接蔓延至生殖器官面。输卵管结核与腹膜结核亦可通过直接蔓延而相互感染。生殖器结核患者中约 50% 合并腹膜结核。

3. 淋巴传播

肠结核可能通过淋巴管逆行传播而感染内生殖器官，但较少见。

二、病理

女性生殖器结核大多数首先感染输卵管，然后逐渐蔓延至子宫内膜、卵巢、宫颈等处。

(一) 输卵管结核

最多见。女性生殖器结核中输卵管受累者占 90%～100%。病变多为双侧性，两侧的严重程度不一定相同。血行播散者，首先累及输卵管内膜，黏膜充血肿胀，黏膜皱襞有肉芽肿反应及干酪样坏死，在镜下可见到典型的结核结节。直接蔓延者先侵犯输卵管浆膜，在浆膜面散布灰白色粟粒状样小结节。随病情发展，可表现为两种类型。

1. 增生粘连型

较常见。输卵管增粗、僵直，伞端肿大、外翻，状如烟斗嘴，管腔狭窄或阻塞，黏膜及肌壁见干酪样结节样病变，浆膜表面散布多量黄白色粟粒样结节。病程迁延的慢性患者可能发生钙化。输卵管、卵巢、盆腔腹膜、肠曲及网膜等可有广泛紧密粘连，期间可有渗液积聚，形成包裹性积液。严重者可并发肠梗阻。

2. 渗出型

输卵管显著肿胀，黏膜破坏明显，伞端粘连闭锁，管壁有干酪样坏死，管腔内充满干酪样物质及渗出液，形成输卵管积脓，或波及卵巢形成输卵管卵巢脓肿。此时容易合并化脓性细菌感染。急性期输卵管浆膜面及盆腔腹膜散布粟粒结节，可有草黄色腹水。

（二）子宫结核

子宫结核占女性生殖器结核的 50%～60%，多由输卵管结核蔓延而来。主要侵犯子宫内膜，常累积内膜基底层。因此，即使部分结核病灶随着子宫内膜周期性脱落而排出，增生的功能层内膜仍会再度感染，致使病程迁延。

病程早期内膜充血水肿，仅散在少量肉眼肿性结节。随着病情进展，可出现干酪样坏死及表浅溃疡，进而大部分内膜层遭破坏，甚至侵及肌层。子宫腔内大量疤痕形成，致使宫腔粘连、变形、挛缩。子宫内膜结核结节周围的腺体对性激素的反应不良，表现为持续性增生期或分泌不足状态。

（三）卵巢结核

由于卵巢表面其感染率较低，在女性生殖器结核中占 20%～30%。一旦感染常双侧受累。可表现为两种类型：①卵巢周围炎：由输卵管结核蔓延而来，卵巢表面或皮质区有结核性肉芽肿，可见干酪样坏死。②卵巢炎：通常经血行感染。在卵巢深部间质中形成结核结节或干酪样脓肿。但少见。

（四）宫颈结核

较少见，占 5%～15%。大多数由子宫内膜结核直接蔓延，可表现为不规则的表浅溃疡，其边界清晰，基底呈灰黄色，高低不平，触之出血。亦有呈乳头状或结节状增生，状如菜花。

（五）外阴、阴道结核

少见，仅占 1%～2%。由子宫及宫颈结核向下蔓延或由血行感染。病灶表现为单个或多个浅表溃疡，经久不愈，可能形成窦道，偶尔可见灰白色肉芽肿或灰黄色结节。

三、临床表现

生殖器结核的临床表现同急性 PID 后遗症，依病情轻重而异。

（一）症状

1. 不孕

生殖器结核患者基本上均有原发或继发性不孕，尤其以原发不孕多见。不孕主要由于输卵管黏膜遭结核破坏，伞端或管腔粘连闭锁；或纤毛受损、管壁僵硬，周围粘连致蠕动输送功能障碍。子宫内膜受累，也是导致不孕的原因。

2. 月经异常

与病情严重程度及病程长短有关。早期因子宫内膜炎症充血及溃疡形成而有经量增多、经期延长或不规则子宫出血，随着内膜破坏逐渐加剧，渐次表现为经量减少，乃至闭经。

3. 下腹疼痛

由于盆腔炎症和粘连，约 35% 的患者有轻中度的下腹坠痛，经期腹痛加重，甚至可有较重的痛经。

4. 全身症状

结核病变活跃者，可有发热、盗汗、乏力、食欲缺乏、体重减轻等症状。发热多表现为午后低热，部分患者可有经期发热。

5. 其他症状

宫颈或阴道结核患者可有白带增多、血性白带或接触性出血等症状。外阴结核者则可因溃疡而伴有阴部疼痛。

（二）体征

由于病变轻重程度及受累范围不同，体征差异颇大。约 50％的患者可无异常发现。伴有腹膜结核存在时，腹部有压痛、柔韧感或腹水征。形成包裹性积液时，可扪及不活动包块，包块多与肠管粘连，可有轻度触痛。若发育期即遭结核感染，子宫小于正常大小。随病情进展，可在附件区扪及呈索条状增粗的输卵管或大小不等、质地不均的肿块，与子宫粘连甚紧，固定而有触痛，其周围组织增厚，甚至质硬如板状。

四、辅助检查

（一）病理组织学诊断

（1）诊断性刮宫、子宫内膜病理检查：是诊断子宫内膜结核可靠而常用的方法，有重要的诊断价值。在月经期前 1～3 天进行诊断性刮宫，注意刮取子宫两侧角部的内膜，将部分组织送结核杆菌培养并做动物接种，其余部分可进行病理组织学检查。但阴性结果亦不能排除结核可能，必要时可重复刮宫 2～3 次。闭经时间长、内膜大部分破坏者可能刮不出内膜。为预防刮宫导致结核病变扩散，应在手术前后每日肌注链霉素 0.75g 各 3 天。

（2）宫颈、外阴及阴道结核均通过活检组织病理检查确诊。

（二）影像学诊断

1. B 型超声检查

发现腹水、包裹性积液、腹膜增厚、附件包块或子宫内膜受累等征象时，应警惕生殖器结核的可能。

2. X 线检查

（1）子宫输卵管碘油造影：有助于内生殖器结核的诊断。实用价值较大，造影显示内生殖器结核较典型的征象有：①子宫腔呈不同程度的狭窄或变形，边缘不规则呈锯齿状。②输卵管腔内有多处狭窄呈串珠状或管腔细小、僵直，远端阻塞。③造影剂进入子宫壁间质或宫旁淋巴管、血管。④卵巢钙化，呈环状钙化影或盆腔散在多个钙化阴影。

碘油造影检查前后肌注链霉素数日，防止病变扩散。有发热或附件炎性包块者不宜行子宫输卵管碘油造影检查。

（2）盆腔 X 线平片：发现多个散在的钙化阴影，即提示盆腔结核可能。但阴性不能排除结核。

（3）胸部 X 线片，必要时行消化道或泌尿道造影检查。

3．CT、MRI

有一定的参考价值，但无特异性。

（三）腹腔镜和宫腔镜检查

对于根据病史和体格检查高度怀疑结核性不孕但细菌学或病理学检查阴性者，可考虑行腹腔镜检查，这对经常规方法诊断困难的、非活动期结核患者尤为适用。腹腔镜用于诊断盆腔疾患直观而又准确。对于除不孕外无其他明显症状、体征的早期结核病变，其诊断价值高于内膜活检。但腹腔镜检查属于有创伤性检查，有一定的风险性，特别是盆腔、腹腔广泛粘连时更有损伤脏器之虞。故应严格掌握指征，并由有经验的医师操作。宫腔镜检查已成为多数医院诊断结核性不孕的常规手段之一，可评价宫腔和内膜情况并进行定点活检，其诊断效能较盲目诊断性刮宫大为提高。采用低压膨宫技术一般不会导致结核播散。

（四）实验室检查

1．结核菌素试验

结核菌素试验阳性表明曾经有过结核感染，其诊断意义不大。若为强阳性，则提示有活动性病灶存在，但不表明病灶部位。阴性结果亦不能排除结核病。

2．血清学诊断

活动性结核病患者血清抗体水平明显升高，其升高的程度与病变活动程度成正比，且随病情好转而恢复。特异性强的 DNA 探针技术与灵敏性高的 PCR 技术结合，形成诊断结核病的新途径。但开发敏感性与特异性俱佳的方法仍旧是个棘手问题。

3. 结核菌培养与动物接种

可用月经血或刮宫所获的子宫内膜进行结核菌培养或动物接种。但阳性率不高，耗时长，临床很少采用。

4. 其他

白细胞计数一般不高，分类计数中淋巴细胞增多。结核活动期血沉可增快，但血沉正常亦不能除外结核。

五、诊断

重症患者有典型症状、体征，诊断一般无困难。但生殖器官结核大多为慢性炎症，缺乏典型的结核中毒症状，腹胀、腹水、盆腔包块易被误诊为卵巢肿瘤、子宫内膜异位症或盆腔炎性疾病，又因临床上相对不多见，认识不足，警惕性不够，因此早期诊断很困难，误诊率可达85％。应注意详细询问病史，拓宽诊断思路。若患者对抗生素治疗无效时应怀疑生殖器结核可能。原发不孕患者伴有月经改变：经量增多、经期延长或月经稀少甚至闭经；盆腔炎久治不愈；未婚女青年有低热、盗汗、盆腔炎或腹水，皆应高度怀疑生殖器结核。既往曾患有肺结核、胸膜结核、肠结核或有结核接触史者应警惕。根据可能的病史、体征，进一步借助子宫内膜病检及子宫输卵管造影等辅助检查可明确诊断。经血和内膜组织的结核杆菌培养是诊断的"金标准"，但技术要求高、阳性率低、需时也较长。

六、鉴别诊断

临床上常需与生殖器结核鉴别的病变有以下几种。

（一）盆腔炎性疾病后遗症

既往多有急性 PID 病史，有宫腔手术史或流产史，月经量减少和闭经少见。诊断性刮宫、子宫输卵管碘油造影及腹腔镜检查有助于明确诊断。

（二）子宫内膜异位症

两者亦有很多相似之处。但子宫内膜异位症患者痛经更明显，妇科检查可在子宫后壁或骶韧带处扪及有触痛的小结节，输卵管大多通畅。

（三）卵巢种瘤

结核性包裹性积液应与卵巢囊性肿瘤鉴别。卵巢囊性肿瘤大多表面光滑、活动，再结合病程、临床表现、B超特征等予以鉴别。卵巢恶性肿瘤伴盆、腹腔转移时，患者可有发热、消瘦，检查可发现与子宫粘连的不规则肿块，可有乳头状或结节样突起，伴腹水。血清 CA125 值明显升高。此时与严重内生殖器结核或合并腹膜结核者常难以区分。诊断困难时，应及早剖腹探查，以免延误治疗。

（四）宫颈癌

宫颈结核可有乳头状增生或溃疡，出血明显，肉眼观察与宫颈癌不易区分。通过宫颈活检即可明确诊断。

七、治疗

生殖器结核一经明确诊断，不论病情轻重均应积极治疗，由于分枝杆菌的特性，对结核病的治疗应坚持长期用药。

（一）一般治疗

适当休息，加强营养，增强机体抵抗力，提高免疫功能有利于恢复。急性期有发热或重症患者需卧床休息住院治疗。

（二）预防性治疗

结核菌素试验阳性而无临床症状阶段应给予预防性治疗，可防止具有明显临床症状的活动性病例出现，又可阻止细菌的传播。可选择异烟肼每日 300mg 和维生素 B6 每日 50mg 同服，持续服用 3～6 个月。已证实异烟肼预防活动性结核的有效率为 60%～90%，甚至高达 98%。

（三）活动性结核的治疗

抗结核药物对绝大多数生殖器结核有效，是最重要的首选治疗。抗结核药疗效好、不良反应少的药物有异烟肼、利福平、乙胺丁醇、吡嗪酰胺及链霉素等，多作为初治的首选药物，称为一线药。对氨基水杨酸钠、丙硫异烟肼和卡那霉素等为二线药物。异烟肼联合利福平可治愈85％的结核患者，但对耐多药结核病无效。近年研究表明，氟喹诺酮类药物具有抗分枝杆菌活性，疗效良好。某些品种（如环丙沙星、司帕沙星、氧氟沙星和左氧氟沙星）被作为二线抗 TB 药物，在治疗耐多药结核病以及对耐受一线抗 TB 药物的患者使用中发挥着重要作用。

1. 常用抗结核药

（1）异烟肼（H）：对结核杆菌有选择性抗菌作用，对生长旺盛的结核菌有杀灭作用，能杀灭细胞内外的结核菌，但对静止期结核菌仅有抑制作用。其用量较小，疗效较好，毒性相对较低。口服吸收快而完全，生物利用度为90％，服药后1～2h血药浓度达峰值。通常每日300mg，1次顿服，需要时可肌注或静脉注射。副反应可有周围神经炎、肝损害等，多在大量或长期应用时发生。加服维生素 B630mg/d 可预防神经炎。用药时注意监测肝功能。

（2）利福平（R）：为利福霉素的半合成衍生物，是对结核菌有明显杀菌作用的全效杀菌药。对增殖期结核菌作用最强，浓度较高时对静止期结核菌亦有杀菌作用。能渗入细胞内，对吞噬细胞内的结核菌亦有杀灭作用。口服吸收迅速而完全，生物利用度90％～95％。每日 0.45～0.60g 空腹顿服。副反应轻，可有胃肠道症状、药疹热、皮疹等，少数有肝损害、粒细胞和血小板减少等。

（3）乙胺丁醇（E）：对增殖期结核菌有较强的抑制作用。口服吸收约80％，常用剂量 15～25mg/（kg·d），1次顿服。不良反应较少，大剂量长时间用药偶可见视神经炎，用15mg/（kg·d）则很少发生。

（4）吡嗪酰胺（Z）：对细胞内结核杆菌有杀灭作用，在酸性环境中杀菌作用更强。口服易吸收，每日剂量 0.75～1.50g。副反应少，可有高尿酸血症及肝毒性。

(5) 链霉素 (S): 对细胞外结核菌的杀灭作用大于对细胞内菌群的作用。其抗结核菌作用弱于异烟肼和利福平，口服不吸收，剂量 0.75g 肌注，疗程以 2～3 个月为宜，主要副反应为听觉器官及前庭功能损害，偶见肾脏损害。

2. 氟喹诺酮类药物

氧氟沙星、左氟沙星、环丙沙星等为常用药物。该类药物主要通过抑制结核菌的 DNA 旋转酶（拓扑异构酶 D）A 亚单位，从而抑制细菌 DNA 的复制和转录，达到抗菌目的。氟喹诺酮类药物对细胞内外的结核菌均有杀灭作用，且有在巨噬细胞内聚积的趋势。与其他抗结核药多呈协同或相加作用。氧氟沙星用量 300～800mg/d，口服吸收迅速，生物利用度，不良反应少。

3. 其他新型抗结核药

如利福霉素类药物中的利福喷汀、克拉霉素、阿奇霉素、罗红霉素以及近年开发的 5－硝基咪唑衍生物等均具有肯定的抗结核作用。

抗结核治疗应严格遵照"早期、联合、适量、规律、全程"的原则，制定合理的化疗方案。20 世纪 70 年代以来，短疗程方案日益盛行，其用药时间短，剂量减少，患者经济负担减轻，疗效好。大多以异烟肼、利福平和吡嗪酰胺为基础，在开始 2 个月内可加用链霉素或乙胺丁醇，进行 6～9 个月的短程化疗。

活动性结核病常用治疗方案有：①2SHRZ/4HRE，WHO 提出的短程化疗方案即每天用链霉素 (S)、异烟肼 (H)、利福平 (R)、吡嗪酰胺 (Z) 2 个月，以后用异烟肼 (H)、利福平 (R)、乙胺丁醇 (E) 4 个月。在此基础上改良的服药方法有多种。②2HRSZ/6H3R3E3，即每日用 HRSZ 2 个月后再改为 HRE，每周 3 次，用 6 个月。③2SHR/2S2H2R2/5S2H2，每天用药 SHR 2 个月，每周用 SHR 2 次 2 个月，每周用 SH 2 次 5 个月。④2SHRZ/4～6TH，每天给 SHRZ 治疗 2 个月，以后 4～6 个月给硫胺脲 (T) 和异烟肼。⑤2SHRE/4H3R3，每天链霉素、利福平、异烟肼乙胺丁醇口服，连续应用 2 个月，然后每周 3 次给予异烟肼、利福平，连续应用 4 个月。

（四）手术治好

由于药物治疗可获得满意疗效，大多数生殖器结核患者不需手术治疗。手术治疗主要适用于：①输卵管卵巢炎经药物治疗无效或治疗后又反复发作者。②多种药物耐药。③瘘管形成，药物治疗未能愈合。④怀疑有生殖道肿瘤并存。

手术范围依据患者的年龄及病灶范围而定。为求彻底治疗，一般以双附件及全子宫切除为宜，年轻患者应尽量保留卵巢功能，术前做好肠道准备，术时注意解剖关系，细心分离粘连，避免损伤邻近脏器。为了避免手术导致感染扩散，减少炎症反应所致手术操作困难，术前应给予抗结核药物 1~2 个月，术后视结核活动情况及手术是否彻底而决定是否继续抗结核治疗。若盆腔病灶已全部切除，又无其他器官结核并存者，术后再予碎结核药物治疗 1~2 个月即可。有生育要求的宫腔粘连患者可行宫腔镜下宫腔粘连松解术。

八、预防

生殖器结核多为继发性感染，原发病灶以肺结核为主，因此积极防治肺结核，对预防生殖器结核有重要意义。加强防痨宣传，新生儿接种卡介苗，3 个月以后的婴儿直至青春期少女结核菌素阴性者应行卡介苗接种。结核活动期应避免妊娠。此外，生殖器结核患者其阴道分泌物及月经血内可能有结核菌存在，应加强隔离，避免传染。

第五节　盆腔瘀血综合征

盆腔瘀血综合征（PCS）是一类由于盆腔静脉回流受阻引起以慢性下腹痛、坠胀感以及腰骶痛为主诉的妇科疾病。现已公认为盆腔瘀血综合征为引起女性慢性盆腔痛的最重要的原因之一。

一、流行病学

本病好发于生育年龄妇女，尤其是生育过的妇女，最常见于 25～40 岁妇女，未生育过的妇女有报道本病的，而绝经后妇女则罕见本病。曾报道本病发生与输卵管绝育术相关，有资料显示 60 例盆腔瘀血综合征患者中 58 例接受过输卵管绝育术，认为绝育术改变了盆腔静脉血流分布，造成了本病的发生。但由于现有关于输卵管绝育术的研究并未比较患者在术前、术后盆腔静脉血流的变化，故不能肯定其患盆腔瘀血综合征与手术直接相关。

二、病理生理

盆腔瘀血综合征的病因目前尚不明确。和男子相比，女性盆腔循环在解剖学、循环动力学和力学方面有很大的不同。任何使盆腔静脉血流出盆腔不畅或受阻的因素，均可致成盆腔静脉瘀血。它可能与盆腔静脉机械性扩张造成血流瘀滞有关，也可能与卵巢分泌激素失调有关，目前更公认的是机械因素与内分泌因素共同作用的结果。

（一）女性盆腔静脉解剖学特点

主要表现为静脉丛数量增多和构造薄弱。

1. 盆腔有丰富的静脉丛

往往数条盆腔静脉伴行一条盆腔动脉，呈丛状分布；盆腔的中等静脉如子宫静脉、阴道静脉和卵巢静脉，一般是 2～3 条静脉伴随一条同名动脉，卵巢静脉甚至可多达 5～6 条，形成蔓状静脉丛，弯曲在子宫体两侧后方，直到它们流经骨盆缘前才形成单一的卵巢静脉。

2. 盆腔静脉之间有丰富的吻合支

盆腔各静脉之间有较多的吻合支，形成蔓状静脉丛，如阴道静脉丛、子宫静脉丛、卵巢静脉丛、膀胱静脉丛和直肠静脉丛；盆腔静脉丛之间又存在纵向和横向的吻合支，例如在子宫、输卵管、卵巢静脉间有许多吻合支，在输卵管系膜内，有子宫静脉与卵巢静脉的吻合支，并形成网状的静脉分布，再与外侧的卵巢静脉丛吻合。起源于盆腔脏器黏膜、肌层及其浆膜下的静脉丛，汇集成两支以上的静脉，流向粗大的髂内静脉丛。所以盆腔脏器之间的静脉循环互相影响。一个静脉丛内血流异常会引流到其他静脉丛，通过其他静脉丛发挥代偿功能，例如，膀胱、生殖器官和直肠三个系统的静脉丛彼此相通，由于缺少瓣膜，故三者间任何一个系统的循环障碍，皆可影响到其他两个系统。而一旦失代偿，则出现盆腔瘀血综合征。

3. 盆腔静脉壁薄且缺乏瓣膜

与四肢静脉相比，盆腔静脉缺乏一层由筋膜组成的静脉外鞘，使得其弹性减低，盆腔的中小静脉只在它进入大静脉前才有瓣膜，且超过1/3 的经产妇还常有瓣膜功能不全。盆腔静脉穿行在盆腔疏松的结缔组织之中，受压后易扩张，加之盆腔静脉内血流缓慢，易发生血流瘀滞甚至逆流。

4. 卵巢静脉的解剖特点

从解剖上看，卵巢静脉有其特殊性，右侧卵巢静脉直接在肾静脉水平回流入下腔静脉，而左侧卵巢静脉丛汇总至左卵巢静脉，再流入左肾静脉。两根卵巢静脉都有非常多的交通支，而通常左侧卵巢静脉内压力高，且约 15% 缺乏静脉瓣，而右侧的约 6% 缺乏静脉瓣，故左侧更易发生静脉血流瘀滞。此外，部分患者由于腹膜后静脉解剖学变异，产生胡桃夹综合征，而引起左肾静脉高压，导致左卵巢静脉反流而致病。

（二）引起盆腔静脉血流瘀滞的原因

1. 特殊生理时期盆腔器官供血增加的需要

在某些生理情况下，例如月经期、排卵期、妊娠期，以及性生活过程中，盆腔器官充血，需要静脉引流的血液总量增多，导致盆腔瘀血。但是需指出的是：孕妇与产褥期妇女虽然盆腔静脉血流瘀滞，却很少有盆腔痛的症状。

2. 某些病理状态下的盆腔充血

例如盆腔子宫内膜异位症、盆腔炎症（尤其是慢性盆腔炎形成输卵管卵巢囊肿者），以及中、重度子宫颈糜烂、盆腔肿瘤（包括子宫肌瘤等）及盆腔手术后等，盆腔充血、盆腔血流量增加而引起盆腔瘀血。而输卵管绝育术后发生的盆腔瘀血综合征可能与实施的绝育术式是否损伤了输卵管系膜内的静脉有关。

3. 体位或呼吸变化引起盆腔瘀血

例如长期站立位、慢性咳嗽、便秘和屏气搬重物等，都会直接或间接导致中心静脉压增高，盆腔静脉扩张迂曲，引流受阻，可引起局部组织及相关器官的瘀血、水肿。

4. 雌激素的影响

在盆腔瘀血综合征的发病中雌激素起一个静脉扩张剂的作用，妊娠期间因大量雌、孕激素的影响，再加上增大的子宫对子宫周围静脉的压迫，可引起子宫周围静脉及输卵管－卵巢静脉显著扩张、增粗。故早婚、早育及孕产频繁，产后或流产后得不到适当的休息和恢复者，易患盆腔瘀血综合征。除流行病学证据外，抗雌激素治疗有一定疗效也支持该理论。

5. 精神因素

盆腔瘀血综合征的某些症状，如抑郁、忧伤、心情烦躁、易疲劳、慢性疼痛、腰痛、性感不快等，在很大程度上与患者的精神状态有关，可能系因自主神经功能紊乱的结果。但精神因素是否在盆腔瘀血综合征的发病中起作用尚存争议。

三、病理

病理诊断在盆腔瘀血综合征的诊断中并非必须，因本病而行全子宫与双附件切除术的病例也不多，相应的病理特征并不显著。大体病理所见可无特异性病变发现，子宫可表现为均匀增大，子宫肌层及浆膜下静脉瘀血，宫颈水肿增大；卵巢往往水肿；子宫静脉和卵巢静脉扩张迂曲。镜下，典型的盆腔瘀血综合征表现为：子宫内膜间质水肿，静脉充盈、扩张；卵巢一般较大，囊状，水肿样。

四、诊断

盆腔瘀血综合征的患者往往主诉多，体征有时不明显，与症状不符，缺乏特异性的临床表现，故而给诊断带来困难，并容易造成误诊。"三痛二多一少"为其临床特点，即下腹盆腔坠痛、腰背疼痛、深部性交痛；月经量多、白带增多；妇科检查阳性体征少。本病的诊断缺乏简便易行的方法，主要依据临床表现与辅助检查。

（一）临床表现

本综合征的主要特点是慢性盆腔疼痛，疼痛往往是在月经前一周就开始加重，一般为钝痛，久坐、久站、劳累，性交后更明显，月经来潮第一、二天则明显减轻。有少数患者为慢性持续性疼痛，或表现为继发性痛经，可自排卵时起，到月经末期结束。除慢性盆腔疼痛外，白带多、便秘、心情烦躁、夜梦多、多噩梦，亦为本综合征的常见症状。几乎90%以上的患者不同程度地有上述症状。部分患者还出现肠道激惹症状。此外，患者还常有月经过多，经前期乳房胀痛，经前期排便痛，以及膀胱刺激症状等。症状分述如下。

1. 慢性下腹痛

盆腔瘀血综合征患者多数表现为慢性耻骨联合上区弥漫性疼痛，或为两侧下腹部疼痛，常常是一侧较重，并同时累及同侧或两下肢，尤其是大腿根部或髋部酸痛无力，开始于月经中期，有少数患者偶尔表现为急性发作性腹痛。

2. 低位腰痛

疼痛部位相当于骶臀区域水平，少数在骶骨下半部，常伴有下腹部疼痛症状。经前期、长久站立和性交后加重。

3. 瘀血性痛经

几乎半数以上患者有此症状。特点是月经前数天即开始出现下腹痛、腰骶部痛或盆腔内坠胀痛，有的还逐渐转为痉挛性疼痛，到月经来潮的前一天或第一天最严重，月经第二天以后明显减轻。

4. 性感不快

患者可有深部性交痛，严重者可持续数天，难以忍受，以致对性生活产生恐惧或厌倦。

5. 极度疲劳感

患者往往整天感到非常疲劳，劳动能力明显下降。

6. 白带过多

一半以上的患者有白带过多的症状。白带多为清晰的黏液，无感染征。

7. 月经改变

部分患者有月经过多的改变，还有一部分患者表现为月经量反较前减少，但伴有明显的经前期乳房痛。

8. 瘀血性乳房痛

70%以上的患者伴有瘀血性乳房疼痛、肿胀，多于月经中期以后出现，至月经前一天或月经来潮的第一天达高峰，月经过后症状减轻或完全消失。有的患者乳房疼痛较盆腔疼痛为重，以至成为就诊的主诉。

9. 外阴阴道坠痛

部分患者有外阴和阴道内肿胀、坠痛感，或有外阴烧灼、瘙痒感。

10. 膀胱刺激症状

约有 1/3 以上患者在经前期有明显的尿频，常被怀疑为泌尿道感染，但尿常规检查正常。对某些症状严重的患者进一步做膀胱镜检查，可发现膀胱三角区静脉充盈、充血和水肿。个别患者由于瘀血的小静脉破裂可导致血尿。直肠坠痛：部分患者有不同程度的直肠坠感、直肠痛或排便时直肠痛，以经前期较明显，尤以子宫后位者较多见。

11. 自主神经系统的症状

绝大多数盆腔瘀血综合征患者都伴有程度不等的自主神经系统的症状，表现为心情烦躁、易激惹、情绪低落、夜梦多、枕后部痛等神经系统症状；或有心悸、心前区闷胀不适等心血管系统症状；或觉气短、腹胀及排气不畅等；或全身各处不明的酸痛不适，如肩关节痛、髋关节痛，手指发紧感，或眼球胀感等。

（二）体格检查

患者的体征与上述主观症状的严重程度不相称，腹部检查的唯一体征是压痛，多数位于耻骨联合与髂前上棘连线的中外 2/3 的范围，疼痛一般不显著，无腹肌紧张及反跳痛。大腿与臀部可有静脉曲张。妇科检查时会阴可见静脉充盈甚至曲张，阴道黏膜常有紫蓝着色，宫颈肥大、水肿，周围黏膜紫蓝着色，有时可在宫颈后唇看到充盈的小静脉，分泌物多，子宫后位，可稍大呈球形，也可正常大小；卵巢可囊性增大，子宫、宫旁有触痛是本综合征最突出的征象。部分患者自觉乳房内有硬结，但检查只是扣及乳头下方弥漫性肿大的乳腺组织，多伴有不同程度的触痛。

（三）辅助检查

1. 彩色超声多普勒

可观察子宫旁动静脉的血流信息，静脉丛的分布范围、形态，测量管径与静脉流速。由于该检查无创伤、直观、简便、重复性好，已成为诊断盆腔瘀血综合征和观察疗效的首选方法之一。

经腹二维超声检查应用较早，但由于受膀胱充盈程度、肠道气体的干扰及腹壁脂肪厚度等因素的影响，检出率较低。经阴道超声由于高频探头直接靠近宫颈，其对盆腔瘀血综合征的检出率要优于经腹超声。近年来，随着超声技术的发展，三维超声成像可对盆腔血管进行全面扫查，立体成像，通过 3D 工具对所获取的原始三维数据进行重复编辑、切割和处理，可从不同角度或空间动态观察血管分布、形态和范围，以判断盆腔静脉曲张的病疫程度。

本病典型的二维超声表现为：子宫可轻度增大，肌层内可见较细管道样不均质表现，部分病例卵巢体积增大，子宫、宫颈静脉、两侧卵巢静脉迂曲扩张；表现呈"串珠状"或"蜂窝状"无回声区；增多、迂曲、扩张的盆腔静脉呈"蚯蚓"状聚集成团，血管直径增粗。彩色多普勒血流显像（CDFI）为红、蓝相间的彩色血流团块信号，血流较缓，色彩较暗，彩色斑块之间以交通支连接形成不规则的"湖泊"样彩色斑。脉冲多普勒显示为连续、低速、无波动静脉频谱。加用能量图（CDE）能补充彩色多普勒在低速血流和取样角度不好等血流信号不佳的图像，同时能区分盆腔内血管与其他血液性病变。

2. 盆腔静脉造影

可直观显示盆腔静脉丛的轮廓，是盆腔瘀血综合征的确诊手段。

具体做法：在月经干净后 5～7 天内，使用 16 号 18cm 长穿刺针，刺入子宫底肌壁 0.4～0.6cm，然后连接到高压注射器上，以 0.7mL/min 的速度连续注射 76% 的复方泛影葡胺溶液 20mL。当造影剂注射完毕后充盈最佳时快速照片 1 张，然后每隔 20s 摄片 1 张，直到注射完毕后 60s，至少 4 张，也可以拍到盆腔造影剂完全廓清为止。

正常情况下造影剂在盆腔内的廓清时间为 20s 内，而盆腔瘀血综合征时盆腔静脉曲张，造影剂在盆腔的廓清时间延长。根据盆腔静脉造影的结果，Beard 等将盆腔瘀血综合征分为轻型和重型两类，前者卵巢静脉直径 5～8mm，造影剂廓清时间 20～40S，后者卵巢静脉直径 > 8mm，造影剂廓清时间超过 40s。另有学者将盆腔瘀血综合征分为轻、中和重三型，具体标准如下：轻型指卵巢静脉直径 10～15mm，造影剂廓清时间 20～40s；中型指卵巢静脉直径 16～20mm，造影剂廓清时间 40～60s；重型指卵巢静脉直径 > 20mm，造影剂廓清时间超过 60s。用卵巢静脉最大直径、造影剂廓清时间以及卵巢静脉丛瘀血程度等三项指标进行评分诊断盆腔瘀血综合征的敏感性和特异性分别为 91% 和 89%。

盆腔静脉造影还可以通过数字减影技术。将动脉导管插入髂内动脉，注射泛影葡胺等造影剂，录制造影显像全过程或在盆腔血管开始显像时开始拍摄第 1 张片，每 10～20s 拍摄 1 张，直到造影剂注射后 60s。两种方法的判断标准基本相同。该检查较普通的盆腔静脉造影更为清晰全面，诊断明确，但操作复杂，费用较高，故临床应用尚未推广。

有学者经比较造影与盆腔超声、MRI 及腹腔镜等检查方法后，认为造影更为经济有效。且造影除用于本病的诊断外，还可用于静脉栓塞治疗。

3. 逆行卵巢静脉造影术

该方法采用经股静脉穿刺后选择性地对双侧卵巢静脉进行造影检查，可以明确盆腔静脉的充盈程度，有学者认为，逆行卵巢静脉造影术是盆腔瘀血综合征诊断的最可靠方法，此外，它还可用于治疗。逆行卵巢静脉造影诊断盆腔瘀血综合征的诊断标准，卵巢静脉增粗扩张，直径＞10mm；子宫静脉丛扩张；卵巢周围静脉丛扩张；盆腔两侧静脉交叉明显丰富以及外阴阴道静脉丛充盈。

4. 腹腔镜检查

属微创检查，是目前诊断盆腔瘀血综合征最好的方法之一。本病在腹腔镜下的典型表现为子宫后位，表面呈紫蓝色瘀血状或黄棕色瘀血斑及浆膜下水肿，可看到充盈、曲张的子宫静脉，两侧卵巢静脉丛像蚯蚓状弯曲在宫体侧方，可以不对称，有时一侧卵巢静脉怒张呈静脉瘤样；阔韧带静脉增粗、曲张，可伴输卵管系膜血管增粗、充盈，直径可达0.8～1.0cm，举宫成前位后或可见阔韧带底部腹膜裂隙。有的裂隙较小，还有的后腹膜菲薄、裂隙较大，可见充盈、曲张的子宫静脉从裂隙处隆起膨出。但如镜检时盆部抬高，则不一定能看到上述静脉曲张的表现。

5. 断层扫描（CT）和核磁共振（MRI）

通过 CT 或 MRI 可以直接测量盆腔内大的静脉（子宫及卵巢静脉）的直径，如果单侧或者双侧卵巢静脉直径超过 7mm，则提示有盆腔瘀血综合征的可能，若同时合并临床症状或其他影像学指标，则可以做出诊断。但 CT 的主要缺陷是不能指明血流方向，但可判断静脉的管腔是否狭窄以及各交通支的分布情况。相比 CT 而言，MRI 的主要优点在于无辐射，可做动态多维显影，故而能观察到卵巢静脉的血流速度与方向。

五、预防

采取预防措施，可避免或减少盆腔瘀血综合征的发生。

(一) 提倡计划生育

早婚、早育、性生活过度及生育过多使生殖器官解剖与生理功能不能充分恢复，易引起本病。

(二) 重视体育锻炼

运动，包括产后或流产后适当进行体育锻炼，能促进静脉回流，加快血液循环，有效预防盆腔静脉瘀血。

(三) 注意劳逸结合

避免过度疲劳，对长期从事站立或坐位工作者，应开展工间操及适当的体育活动。

六、治疗

目前尚无有确切疗效的方法。治疗以前，应分析病因并认真判断病情的严重程度。轻症患者多不需用药物治疗。可针对其有关病因，给予卫生指导，使患者对本症的形成及防治有充分的理解，并通过休息和调节体位缓解盆腔血流瘀滞。重症患者需采用药物治疗，严重者酌情选用介入或手术治疗。

(一) 药物治疗

1. 孕激素

高剂量孕激素，如醋酸甲羟孕酮 30mg，口服，每天 1 次，治疗 3～6 个月，有一定疗效，但停药后往往症状复发。

2. 避孕药

可用以孕激素为主，含有低剂量雌激素的避孕药，效果尚不明确。

3. GnRH 类似物

多数报道认为，采用 GnRH 类似物可取得与孕激素治疗相当的疗效。一项土耳其开展的前瞻性随机对照试验对 47 位确诊为盆腔瘀血综合征的患者随访了一年，比较醋酸戈舍瑞林（3.6mg，皮下注射，6个月）与醋酸甲羟孕酮（30mg，口服，6个月）的疗效，发现无论在客观指标（血管造影）的改善上，还是在主观指标（如疼痛的缓解、性功能的改善，以及焦虑与抑郁的减轻）好转程度上戈舍瑞林都显著优于醋酸甲羟孕酮。但 GnRH 类似物的花费更高，且长期应用可有与雌激素水平低下相关的严重副作用，故实际应用中还需慎重。而有关应用该药更远期的随访还未见报道。

4. 中药

根据"通则不痛"的道理，采用活血祛瘀的治疗原则（如丹参、红花、川芎、当归、桃仁、蒲黄、炒灵脂等）及推拿疗法，均有一定的效果。

5. 止痛治疗

多学科的心理治疗联合镇痛治疗也是很重要的，有报道认为，醋酸甲羟孕酮联合止痛治疗更为有效。

（二）介入治疗

适合病情较重，影响日常生活，而保守治疗无效者。

1. 卵巢静脉栓塞

经股静脉或经皮向双侧卵巢静脉内注入血管硬化剂，或采用 5～15mm 的不锈钢圈进行卵巢静脉和临近扩张的盆腔静脉的栓塞，该方法创伤较小，但应由有经验的医生操作，文献报道的有效率在 60%～100%，其技术失败主要与解剖变异有关。有作者比较栓塞与全子宫加卵巢切除的疗效，发现栓塞更为有效，但该报道仅为一年内的疗效，更远期的疗效未见报道。有学者建议将其作为盆腔静脉瘀血综合征的首选治疗方法。

2. 卵巢动脉灌注

有人采用经皮腹壁下动脉穿刺，在 X 线透视下将导管远端置于卵巢动脉起始点、腰 1～2 水平，行动脉灌注。用 5% 葡萄糖 200mL＋复方丹参注射液 20mL,每日灌注 1 次,连续 15~20 天,共治疗 30 例盆腔瘀血综合征患者,其腹痛症状缓解率达 80%,优于对照组的 30%缓解率。

(三) 手术治疗

适合病情较重,影响日常生活,而药物保守治疗以及介入治疗无效者。

1. 圆韧带悬吊术、骶韧带缩短术及阔韧带裂伤修补术

用手术将后倒的子宫维持在前倾位,理论上能使肥大的子宫体及子宫颈缩小,盆腔疼痛等症状大为减轻。方法是,将圆韧带分为三段,一折三,将三段缝成一条加强的圆韧带子宫附着部,外侧端缝在腹股沟内环处。如术中发现阔韧带裂伤,还可同时进行修补,从宫颈与宫颈旁腹膜连接处开始,用 4 号丝线间断缝合逐渐向外修补。

2. 全子宫双附件切除术

对于 40 岁以上已完成生育,而又病情严重者,可以做此选择。可同时切除曲张的盆腔静脉,特别是子宫静脉及卵巢静脉,但创伤较大,有报道约 1/3 的患者术后仍有下腹痛不能缓解,提示盆腔瘀血综合征的发病仍有更复杂的因素存在。

第五章　生殖内分泌疾病

第一节　功能失调性子宫出血

功能失调性子宫出血（DUB）简称功血，是由于性腺轴功能失调，而并非器质性病变引起的异常子宫出血。无排卵性功血多见于青春期及绝经过渡期女性，有排卵性功血多见于生育期女性。

一、无排卵性功能失调性子宫出血

（一）临床表现

最常见的症状是子宫不规则出血。表现为月经周期紊乱，经期长短不一，经量多少不一。出血期间一般无腹痛或其他不适，出血时间长或多常呈贫血貌，大量出血时可导致休克。异常子宫出血包括。月经过多：周期规则，经期延长（超过 7 d），或经量过多（超过 80 mL）。子宫不规则过多出血：周期不规则，经期延长，经量增多。子宫不规则出血：周期不规则，经期延长而经量正常。月经过频：月经稀发，周期缩短，不足 21 d。

（二）病因与病理

1. 病因

正常月经是基于排卵后黄体生命期结束，雌激素和孕激素撤退，使子宫内膜功能层皱缩坏死而脱落出血。无排卵性功血好发于青春期和绝经过渡期，也可以发生于生育期。在青春期，下丘脑－垂体－卵巢轴激素间的反馈调节尚未成熟，大脑中枢对雌激素的正反馈作用存在缺陷，

FSH 呈持续低水平，无促排卵性 LH 陡直高峰形成而不能排卵；在绝经过渡期，卵巢功能不断衰退，卵巢对垂体促性腺激素的反应性低下，卵泡发育受阻而不能排卵；生育期妇女有时因应激等因素干扰，也可发生无排卵。因卵巢不排卵，导致子宫内膜受单一雌激素刺激且无孕酮对抗下持续增生，发生雌激素突破性出血或雌激素水平下降而发生撤退性出血。

2. 病理

(1) 子宫内膜增生症。①单纯型增生：镜下特点是腺体密集、腺腔囊性扩大，犹如瑞士干酪，腺上皮为单层或假复层，细胞呈高柱状，无异型性；间质也有增生，发展为子宫内膜腺癌的概率约为 1%。②复杂型增生：腺体增生明显，出现背靠背现象。腺上皮高度增生，致使间质减少。腺上皮细胞呈复层排列，但细胞无不典型性改变。发展为子宫内膜腺癌的概率约为 3%。③不典型增生：指腺体增生并有细胞不典型。表现为腺上皮细胞增生，层次增多，排列紊乱，核深染，见分裂象，核浆比例增加。此类改变不属于供血范畴。

(2) 增殖期子宫内膜：子宫内膜形态表现与正常月经周期中的增生期内膜无区别，只是在月经周期后半期甚至月经期仍表现为增生期形态。

(3) 萎缩型子宫内膜：子宫内膜萎缩菲薄，腺体少而小，腺管狭而直，腺上皮为单层立方形或低柱状细胞，间质少而致密，胶原纤维相对增多。

(三) 诊断与鉴别诊断

1. 诊断

主要依据病史、体格检查及辅助检查做出诊断。

(1) 病史：详细了解异常子宫出血的类型、发病时间、病程经过、出血前有无停经史及以往治疗经过。

(2) 体格检查：包括妇科检查和全身检查，排除生殖器官及全身性器质性病变。

(3) 辅助检查。①诊断性刮宫：适用于已婚者，可达到止血、诊断及治疗的目的。刮出物必须送病理检查。了解有无排卵及黄体功能情况应于月经前或月经来潮 6 h 内刮宫。不规则阴道出血或阴道大量出血，应随时刮宫。②B 型超声检查：了解子宫形态、内膜情况。③基础体温测定：单相型提示无排卵。④激素测定：可了解有无排卵及黄体情况。⑤凝血功能测定：除外血液系统疾病。

2. 鉴别诊断

应排除异常妊娠或妊娠并发症：如流产、异位妊娠、葡萄胎等。生殖器官肿瘤：如子宫内膜癌、宫颈癌、子宫肌瘤等。生殖器官感染：如子宫内膜炎、子宫肌炎、生殖道支原体和衣原体感染等。全身性疾病：如血液病、肝肾衰竭等。激素类药物使用不当及宫内节育器或异物引起的子宫不规则出血。

（四）处理

1. 一般治疗

对于贫血者补充铁剂、维生素 C、蛋白质，必要时输血。出血时间长者给予抗生素预防感染。

2. 药物治疗

功血的一线治疗方法。青春期及生育期无排卵性功血以止血、调整周期、促排卵为主；绝经过渡期功血以止血、调整周期、减少经量、防止子宫内膜病变为治疗原则。

（1）止血

对少量出血的患者，使用最低有效剂量性激素，减少药物不良反应。

雌激素：应用大剂量雌激素可迅速促使子宫内膜生长，短期内修复创面而止血，适用于急性大量出血时。口服结合雌激素 2.5 mg，每 4～6 h 1 次，血止后每 3d 递减 1/3 量直至维持量 1.25 mg，每日 1 次，血止后第 21d 停药。孕激素：止血机制是使雌激素作用下持续增生的子宫内膜转化为分泌期，使内膜不再增厚。停药后子宫内膜脱落较完全，可起到药物性刮宫的作用，从而达到止血效果。适用于体内有一定雌激素水平的功血患者。可使用炔诺酮 5 mg，每 8 h 1 次，血止后每 3d 递减 1/3 量直至维持量每日 2.5～5.0 mg，用至血止后第 21d 停药。

雄激素：雄激素有拮抗雌激素、增强子宫平滑肌及子宫血管张力的作用，减少盆腔充血而减少经量。适用于绝经过渡期功血，大出血时单独应用效果不佳。

联合用药：青春期和生育期功血患者，口服复方低剂量避孕药，于月经第 1 天开始，连服 21 d，停药 7 d，28 d 为 1 个周期。急性大出血者可口服复方单相避孕药，每 6～8 h 1 片，血止后第 3 天递减 1/3 量直至维持量，共 21 d 停药。

宫内孕激素释放系统：常用于治疗严重月经过多。含孕酮或左炔诺孕酮的宫内节育器放置宫腔，使孕激素在局部直接作用于子宫内膜，常能有效减少经量，有时甚至出现闭经。

（2）调整月经周期

对于青春期和生育期无排卵性功血患者，使其建立正常的月经周期及诱导正常月经的建立。对绝经过渡期患者需控制出血、预防子宫内膜增生性病变甚至子宫内膜癌的发生。

雌激素、孕激素序贯疗法：即人工周期。适用于青春期功血或生育期功血内源性雌激素水平较低者。雌激素自月经来潮第 5 天起用药，戊酸雌二醇 2 mg 或结合雌激素 1.25 mg，每晚 1 次，连服 21 d，至服药第 11d，每日加用醋酸甲羟孕酮 10 mg，连用 10 d。用药 3 个周期后，若正常月经仍未建立，应重复上述序贯疗法。

雌激素、孕激素联合法：适用于生育期功血内源性雌激素水平较高者或绝经过渡期功血者。开始即用孕激素以限制雌激素促进内膜生长作用，减少撤药性出血，其中雌激素可预防治疗过程中孕激素突破性出血。常用低剂量给药，可用口服避孕药自月经来潮第 5 天起，每晚 1 片，连服 21 d，1 周为撤退性出血间隔，连用 3 个周期为 1 个疗程。对停药后仍未建立正常月经周期者，可重复。

后半周期疗法，适用于青春期或活组织检查为增殖期内膜功血者。

（3）促排卵

主要用于有生育要求的无排卵性功血患者，可针对病因采取促排卵治疗。

3. 手术治疗

（1）刮宫术

适用于急性大出血或存在子宫内膜癌高危因素的功血患者，可起到止血和取得病理的作用。

（2）子宫内膜切除术

利用宫腔镜下电切割、激光、滚动球电凝或热疗等方法；使子宫内膜组织凝固或坏死。

（3）子宫切除术

患者经各种治疗效果不佳，无生育要求，可知情选择接备子宫切除。

二、排卵性功能失调性子宫出血

有排卵性功血较无排卵性功血少见，多发生于生育期妇女。患者能自行排卵，但黄体功能异常。常见有两种类型：黄体功能不足和子宫内膜不规则脱落。

（一）黄体功能不足

月经周期中有卵泡发育及排卵，但黄体期孕激素分泌不足或黄体过早衰退导致子宫内膜分泌反应不良和黄体期缩短。

1. 临床表现

主要表现为月经周期缩短。有时月经周期虽在正常范围内，但卵泡期延长、黄体期缩短，以致患者不易受孕或在孕早期流产。

2. 病因及病理

（1）病因

黄体健全发育的必要前提是有足够水平的 FSH 和 LH 及卵巢对 LH 的良好反应。造成黄体功能不足有多种因素：神经内分泌调节功能紊乱导致卵泡期垂体分泌 FSH 缺乏，雌激素分泌减少，从而对垂体及下丘脑正反馈不足；LH 脉冲峰值不高及排卵峰后 LH 低脉冲缺陷，导致孕激素分泌减少；卵巢本身发育不良，卵泡期颗粒细胞 LH 受体缺陷，使子宫内膜分泌反应不足。部分黄体功能不足可由高催乳素血症引起。此外，生理性因素也可出现黄体功能不足。

（2）病理

子宫内膜形态一般表现为分泌期内膜腺体分泌不良，间质水肿不明显或腺体与间质发育不同步。内膜活检显示分泌反应落后 2 d。

3. 诊断

根据月经周期缩短、不孕或孕早期时流产病史，基础体温双相型，但高温相短于 11 d；子宫内膜活检显示分泌反应至少落后 2 d，并排除引起功血的生殖器官器质性病变，即可做出诊断。

4. 处理

（1）促进卵泡发育：卵泡期使用低剂量雌激素，可协同 FSH 促进优势卵泡发育；氯米芬，可通过与内源性雌激素受体竞争性结合而促使垂体释放 FSH 和 LH，达到促进卵泡发育的目的。

（2）促进月经中期 LH 峰形成：在检测到卵泡成熟时，使用绒促性素 5 000～10 000 U 一次或分两次肌内注射，达到不使黄体过早衰退和提高其分泌孕酮的效果。

（3）黄体功能替代疗法：一般选用天然黄体酮制剂。自排卵后开始肌内注射黄体酮 10 mg/d，共 10～14 d，以补充黄体分泌孕酮不足。

（二）子宫内膜不规则脱落

1. 临床表现

主要表现为月经周期正常，但月经期延长，达 9～10 d，且出血量多。

2. 病因与病理

（1）病因

下丘脑—垂体—卵巢轴调节功能紊乱，或溶黄体机制失常，引起黄体萎缩不全，内膜持续受孕激素影响，以致不能如期完整脱落。

（2）病理

正常月经第 3～4d 时，分泌期子宫内膜已完全脱落。黄体萎缩不全时，残留的分泌期内膜与出血坏死组织及新增生的内膜混合共存。

3. 诊断

临床表现为经期延长，基础体温双相型，但下降缓慢。在月经第 5～6d 行诊断性刮宫，仍可见到分泌期内膜，病理检查作为确诊依据。

4. 处理

（1）孕激素

有生育要求者肌内注射黄体酮注射液。无生育要求者也可口服单相口服避孕药，于月经周期第 5 天开始，1 片/d，连续 21 d 为 1 个周期。

（2）绒促性素

用法同黄体功能不足，HCG 有促进黄体功能的作用。

第二节　闭经

闭经是妇产科临床的一种常见症状，表现为无月经或月经停止。习惯上将闭经分为原发性闭经与继发性闭经。原发性闭经是指女性年满 16 岁，虽有第二性征，而月经未来潮，或年满 14 岁，未出现第二性征也无月经。继发性闭经是指：按原有月经周期计算停经 3 个周期以上或正常月经建立后月经停止 6 个月。青春前期、妊娠期、哺乳期、绝经过渡期及绝经后期出现的月经不来潮称生理性闭经。下面主要讨论病理性闭经。

一、病因及分类

正常月经的建立和维持有赖于下丘脑—垂体—卵巢轴的神经内分泌调节，以及靶器官子宫内膜对性激素的周期性反应，其中任何一个环节发生障碍就会出现月经失调，甚至闭经。

(一) 子宫性闭经及隐经

子宫内膜缺如或受到破坏或对卵巢激素不能做出反应产生周期性变化，剥脱和出血，称为子宫性闭经。如子宫内膜功能完好，可以对卵巢激素做出反应，仅由于经血排出通道阻，经血不能流出，称为假性闭经，亦称隐经。

1. 米勒管发育不全综合征

米勒管发育不全综合征是由于副中肾管发育障碍引起的先天畸形。表现为原发闭经。生殖道的缺陷包括始基子宫或无子宫、无阴道。卵巢发育及功能正常，故第二性征正常，约34％的本征患者合并泌尿道畸形，12％有骨骼畸形。

2. Asherman 综合征

又称创伤性宫腔粘连。是指人工流产、中孕引产或足月分娩后以及诊断性刮宫、子宫内膜切除等手术后发生的宫腔粘连。视子宫内膜损伤后宫腔粘连的面积及程度，患者可表现为月经过少或闭经。

3. 无孔处女膜

月经初潮后因处女膜无孔，经血不能外流，渐形成阴道血肿，宫腔积血，输卵管血肿，盆腔积血。临床表现为原发闭经伴周期性下腹坠胀疼痛，进行性加重。腹部检查可扪及一触痛明显的包块，有深压痛。妇科检查可见处女膜膨出，无开口表面呈紫蓝色。

4. 阴道横膈及阴道闭锁

完全性阴道横膈及阴道闭锁因经血排出障碍，出现原发闭经，周期性下腹痛等类似于无孔处女膜的临床表现。阴道闭锁者常合并外生殖器发育不良。

(二) 卵巢性闭经

卵巢的先天性发育小全或功能缺陷，使卵巢分泌的激素水平低下或缺乏周期性变化而发生闭经。

1. 单纯性腺发育不全

患者染色体核型为46，XX或46，XY，先天性卵巢发育不全。临床表现为原发闭经，第二性征不发育或发育不良，内外生殖器一定程度地发育不良，体格发育无异常，卵巢呈条索状，内无生殖细胞或各级卵泡。

2. 卵巢抵抗综合征

又称卵巢不敏感综合征，由于卵巢的胞膜受体缺陷，不能对促性腺激素产生反应。临床表现为原发闭经，第二性征及生殖器发育不良，卵巢形态饱满，内有众多始基卵泡，少有窦状细胞。卵巢激素水平低下，促性腺激素水平明显增高，使用外源性促性腺激素很难使卵泡发育。

3. 卵巢功能早衰

40 岁前绝经者称卵巢功能早衰，表现为继发性闭经，常伴更年期症状。具低雌激素及高促性腺激素特征。卵巢内无卵母细胞或虽有原始卵泡，但对促性腺激素无反应。病因以特发性即无明确诱因的卵巢萎缩及过早绝经最常见，另外自体免疫病亦可引起本病。

4. 卵巢功能性肿瘤

产生雄激素的睾丸母细胞瘤、卵巢门细胞瘤等，由于过量的雄激素抑制下丘脑－垂体－卵巢功能而闭经。

分泌雌激素的颗粒－卵泡膜细胞瘤，因持续分泌雌激素抑制了排卵，使子宫内膜增生过长而短暂闭经。

5. 多囊卵巢

由于持续无排卵和雄激素过多引起，表现为闭经、不孕、多毛、肥胖，双侧卵巢增大，LH/FSH 比率高于正常。

（三）垂体性闭经

垂体前叶器质性病变或功能失调均影响促性腺激素的分泌，继而导致卵巢功能低落而引起闭经。

1. 席汉综合征

由于产后大出血，特别是伴有较长时间低血容量休克，引起垂体前叶缺血坏死，而造成垂体功能不全，继发垂体前叶多种激素分泌减退，出现闭经、无乳、性欲减退、毛发脱落、第二性征衰退、生殖器官萎缩，还可出现畏寒、嗜睡、低血压及基础代谢率降低。

2. 垂体肿瘤

位于蝶鞍内的腺垂体各种腺细胞可发生催乳激素腺瘤、生长激素腺瘤、促甲状腺激素腺瘤、促肾上腺皮质激素腺瘤以及无功能的，垂体腺瘤。不同类型的肿瘤可出现不同症状，但都有闭经表现，这是因为肿瘤压迫分泌细胞，使促性腺激素分泌减少所致。常见的催乳激素细胞肿瘤可引起闭经溢乳综合征。

3. 空蝶鞍综合征

因先天性或后天性原因（腺瘤手术和放射治疗）导致鞍膈不完整，使蛛网膜下腔疝入蝶鞍窝内。疝囊内积聚的脑脊液使垂体受压缩小，蝶鞍扩大，酷似空泡状。如压迫垂体柄，可出现高催乳素血症，常见症状为闭经、溢乳、不育，可伴有多种垂体激素缺乏。X线检查仅见蝶鞍稍增大；CT或MRI检查则精确显示，在扩大的垂体窝中，可见萎缩的垂体和低密度的脑脊液。

（四）下丘脑性闭经

下丘脑性闭经是最常见的一类闭经，以功能性原因为主。下丘脑弓状核含有传导神经内分泌的神经元，接受多处脑区的神经冲动，汇合成信号促使脉冲式释放 GnRH。在卵泡期为维持正常卵泡功能，约每 90 min 有一次 GnRH 脉冲频率，若脉冲式分泌模式异常，包括频率、幅度及量的变化，将导致卵泡发育障碍而闭经。

1. 假孕

患者因渴望生育而抑郁，出现闭经、乳汁分泌，自认为怀孕，还可出现早孕样反应。但一旦向患者否定了妊娠的诊断，LH、PRL 及 E2、P 水平急剧下降，月经可来潮。

2. 精神性闭经

因精神刺激应激，引起下丘脑－垂体－卵巢功能失调，导致闭经。发病机制可能是由于应激状态时，下丘脑分泌促肾上腺皮质激素释放因子亢进，使内源性阿片肽、多巴胺升高，抑制 GnRH 神经元的脉冲释放而闭经。

3．神经性厌食症

神经性厌食症是一种严重的甚至可以致死的进食行为障碍。患者为保持体型而强迫节食或因受到身体精神刺激而引起下丘脑功能失调。表现为精神性厌食，严重消瘦而闭经，GnRH 浓度降至青春期前水平，以致使性腺激素水平低下而发生闭经。

4．运动性闭经

原因是多方面的。脂肪组织是雄激素系统芳香化酶催化成雌激素的主要场所，初潮发生和月经的维持有赖于一定比例（17%～20%）的机体脂肪，体脂减少可引起闭经。此外，运动剧增后 GnRH 的释放受到抑制也可引起闭经。

（五）其他内分泌疾病

甲状腺、肾上腺、胰腺等功能紊乱也可引起闭经，常见的疾病为甲状腺功能减退或亢进；肾上腺皮质功能亢进；肾上腺皮质肿瘤。

二、诊断

闭经是一种症状，诊断时首先必须寻找引起闭经的原因，即异常发生在下丘脑－垂体－卵巢轴的哪一环节，然后再确定是何种疾病所引起。

（一）询问病史

询问闭经时间、有无诱因，伴随症状，做过什么检查及结果，药物治疗剂量用法及疗效。了解自幼生长发育过程，有无先天性缺陷或其他疾病。详细询问月经史，包括初潮年龄、第二性征、发育情况、月经周期、经期、经量等。已婚妇女需注意其生育史及产后并发症。还应询问其家族史有无类似患者，父母是否近亲结婚。

（二）体格检查

测量身高、体重，检查全身发育状况，有无畸形；有无特殊面貌、四肢与躯干比例；观察精神状况、智力发育、营养和健康状况。第二性征如毛发分布、乳房发育、有无乳汁分泌、有无喉结。妇科检查应注意内外生殖器的发育，有无先天缺陷、畸形，腹股沟区有无肿块。

（三）辅助诊断方法

1. 药物撤退试验

（1）孕激素试验

方法为肌内注射黄体酮 20 mg/d，连续 3～5d；或安宫黄体酮 10 mg/d，连续 5d，停药后 3～7d 内有阴道流血者为阳性，提示下生殖道通畅，内膜已受一定水平的雌激素影响，为Ⅰ度闭经。无阴道流血者为阴者，在排除妊娠后，提示下生殖器不正常或子宫内膜异常或体内雌激素水平低落。

（2）雌孕激素序贯试验

适用于孕激素试验阴性的闭经患者。方法为口服乙萌酚 1 mg/d 或用孕雌酮 1.25～2.5 mg/d，连续 20d，最后 3～5d，继以肌内注射黄体酮 20 mg/d，或最后 10d 给安宫黄体酮 10 mg/d，停药后 3～7d 内有阴道流血者为阳性，提示子宫内膜反应正常，为Ⅱ度闭经。若无阴道流血者为阴性，提示子宫或其内膜不正常，为子宫性闭经。

2. 内分泌检查

（1）卵巢功能检查

①靶器官反应检查：包括基础体温测定、宫颈黏液评分、阴道脱落细胞检查、子宫内膜活检或诊断性刮宫。②血甾体激素测定：做雌二醇、孕酮及睾酮测定。取样前应肯定至少 1 个月内未用过激素药物，根据检查的目的选择取血时间，结果的解释须结合临床。③卵巢兴奋试验：又称尿促性素（HMG）刺激试验。用 HMG 75～150 U/d 肌内注射，连用 4d，自开始注射第 6d 起，用上述方法了解卵巢能否产生雌激素。若卵巢对垂体激素无反应，提示病变在卵巢；若卵巢有反应，则病变在垂体或垂体以上。

（2）垂体功能检查

①血 PRL、FSH、LH 测定：多用放射免疫法。PRL 正常值为 0～20 μg/L，PRL＞25 μg/L 时称高催乳素血症。PRL 升高时应进一步做头颈 X 线摄片或 CT 检查，排除垂体肿瘤，月经周期中 FSH 正常值为

5～20 U/L，LH 为 5～25 U/L，若 FSH＞40 U/L，提示卵巢功能衰竭；若 LH＞25 U/L，高度怀疑为多囊卵巢；若 FSH、LH 均＜5 U/L，提示垂体功能减退，病变可能在垂体或下丘脑。②GnRH 兴奋试验：用以了解垂体功能减退起因于垂体或下丘脑。将 GnRH25 Mg/L 于 2mL 生理盐水静脉推注，在注入前与注入后 25，45，90，180min 分别取血以放射免疫法测定 LH、FSH，若 25min 时 LH 值较基础上升 3～5 倍，FSH 值在 45min 时上升 2～5 倍，为正常反应，提示垂体功能正常。若 LH 值上升倍数＜3，FSH 反应倍数＜2 或无反应，提示垂体功能低下。若 LH 较基础值明显升高，FSH 升高不明显，伴有 LH/FSH 比值＞3 时，GnRH 兴奋试验反应亢进者提示多囊卵巢综合征。③其他垂体激素：如生长激素的测定及功能试验，适用于闭经者身材矮小，或疑肢端肥大症，垂体无功能细胞瘤。

（3）肾上腺皮质功能检查

可测定血游离 T3、T4 及 TSH 浓度和做功能试验。

（4）甲状腺功能检查

可测空腹血糖、胰岛素浓度，做糖耐量试验。

3．影像学检查

（1）B超：可观察盆腔有无肿块，子宫形态大小及内膜厚度，卵巢大小、卵泡数目，有无肿块、腹水，动态监测卵泡发育及排卵情况。

（2）子宫输卵管造影：了解宫腔形态大小及输卵管情况，用以诊断生殖系统发育不良、畸形、结核及宫腔粘连等病变。

（3）电子计算机断层扫描（CT）或磁共振成像（MRI）：用于盆腔及头部蝶鞍区检查，有助于分析盆腔肿块的性质，诊断空泡蝶鞍、垂体微小腺瘤等。

4．宫腔镜检查

有助于明确子宫性闭经的病变性质，例如了解宫腔粘连的部位、范围、估计粘连的组织学类型及月经恢复的可能性。

5．腹腔镜检查

可直视下观察卵巢的外观，做卵巢活检可确定有无卵泡及确认卵睾，还可观察子宫的形态、卵巢肿块、输卵管及盆腔腹膜的病变。

6. 染色体检查

原发闭经患者应常见检查外周血染色体，对鉴别先天性卵巢发育不全的病因、性畸形的病因，及指导临床处理皆有意义。

三、治疗

（一）全身治疗

女性生殖器官是整体的一部分，闭经的发生与神经内分泌的调控有关。若闭经由于潜在的疾病或营养缺乏引起，应积极治疗全身性疾病，提高机体体质，供给足够的营养，保持标准体重。若闭经受应激或精神因素影响，则应耐心地心理治疗，消除精神紧张和焦虑。

（二）病因治疗

闭经若由器质性病变引起，应针对病因治疗。先天性畸形，如处女膜闭锁、阴道横隔或阴道闭锁均可手术切开或成形术，使经血畅流。诊断为结核性子宫内膜炎者，应积极抗结核治疗。卵巢或垂体肿瘤患者诊断明确后，应根据肿瘤的部位、大小和性质制订治疗方案。

（三）激素治疗

先确定患者为正常、高或低促性腺激素性闭经，据此给予不同的治疗方案。

1. 正常促性腺激素性闭经

（1）Asherman 综合征的治疗：宫腔镜下分离粘连，插入小儿导尿管持续 7d，保持通畅。

（2）大剂量雌激素和孕激素序贯治疗：即妊马雌酮 2.5 mg/d，共用 21d，甲羟孕酮 10 mg/d，共用 7d（最后 7d），共用 6 个月，以重建子宫内膜。

2. 高促性腺激素性闭经

（1）雌、激素替代治疗：适用于无子宫者。妊马雌酮 0.625～1.25 mg/d（自小剂量开始），连服 21d，停药 1 周后服用药。

（2）雌孕激素序贯治疗：妊马雌酮 0.625 mg/d，自出血第 5 天起，连服 20～22d；后 10～12d 配伍甲羟孕酮 6～10 mg/d。

以上两种疗法的目的是：①促进第二性征发育，缓解低雌激素症状。②负反馈，抑制 FSH、LH，停药后月经或能恢复，也可作为试用促排卵药的准备治疗。③防止骨质疏松及心血管疾病。

3．低促性腺激素性闭经

（1）无生育要求病例：采用周期性孕激素疗法，即甲羟孕酮 10 mg/d，连续口服 12d，每 8 周 1 次。

（2）要求生育病例：以下各种促排卵药物可单用或联合应用。治疗期间加强监测，警惕可能并发卵巢过度刺激综合征。

（四）手术治疗

针对各种器质性病因，采用相应的手术治疗。

1．生殖器畸形

如处女膜闭锁、阴道闭锁及阴道横隔，可做切开或成形术。

2．Ashenman 综合征

多采用宫腔镜下直视分离粘连，后加用大剂量雌激素和放置宫腔内节育环的治疗方法。

3．肿瘤

卵巢肿瘤一经确诊应予手术治疗；中枢神经系统肿瘤应根据肿瘤部位、大小及性质制订治疗方案。

第三节　多囊卵巢综合征

多囊卵巢综合征（PCOS）是青春期少女和育龄期妇女最常见的妇科内分泌疾病之一，据估计其在育龄期妇女中的发生率为 5%～10%。

PCOS 不但影响生殖健康，而且还引起糖尿病、高血压、子宫内膜癌等远期并发症，对健康的危害很大。但是由于 PCOS 的发病机制尚不清楚，因此现在的治疗往往都达不到根治的目的。

一、病理生理机制

关于 PCOS 发病的病理生理机制，人们做了许多研究，提出了一些假说，如促性腺激素分泌失调、性激素分泌失调、胰岛素抵抗和遗传因素等。近年又发现，脂肪细胞分泌的一些激素也可能与 PCOS 的发生有关。

（一）促性腺激素分泌失调和性激素分泌失调

卵巢合成雄激素受促性腺激素调节，LH 刺激卵泡膜细胞分泌雄激素。20 世纪 70 年代发现 PCOS 患者体内的 LH 水平异常升高，FSH 水平相对偏低，当时认为 PCOS 患者体内过多的雄激素是促性腺激素分泌紊乱的结果。

PCOS 患者体内过多的雄激素在周围组织的芳香化酶作用下转化成雌酮。与排卵正常的妇女相比，PCOS 患者体内的雌酮/雌二醇比值偏高。雌激素对促性腺激素的分泌有反馈调节作用，过去认为雌酮/雌二醇的比值不同，反馈作用也有差异。当雌酮/雌二醇比值偏高时可引起 LH 分泌增加，从而加重 PCOS 的促性腺激素分泌紊乱。

过去认为在 PCOS 患者体内，促性腺激素分泌失调和性激素分泌失调相互影响形成恶性循环是 PCOS 发病的关键，因此当时把 LH/FSH 比值作为 PCOS 的诊断标准之一。目前认为，促性腺激素分泌失调和性激素分泌失调很可能只是 PCOS 的临床表现，因此新的 PCOS 诊断标准没有考虑 LH/FSH 比值。

（二）胰岛素抵抗

胰岛素抵抗指机体对胰岛素不敏感，在正常人群中的发生率为 10%～25%，在 PCOS 妇女中的发生率为 50% 以上。在胰岛素抵抗时，机体为代偿糖代谢紊乱会分泌大量的胰岛素，从而导致高胰岛素血症。PCOS 患者往往同时存在高胰岛素血症和高雄激素血症，目前认为高胰岛素血症与高雄激素血症之间存在因果关系。

1. 在 PCOS 中高胰岛素血症引起高雄激素血症

由于人们观察到有胰岛素抵抗和高胰岛素血症的妇女常常有男性化

表现，因此考虑胰岛素可能影响雄激素代谢。

2. 高胰岛素血症引起高雄激素血症的机制

胰岛素增强细胞色素 P450c17α 的活性，从而刺激卵巢雄激素的合成。细胞色素 P450c17α 是一种双功能酶，同时有 17a-羟化酶和 17,20 裂解酶活性，是性类固醇激素合成的关键酶。在许多 PCOS 者的卵巢内，细胞色素 P450c17α 的活性显著增强。二甲双胍能抑制肝糖原的合成，提高周围组织对胰岛素的敏感性，从而减少胰岛素的分泌，降低胰岛素水平。伴有高胰岛素血症的 PCOS 者口服二甲双胍 4~8 周后，血胰岛素水平降低，细胞色素 P450c17α 的活性也显著降低，睾酮的合成也受到抑制。用控制饮食的方法改善肥胖型 PCOS 者的胰岛素抵抗做类似实验得到同样的结果。这表明 PCOS 者卵巢中细胞色素 P450c17α 活性增强可能是高胰岛素直接刺激的结果。

高胰岛素增强胰岛素样生长因子-1（IGF-1）的生物活性。IGF-1 是一种能促进合成代谢的多肽，其结构类似于胰岛素。IGF-1 的作用是由 IGF-1 受体介导的，该受体在结构和功能上类似于胰岛素受体，与胰岛素也有一定的亲和力。另外体内还存在胰岛素和 IGF-1 的杂交受体，其两条链中一条来自胰岛素受体，另一条来自 IGF-1 受体，同胰岛素和 IGF-1 均有较高的亲和力。体内大多数 IGF-1 与 IGF 结合球蛋白（IGFBP）结合，只有少部分是游离的，具有生物活性。体内共有 6 种 IGFBP，其中 IGFBP-1 是由肝脏合成的，在调节 IGF-1 活性方面最重要。

IGF-1 能直接刺激卵泡膜细胞合成雄激素，也能协同 LH 的促雄激素合成作用。许多研究证明胰岛素能通过影响 IGF-1 系统促进卵巢雄激素的生物合成，这可能是高胰岛素诱发高雄激素的机制之一。体内升高的胰岛素则竞争性地结合于 IGF-1 受体或杂交受体，发挥类似 IGF-1 的生物学效应，从而促进卵巢雄激素的合成。

更多的研究表明胰岛素主要通过影响 IGFBP-1 的合成来促进卵巢雄激素的合成，胰岛素能抑制肝脏 IGFBP-1 的合成，提高卵巢组织 IGF-1 的生物活性，促进雄激素的合成。PCOS 者血胰岛素水平升高时，血 IGFBP－1 浓度明显降低。PCOS 者胰岛素抵抗得到改善，胰岛素水平降低后，血 IGFBP－1 会相应升高。

LH 主要作用于已分化的卵泡膜细胞，促进其合成雄激素。LH 是促进雄激素合成的最重要的因子，它能增强细胞色素 P450c17α 的活性，促进雄激素的生物合成。体外实验发现胰岛素能协同 LH 促进卵巢雄激素的合成，这可能是高胰岛素血症引起高雄激素血症的又一机制。另外有学者认为胰岛素可能在垂体水平调节 LH 的分泌，从而增强卵巢雄激素的合成。

近年来的研究还表明，高胰岛素对雄激素代谢的调控不仅与直接参与卵巢雄激素的合成有关，而且还可能与影响性激素结合球蛋白（SH-BG）合成有关。SHBG 是由肝脏合成的，与睾酮有很高的亲和力，而与其他性类固醇激素的亲和力则较低。体内大多数睾酮都与 SHBG 结合，只有小部分是游离的。被组织直接利用的只是游离的睾酮，而不是与 SHBG 结合的部分。因此，SHBG 能调节雄激素的生物利用度。

胰岛素能抑制肝细胞 SHBG 的生物合成，SHBG 降低能增加游离睾酮浓度，诱发高雄激素血症。青春期性成熟过程中常伴有胰岛素抵抗和高胰岛素血症，此时女孩体内 SHBG 水平偏低。生育年龄妇女中也发现血胰岛素水平与 SHBG 水平呈负相关，高胰岛素血症患者的血 SHBG 水平显著低于胰岛素正常的正常妇女。当高胰岛素血症患者的胰岛素抵抗改善后，胰岛素水平下降，SHBG 水平也明显升高。在离体培养的肝细胞中发现，胰岛素能直接抑制 SHBG 的生物合成。

高胰岛素血症引起高雄激素血症的机制非常复杂，一些脂肪细胞分泌的激素或因子也可能参与其中，如瘦素、脂联素和抵抗素等。

（三）肾上腺皮质与 PCOS

肾上腺皮质是雄激素的又一重要来源，由于 95％以上的硫酸脱氢表雄酮（DHEAS）来自肾上腺皮质，因此临床上把 DHEAS 水平作为衡量肾上腺皮质雄激素分泌的指标。研究发现一半以上的 PCOS 患者伴有 DHEAS 的分泌增加，这提示肾上腺皮质可能在 PCOS 的发病机制中发挥一定的作用。

二、临床表现

PCOS 临床表现呈高度异质性，有月经稀发或闭经、多毛、痤疮、肥胖、黑棘皮症、多囊卵巢、不孕、LH/FSH 升高、血睾酮水平升高、血清性激素结合球蛋白（SHBG）降低和空腹胰岛素水平升高等。

（一）症状

1. 月经失调

月经失调是由排卵障碍引起的，多表现为月经稀发或闭经，少数可表现为月经频发或月经不规则。

2. 不孕

PCOS 是排卵障碍性不孕的主要病因，许多患者正是由于不孕才来就诊的。有统计表明，约 75% 的 PCOS 患者有不孕。

（二）体征

1. 肥胖

一半以上的 PCOS 患者有肥胖表现。体重指数 [BMI，体重（kg）/身高^2（m^2）] 是常用的衡量肥胖的指标。肥胖的标准为 BMI>25。

腰臀围比（WHR）＝腰围/臀围，WHR 的大小与腹部脂肪的量呈正相关。根据 WHR 可以把肥胖分为两类：WHR≥0.85 时称为男性肥胖、腹部型肥胖、上身肥胖或中心型肥胖；WHR<0.85 时称为女性肥胖、臀股肥胖、下身肥胖或外周型肥胖。PCOS 多与男性肥胖有关。

2. 多毛、雄激素性脱发和痤疮

多毛、雄激素性脱发和痤疮是由高雄激素血症引起的。多毛是指性毛过多，妇女的性毛主要分布于上唇、下唇、腋下、胸中线、腹中线和外阴，雄激素水平过高时这些部位的毫毛就会变成恒毛，临床上表现为多毛。四肢和躯干的毛发生长受雄激素的影响较少，它们主要与体质和遗传有关，这些部位的毛发增多不一定与高雄激素血症有关。约 2/3 的 PCOS 患者有多毛。

临床上多用 Ferriman-Gallway 半定量评分法（即 FG 评分）来评判多毛的严重程度。Ferriman 和 Gallway 把对雄激素敏感的毛发分为 9

个区，根据性毛生长情况，分别评 0～4 分。对每个区进行评分，最后把 9 个区的评分相加作为总评分。如果总评分＞7 分，则诊断为多毛。

雄激素性脱发为进行性头发密度减少，男女均可发生，但女性症状较轻。临床上表现为头顶部毛发变得稀疏，其病理特点是生长期毛囊与休止期毛囊比例下降，毛囊逐渐缩小，毛囊密度减少。

痤疮主要分布于面部，部分患者的背部和胸部也有较多的痤疮。痤疮是高雄激素血症的一个重要体征，不少患者因面部痤疮过多而就诊。

（三）辅助检查

1. 内分泌检查

测定血清促卵泡素（FSH）、黄体生成素（LH）、泌乳素（PRL）、睾酮、硫酸脱氢表雄酮（DHEAS）、性激素结合球蛋白（SHBG）、雌二醇、雌酮和空腹胰岛素。有月经者在月经周期的第 3～5d 抽血检测，闭经者随时抽血检测。

PCOS 患者的 FSH 在正常卵泡早期水平范围，为 3～10 IU/L。约 60% 患者的 LH 水平较正常妇女高，LH/FSH＞2.5，如 LH/FSH≥3，有助于诊断。多数患者的 PRL 水平在正常范围（＜25 ng/mL），少部分患者的 PRL 水平可轻度升高（40 ng/mL）。

妇女体内的睾酮水平往往升高，如伴有肾上腺皮质分泌雄激素过多时，DHEAS 水平也可升高。一般来说，大多数 PCOS 患者体内的睾酮水平偏高（＞0.55 ng/mL），一半患者体内的 DHEAS 水平偏高。妇女体内的大多数睾酮是与 SHBG 结合的，只有少部分是游离的。当 SHBG 水平降低时，游离睾酮会增加，此时即使总睾酮在正常范围，也可有多毛和痤疮等表现。PCOS 患者的 SHBG 水平往往较低。

PCOS 患者的雌二醇水平往往低于雌酮水平，这是过多的雄激素在周围组织中转化成雌酮的缘故。

有胰岛素抵抗的患者空腹胰岛素水平升高，大于 20 mU/L。

2. 超声检查

已常规用于 PCOS 的诊断和随访，PCOS 患者在做超声检查时常发现卵巢体积增大，皮质增厚，皮质内有多个直径为 2～10 mm 的小卵泡。

3. 基础体温（BBT）

由于患者存在排卵障碍，因此 BBT 呈单相反应。

4. 腹腔镜检查

腹腔镜下见卵巢体积增大，皮质增厚，皮质内有多个小卵泡。

（四）PCOS 临床表现的异质性

不同的 PCOS 患者，临床表现不完全相同。前面介绍的各种表现可以有多种组合，这些不同的组合均可以诊断为 PCOS。

三、诊断标准

PCOS 是一个综合征，因此严格来说没有一个诊断标准能完全满足临床诊断要求。

（一）排卵障碍的诊断

多数患者有月经稀发或继发性闭经，故排卵障碍不难诊断。如患者月经正常，则需要测定基础体温或做卵泡监测来了解有无排卵。

（二）高雄激素血症的诊断标准

多毛是指性毛异常增多，单纯的临床诊断不需要做 FG 评分。上唇、颏、胸部中线、乳头周围、下腹中线等部位出现毛发即可诊断，阴毛增多也可诊断。脱发也是高雄激素血症的临床表现，但临床上较少见。

痤疮出现也是高雄激素血症存在的标志，单纯的临床诊断不需要做 Rosenfield 评分。反复出现的痤疮是诊断高雄激素血症的有力证据。

（三）多囊卵巢的诊断

由于卵巢体积也是多囊卵巢的诊断标准之一，因此在做超声检查时应同时测定卵巢的 3 个径线。该诊断标准不适用于正在口服避孕药的妇女，因为使用口服避孕药能改变正常妇女和 PCOS 妇女的卵巢形态。如果存在优势卵泡（>10 mm）或黄体的证据，需在下个周期再做超声检查和测定基础体温。

（四）排除相关疾病

排除先天性肾上腺皮质增生、库欣综合征和分泌雄激素的肿瘤等临床表现相似的疾病，对诊断 PCOS 非常重要。当血睾酮水平＞1.5 ng/mL 时应除外分泌雄激素的肿瘤，患者有向心性肥胖、满月脸等体征时应除外库欣综合征。当环丙孕酮/炔雌醇对降低雄激素的疗效不明显时，应考虑排除 21－羟化酶缺陷引起的不典型肾上腺皮质增生症。

高雄激素血症患者常规除外甲状腺功能失调的意义有限，因为其在高雄激素血症患者中的发生率并不比正常生育年龄妇女中的发病率高。在评估高雄激素血症患者时应常规测定泌乳素，目的是排除高泌乳素血症。需要注意的是许多高雄激素血症患者的泌乳素水平可处于正常范围的上限或稍微超过正常范围。

（五）胰岛素抵抗

胰岛素抵抗在 PCOS 妇女中，无论是肥胖的还是不肥胖的，都很常见（高达 50％）。但基于以下理由鹿特丹标准并未把胰岛素抵抗列为 PCOS 的诊断标准。

（1）PCOS 妇女中所报道的胰岛素抵抗的发生率，因所使用试验的敏感性和特异性的不同以及 PCOS 的异质性而不同。

（2）缺乏标准的全球性的胰岛素分析。

（3）目前尚没有在普通人群中探查胰岛素抵抗的临床试验。公认的评估胰岛素抵抗的最佳方法是正常血糖钳夹试验，但该方法操作复杂，患者依从性差，因此只适于小样本的科学研究，不适于临床应用。

（4）目前缺少资料证明，胰岛素抵抗的指标可预测对治疗的反应，因此这些指标在诊断 PCOS 及筛选治疗方面的作用尚不明确。2003 年鹿特丹共识关于代谢紊乱筛选的总结如下。①对诊断 PCOS 来说没有一项胰岛素抵抗试验是必需的，它们也不需要选择治疗。②应该对肥胖型 PCOS 妇女做代谢综合征的筛选，包括用口服糖耐量试验筛选葡萄糖不耐受。③对不肥胖的 PCOS 妇女有必要做进一步的研究以确定这些试验的使用，尽管在胰岛素抵抗额外危险因素如糖尿病家族史存在时需要对这些试验加以考虑。

四、治疗

由于PCOS的具体发病机制尚不清楚，因此现在的治疗都达不到治愈的目的。PCOS治疗的目的是解决患者的需求，减少远期并发症。

(一) 一般治疗

对于肥胖的PCOS患者来说，控制体重是最重要的治疗手段之一。控制体重的关键是减少饮食和适当增加体育锻炼。一般来说不主张使用药物控制体重，除非患者极度肥胖。

1. 控制饮食

节食是治疗肥胖最常见的方法，优点是短时间内就可使体重下降。如果每天膳食能量缺乏5 021 kJ（1 200 kcal），10～20周后患者的体重就可以下降15%。节食的缺点是不容易坚持，为了达到长期控制体重的目的，现在不主张过度节食。刚开始减肥时，每天膳食能量缺乏2 092 kJ（500 kcal），坚持6～12个月体重可以下降5～10 kg。每天膳食缺乏418 kJ（100 kcal）时，可以保持体重不增加。

在节食的同时，还应注意食物结构。建议患者总的能量摄入不低于5 021 kJ/d，其中15%～30%的能量来自脂肪，15%的能量来自蛋白质，55%～60%来自糖类。患者应不吃零食，少吃或不吃油炸食品和含油脂高的食品，多吃蔬菜和水果。喝牛奶时，应选择脱脂牛奶或脂肪含量少的牛奶。另外，每天的膳食还应保证提供足够的维生素和微量元素。

2. 增加体力活动

体力活动可以消耗能量，因此对控制体重有帮助。为降低体重，患者每天应坚持中等强度的体育锻炼60min。如果做不到上述要求，那么适当增加体力活动也是有意义的。步行或骑自行车1h，可以消耗能量251～836 kJ（60～200 kcal）。

每天坚持体育锻炼对很多人来说不现实。但是，每天适当增加体力活动还是可行的。为此建议患者尽量避免长时间的久坐少动，每天坚持有目的的步行30～60min（有条件的可以做中等强度的体育锻炼），这对控制体重很有帮助。

体重减少 5%～10% 后，患者有可能恢复自发排卵。体重减轻对改善胰岛素抵抗和高雄激素血症也有益，临床上表现为空腹胰岛素、睾酮水平降低，SHBG 水平升高，黑棘皮症、多毛和痤疮症状得到改善。另外，控制体重对减少远期并发症，如糖尿病、心血管疾病、子宫内膜癌等也有帮助。

（二）治疗高雄激素血症

高雄激素血症是 PCOS 的主要临床表现。当患者有高雄激素血症，但无生育要求时，采用抗高雄激素血症疗法。有生育要求的患者，也应在雄激素水平恢复正常或下降后，再治疗不孕症。

1. 螺内酯

螺内酯又名安体舒通。该药原本用作利尿剂，后来发现它有抗雄激素的作用，所以又被用于治疗高雄激素血症。治疗方案：螺内酯 20 mg，每天 3 次，口服，最大剂量每天可用至 200 mg，连续使用 3～6 个月。在治疗的早期患者可能有多尿表现，数天以后尿量会恢复正常。肾功能正常者一般不会发生水和电解质的代谢紊乱。如果患者有肾功能损害，应禁用或慎用该药。在使用螺内酯时，往往会出现少量、不规则出血。由于螺内酯没有调节月经的作用，因此如果患者仍然有月经稀发或闭经，须定期补充孕激素，以免发生子宫内膜增生症或子宫内膜癌。

2. 复方口服避孕药

PCOS 的雄激素主要来自卵巢，卵巢分泌雄激素的细胞主要是卵泡膜细胞。LH 能刺激卵泡膜细胞分泌雄激素，当 LH 水平降低时，卵泡膜细胞分泌的雄激素减少。复方口服避孕药能负反馈地抑制垂体分泌 LH，减少卵巢雄激素的分泌，因此可用于治疗多毛和痤疮。另外，复方口服避孕药还有调整月经周期的作用。

（1）复方甲地孕酮片：又称避孕片 2 号，每片含甲地孕酮 1 mg、炔雌醇 35 μg。治疗方案：从月经周期的第 3～5d 开始每天服用 1 片，连服 21d 后等待月经来潮。

（2）复方去氧孕烯片：为短效复方口服避孕药，每片复方去氧孕烯片含去氧孕烯 150μg、炔雌醇 30 μg。治疗方案：从月经周期的第 3～5d 开始每天服用 1 片，连服 21d 后等待月经来潮。

3．地塞米松

地塞米松为人工合成的长效糖皮质激素制剂，它对下丘脑－垂体－肾上腺皮质轴有负反馈抑制作用，对肾上腺皮质雄激素的分泌有抑制作用。如果患者体内的 DHEAS 水平升高，提示肾上腺皮质来源的雄激素增多，可给予地塞米松治疗。一般情况下较少使用地塞米松，往往在氯米芬疗效欠佳且 DHEAS 升高时才使用地塞米松。方法：地塞米松 0.5～0.75 mg/d。一旦确诊怀孕，应立即停用地塞米松。为了避免肾上腺皮质功能受到抑制，地塞米松治疗时间一般不超过 3 个月。

4．非那雄胺

非那雄胺是 20 世纪 90 年代研制开发的新一类Ⅱ型 5a－还原酶抑制剂，其结构与睾酮相似，临床上主要用于治疗前列腺疾病，近年也开始用于治疗女性高雄激素血症。非那雄胺每片 5 mg，治疗前列腺增生时的剂量是 5 mg/d，女性用药的剂量需要摸索。

5．氟他胺

氟他胺为非类固醇类雄激素受体拮抗剂。临床证据表明，其抗高雄激素血症的疗效不亚于螺内酯。用法：氟他胺 250 mg/次，每天 1～3 次。抗雄激素治疗 1～2 个月后痤疮体征就会得到改善，6～12 个月后多毛体征得到改善。在治疗高雄激素血症时，一般至少治疗 6 个月才停药。在高雄激素血症改善后，改用孕激素疗法。患者往往在停止抗高雄激素血症治疗一段时间后又复发，复发后可以再选用抗高雄激素疗法。有学者认为没有必要在高雄激素血症缓解后仍长期使用抗高雄激素疗法。

第四节　痛经

痛经是指在月经前、后月经期出现下腹疼痛、坠胀，伴腰酸或其他不适，影响正常生活。痛经常发生在年轻女性，其疼痛常为痉挛性。痛经分为原发性和继发性两种，原发性痛经是指痛经不伴有明显的盆腔疾患，又称为功能性痛经；继发性痛经是由于盆腔疾病导致的痛经，又称为器质性痛经，常见于子宫内膜异位症、子宫腺肌病、生殖道畸形、慢性盆腔炎、宫腔粘连及子宫肌瘤等疾病。

一、原发性痛经

（一）病因及发病机制

1. 子宫收缩异常

正常月经周期，子宫的基础张力<1.3 kPa（10 mmHg），活动时压力不超过16 kPa（120 mmHg），收缩协调，频率为每10min3～4次；痛经时，子宫基础张力升高，活动时压力超过16～20 kPa（120～150 mmHg），收缩频率增加并变为不协调或无节律的收缩。子宫异常活动的增强使子宫血流减少，造成子宫缺血，导致痛经发生。研究表明，有些异常的子宫收缩与患者主观感觉的下腹绞痛在时间上是吻合的。引起子宫过度收缩的因素有前列腺素、血管加压素、缩宫素等。

2. 前列腺素的合成与释放异常

许多研究表明，子宫合成和释放前列腺素（PG）增加是原发性痛经的重要原因。$PGF2\alpha$ 使子宫肌层及小血管收缩，与痛经发生关系最密切。在正常子宫内膜，月经前期合成 $PGF2\alpha$ 的能力增强，痛经患者增强更为明显；分泌期子宫内膜 PG 含量多于增殖期子宫内膜，痛经患者经期内膜、经血内及腹腔冲洗液中 PG 浓度明显高于正常妇女；月经期 PG 释放主要在经期第 48h 以内，痛经症状则以此段时间最为明显。静脉输入 $PGF2\alpha$，可以模拟原发性痛经的主要症状如下腹痉挛性疼痛、恶心、腹泻及头痛等。PGF2aR 中期引产时引起的症状与原发性痛经的临床表现十分相似而证实了这一点。PGE2 和前列环素 PGI2 可以使子宫松弛，二者浓度的减低可能与痛经有关。最有利的证据是 PG 合成酶抑制药（PGSI）如非甾体类抗炎药可使本病患者疼痛缓解。

3. 血管加压素及缩宫素的作用

血管加压素是引起子宫收缩加强、子宫血流减少的另一种激素。女性体内血管加压素的水平，与雌孕激素水平有一定的关系。因为神经垂体受雌激素刺激可释放血管加压素，这种作用可以被孕激素抵消。在正常情况下，排卵期血管加压素水平最高，黄体期下降，直至月经期。原发性痛经女性晚黄体期雌激素水平异常升高，所以在月经期血管加压素水平高于正常人 2～5 倍，造成子宫过度收缩及缺血。

以往认为缩宫素与痛经关系不大，但近来研究证实，非孕子宫也存在缩宫素受体。给痛经女性输入高张盐水后，血中缩宫素水平也升高。血管紧张素胺和缩宫素都是增加子宫活动导致痛经的重要因素。它们作用的相对重要性，取决于子宫的激素状态，血管紧张素胺也可能影响非孕子宫的缩宫素受体。用缩宫素拮抗药竞争性抑制缩宫素和血管紧张素胺受体，可以有效缓解痛经。

4. 神经与神经递质

分娩后痛经症状会减轻或消失这一现象，过去一直认为是子宫颈管狭窄这一因素在分娩得到解除所致，可是即使是剖宫产后，痛经也能好转。这一事实引起研究神经的学者们的关注，实验证明，荷兰猪子宫上的神经在妊娠后会退化；人类妊娠期子宫去甲肾上腺素水平也低下，即使分娩后子宫的交感神经介质再生，其去甲肾上腺素浓度也不能达到妊娠前水平，所以痛经的症状减轻或消失。

5. 其他因素

（1）精神因素

有关精神因素与痛经的关系，争论较大。有人认为，痛经妇女精神因素也很重要。痛经女性常表现为自我调节不良、抑郁、焦虑和内向，很多研究表明，抑郁和焦虑等情绪因素影响痛经，但情绪因素如何参与痛经的发生，机制尚不明确；也有人认为精神因素只是影响了对疼痛的反应而非致病因素。

（2）宫颈狭窄

子宫颈管狭窄或子宫极度前屈或后屈，导致经血流出受阻，造成痛经。用 CO_2 通气法进行研究，结果显示痛经患者子宫峡部的张力高于正常妇女。

（3）免疫因素

痛经患者的免疫细胞和免疫反应发生改变，淋巴细胞增殖反应下降，血中单核细胞 β-内啡肽水平升高。认为痛经是一种反复发作性疾病，形成了一种身体和心理的压力，从而导致免疫反应的改变。关于痛经与免疫之间的关系还有待于进一步的研究。

（二）临床表现

原发性痛经的临床特点是：①青春期常见，多在初潮后 6~12 个月发病，这时排卵周期多已建立，在孕激素作用下，分泌型子宫内膜剥脱时经血的 PG 含量显著高于增殖型内膜经血中浓度。无排卵月经一般不发生痛经。②痛经多自月经来潮后开始，最早出现在经前 12 h；行经第 1 天疼痛最剧，持续 2~3 d 缓解；疼痛程度不一，重者呈痉挛性；部位在耻骨上，可放射至腰骶部和大腿内侧。③有时痛经伴有恶心、呕吐、腹泻、头晕、乏力等症状，严重时面色发白、出冷汗，与临床应用 PG 时引起胃肠道和心血管系统平滑肌过强收缩的不良反应相似。④妇科检查无异常发现。

（三）诊断及鉴别诊断

诊断原发性痛经，主要是排除盆腔器质性病变的存在。完整的采取病史，做详细的体格检查，尤其是妇科检查，必要时结合辅助检查，如 B 超、腹腔镜、宫腔镜、子宫输卵管碘油造影等，排除子宫内膜异位症、子宫腺肌症、盆腔炎症等，以区别于继发性痛经。另外，还要与慢性盆腔痛区别，后者的疼痛与月经无关。

关于疼痛程度的判定，一般根据疼痛程度对日常生活的影响、全身症状、止痛药应用情况而综合判定。轻度：有疼痛，但不影响日常生活，工作很少受影响，无全身症状，很少用止痛药；中度：疼痛使日常生活受影响，工作能力亦受到一定影响，很少有全身症状，需用止痛药且有效；重度：疼痛使日常生活及工作明显受影响，全身症状明显，止痛药效果不好。

（四）治疗及预防

原发性痛经的预防在于注意锻炼身体，增强体质，保持乐观态度，树立健康的人生观。治疗以对症治疗为主，药物治疗无效者，亦可采取手术治疗，中医中药也常能显效。

1. 一般治疗

对原发性痛经患者进行必要的解释工作十分重要，尤其是对青春期少女。讲解有关的基础生理知识，阐明"月经"是正常的生理现象，帮助患者打消顾虑，有助于减轻患者的焦虑、抑郁及痛经的程度。痛经重时可以卧床休息，或热敷下腹部，注意经期卫生。可以应用一般非特异止痛药，如水杨酸盐类，有解热镇痛的作用。

2. 口服避孕药

有避孕要求者，可采用短效口服避孕药抑制排卵达到止痛的效果。口服避孕药可有效治疗原发性痛经，使 50％的患者痛经完全缓解，40％明显减轻。口服避孕药可抑制内膜生长，降低血中前列腺素、血管紧张素胺及缩宫素水平，抑制子宫活动。原发性痛经妇女，子宫活动增强部分是由于卵巢激素失衡，可能是黄体期或月经前期雌激素水平升高所致，雌激素可以刺激 PGF2a 和血管紧张素胺的合成、释放。口服避孕药可能通过改变卵巢激素的失衡状态，抑制子宫活动。

3. 前列腺素合成酶抑制药

对于不需避孕或口服避孕药效果不好者，可以用非甾体抗炎药（NSAID），它是前列腺素合成酶抑制药，通过阻断环氧化酶通路，抑制 PG 合成，使子宫张力和收缩性下降，达到治疗痛经的效果。由于效果好（有效率 60％～90％），服用简单（经期用药 2～3 d），不良反应少。NSAID 不仅可以减轻疼痛，还可以减轻相关的症状，如恶心、呕吐、头痛、腹泻等。

一般于月经来潮、疼痛出现后开始服药，连服 2～3 d，因为前列腺素在经期的初 48 h 释放最多，连续服药的目的是纠正月经血中 PG 过度合成和释放的生化失调。如果不是在前 48 h 连续给药，而是疼痛时临时间断给药，难以控制疼痛。经前预防用药与经后开始用药，效果相似。如果开始服药后最初几小时仍有一定程度的疼痛，下一个周期的首剂量需加倍，但维持量不变。

NSAID 常用药物及用法：吲哚美辛 25 mg，每日 3 次；氟芬那酸 100～200 mg，每日 3 次；甲芬那酸 250～500 mg，每日 4 次；萘普生 200 mg，每日 2 次；酮洛芬 50 mg，每日 3 次；吡罗昔康 20 mg，每日 1 次；双氯芬酸 25 mg，每日 3 次。禁忌：胃肠道溃疡，对阿司匹林或相似药物过敏者。

4. 钙离子通道阻滞药

硝苯地平可以明显抑制缩宫素引起的子宫收缩，经前预服 10 mg，每日 3 次，连服 3～7 d 或痛经时舌下含服 10～20 mg，均可取得较好效果，该药毒性小，不良反应少，安全有效，服药后偶有头痛。

二、继发性痛经

继发性痛经常与盆腔器质性疾病有关，如子宫内膜异位症、子宫腺肌症、盆腔感染、子宫内膜息肉、子宫黏膜下肌瘤、宫腔粘连、宫颈狭窄、子宫畸形、盆腔充血综合征、宫内节育器等。首次常发生在初潮后数年，生育年龄阶段多见。常有不同的症状，伴腹胀、下腹坠，牵引痛常较明显。疼痛常在月经来潮前发生，月经前半期达高峰，以后减轻，直至结束。但子宫内膜异位症的痛经也有可能发生在初潮后不久。盆腔检查及其他辅助检查常有异常发现，可以找出继发痛经的原因。治疗主要是针对病因进行治疗。

第五节　经前期综合

经前期综合征（PMS）是指反复发生在经前，影响妇女日常生活和工作，涉及身体和精神两方面的症候群。月经来潮后，症状自然消失。最多见于 30～40 岁的妇女，发生率 30％～40％。值得提出的是，绝大多数妇女在经前期都会有生理改变，但只有对日常生活产生了不良影响的才称为 PMS。

一、病因

PMS 的各种症状周期性地发生于排卵周期的晚黄体期。其病因尚不十分清楚，可能与以下因素有关。

（一）精神社会因素

严重的 PMS 都有明显的精神症状。不少学者提出精神社会因素引起身心功能障碍可引起 PMS。患者的精神心理与社会环境因素之间的相互作用参与了 PMS 的发病。

（二）内分泌因素

由于孕激素水平不足，雌激素相对过高，雌孕激素比例失调，引起水钠潴留，从而出现体重增加等征象。

（三）神经类阿片肽

异常神经类阿片肽随月经周期而变化。PMS 妇女在黄体后期循环中类阿片肽水平异常下降，表现为内源性类阿片肽撤退症状，影响精神、神经及行为方面的变化，从而引起 PMS。

（四）前列腺素的作用

前列腺素可影响水钠潴留、精神、行为、体温调节及许多 PMS 的有关症状。前列腺素合成抑制药能改善 PMS 的身体症状。

（五）维生素 B6 缺陷

可能也是造成 PMS 的原因之一。

二、临床表现

为周期性发生的系列异常征象。多见于 25～45 岁妇女。常因家庭、工作等问题而激发。典型的 PMS 症状常在经前 1 周开始，逐渐加重，至月经前 2~3 d 最为严重。月经开始后突然消失，也有的要持续至月经的第 3~4d。

PMS 症状严重程度不一。可分为 2 类：①精神症状：如焦虑、抑郁、失眠、健忘、易怒不能自制等。②身体症状：包括水钠潴留、疼痛（如经前头痛、乳房胀痛、盆腔痛、肠痉挛性疼痛等）和低血糖症状（如食欲增加、喜甜食等）。

三、诊断

经前期综合征即没有能供诊断的特定病征，也没有特殊的实验室诊断指标。诊断的基本要素是确定经前症状的严重性以及月经来潮后缓解的情况。不在经前发生的症状不属于 PMS。根据在经前期周期性出现的典型症状，可以做出诊断。但需要与轻度精神病及心、肝、肾等疾病引起的水肿鉴别。

四、治疗

（一）精神治疗

首先应予以心理安慰与疏导，帮助患者调整心理状态，认识疾病和建立勇气及自信心，使之精神松弛，重新控制生活。

（二）饮食

不良的饮食结构会加重 PMS 的症状。在经前有症状时摄入高糖类和低蛋白饮食、限制盐和咖啡、补充维生素和微量元素，有助于改善 PMS 的症状。

（三）药物治疗

适用于一般治疗无效的患者。

1. 性激素

（1）孕激素

长期以来一直使用孕激素作为治疗 PMS 的药物，但是，近年的一些较大规模的研究并没有证实其有效性,可能在将来会废弃这种治疗方式。

(2)口服避孕药

虽然有用口服避孕药治疗 PMS,但是其有效性同样不能确定,甚至有研究认为该药会加重 PMS 的症状。

2. 抗抑郁药

用 5-羟色胺类的抗抑郁药,如氟西汀、氯丙咪嗪等,能有效减轻 PMS 的精神症状和行为改变。于黄体期用药,20 mg,1~2 次/日,不超过 3 个周期。

3. 抗焦虑药

适用于有明显焦虑及易怒的 PMS 患者。阿普唑仑就是一种效果良好的抗焦虑药物,经前开始应用,0.25 mg,2~3 次/日,逐渐递增,每天 4 mg 为最大量,一直用到月经来潮的第 2~3d。

4. 溴隐亭

对乳房胀痛伴高泌乳素血症者,在后半周期给予溴隐亭 1.25~2.5 mg 口服,可使 90%患者症状缓解。

5. 维生素 B6

可调节自主神经系统与下丘脑-垂体-卵巢轴的关系,还可抑制泌乳素的合成。口服 100 mg/d 可改善症状,不可过量服用。

6. 螺内酯(安体舒通)

螺内酯是一种醛固酮受体拮抗药,具有利尿和抑制血管紧张素功能的作用。可以减轻水钠潴留症状,对精神症状也有效。

(四)手术治疗

适用于药物治疗无效、年龄较大的妇女,用手术或放疗的方法消除卵巢的功能,造成人为的绝经。这种方法能够成功地治疗顽固性 PMS,但这是最后治疗手段的选择。

第六节　绝经综合征

绝经指月经完全停止 1 年以上。绝经标志妇女月经的终结，是每一个妇女生命过程中必经的阶段。绝经提示卵巢功能衰退，生殖能力终止。这是一个渐进的过程，称之为绝经过渡期，即指从接近绝经出现与绝经有关的内分泌、生物学和临床特征起至绝经 1 年内的时间。绝经过渡期多逐渐发生，表现出不同程度的内分泌、躯体和心理方面的变化。有一部分妇女可出现一系列性激素减少所致的躯体及心理症状，称为绝经综合征。

一、围绝经期的变化

在绝经过渡期，会发生相互关联的几个变化，主要是卵巢的改变及内分泌的变化，并由此引发的靶组织如泌尿生殖道的改变，由上述变化引起的临床症状和心理问题，为此寻求医疗帮助。

绝经过渡期的最早变化是卵巢功能衰退，然后才表现为下丘脑和垂体功能退化。此时卵巢逐渐停止排卵，雌激素分泌减少，而促性腺激素分泌增多。

（一）卵巢的变化

作为卵巢的基本结构和功能单位的卵泡不可逆的减少是绝经发生的原因。当卵泡减少时，卵巢形态有相应的老化改变。卵巢体积逐渐缩小。组织切片会发现未见或少见原始基卵泡，以间质组织为主，内部为多纤维结构。卵巢的生殖功能随之大大降低。在生育力下降的同时，月经周期也变得不规律。卵巢的内分泌功能也衰退，表现为孕激素不足，合成和分泌雌激素的能力也降低。

（二）内分泌改变

1. 性激素

围绝经期由于卵巢功能衰退，雌激素分泌减少，孕激素分泌停止。

卵巢间质虽然能分泌雄激素，但由于卵巢内缺乏芳香化酶，不能在卵巢内转化为雌激素，因此绝经后妇女体内只有低水平的雌激素。其中雌酮均值高于雌二醇均值，，这是与育龄期妇女不同的特征性变化。

2. 促性腺激素

绝经后由于雌激素水平下降，反馈性引起垂体释放 FSH 和 LH 增加。其中以 FSH 升高更加显著。

3. 泌乳素

绝经后雌激素降低，对下丘脑的抑制功能降低，下丘脑分泌泌乳素抑制因子增加，使泌乳素浓度降低。

4. 促性腺激素释放激素

绝经后 GnRH 的分泌增加与 LH 相平行，说明下丘脑与垂体之间仍保持较好的功能。

5. 抑制素

最近研究指出抑制素与卵巢功能开始衰退有密切联系。抑制素抑制 FSH 分泌。当卵巢开始老化时，血 E2 还未降低，抑制素就已经开始下降，使 FSH 升高。因此，抑制素比 E2 更能反映卵巢的功能。绝经后抑制素很低，难以测得。

二、临床表现

(一) 月经紊乱

绝经前 50％以上妇女出现月经紊乱，多为月经周期不规则，持续时间长及月经量增加，为无排卵性月经。多数妇女经历不同类型和时期的月经改变后，逐渐进入闭经，少数妇女可能突然闭经。闭经超过 1 年即为绝经。

(二) 全身症状

1. 潮热

这是绝经过渡期最常见的症状。面部和颈部皮肤阵阵发红，伴有阵热、出汗。持续数秒至 30 min 不等。因常发生在夜间而影响睡眠，由此引起疲乏、注意力不集中、记忆力下降等症状。轻者数日发作 1 次，重者每日发作数次至数十次。这是血管舒缩功能不稳定造成的，雌激素降低是其重要原因。

2. 精神神经症状

围绝经期妇女多易怒，焦虑不安或情绪低落，多疑，自信心降低，注意力不集中，抑郁寡欢，不能自制。但是个体之间的差异较大，可能与雌激素降低的速度及量，个体对身体变化的耐受性和衰老的心理影响及对生活改变的情绪反应均有关系。

3. 泌尿生殖系统症状

盆腔松弛；乳房萎缩、下垂；尿道与膀胱黏膜变薄，括约肌松弛，常有尿失禁，易发生泌尿系炎症。

4. 心血管系统的症状

表现为血压升高或血压波动，心悸或心律失常，这些症状均与雌激素下降有关，在补充雌激素后能有所改善。绝经后妇女还易发生动脉粥样硬化、心肌缺血、心肌梗死、高血压和脑卒中，因绝经后雌激素水平下降，使血胆固醇水平升高，各种脂蛋白增加，而高密度脂蛋白/低密度脂蛋白比率降低。

5. 骨质疏松

绝经后妇女骨质吸收速度快于骨质生成，促使骨质丢失变得疏松，围绝经期过程中约 25% 妇女患有骨质疏松症，其发生与雌激素下降有关。雌激素可促进甲状腺分泌降钙素，降钙素是一种强有力的骨质吸收抑制物，对骨骼有保护作用，因此，雌激素不足使骨质吸收增加。此外，甲状旁腺激素是刺激骨质吸收的主要激素，绝经后由于甲状旁腺功能亢进，或由于雌激素不足使骨骼对甲状旁腺激素的敏感性增强，导致骨质吸收增加。骨质疏松可造成脊柱骨骼压缩使身高变矮，严重者易发生股骨颈或桡骨远端骨折。骨质疏松是一种无法逆转的变化，因此预防的意义远大于治疗，且应于 30 岁后就开始。

6. 皮肤和毛发的变化

皮肤和毛囊都是雌激素的靶器官。雌激素不足使皮肤胶原纤维丧失，皮肤皱纹增多；皮肤变薄、干燥甚至皲裂；皮肤色素沉着，出现斑点；皮肤营养障碍易发生围绝经期皮炎、瘙痒、多汗、水肿；暴露区皮肤经常受日光刺激易得皮肤癌。绝经后全身骨骼肌肉疼痛与皮肤、肌肉及骨骼的胶原降低有关。绝经后妇女大多数出现毛发分布改变，形成轻度胡须，腋毛、阴毛有不同程度丧失；躯体和四肢毛发增多或减少，偶有轻度脱发。

三、诊断

典型的潮热症状是绝经过渡期的特征性症状，是诊断的重要根据。如果伴有月经改变，症状发生在 40 岁左右，诊断较为容易。但需要注意并发的疾病。如果没有典型的潮热的症状，诊断必须慎重，一般应先排除器质性病变，或确定是否并发器质性疾病。如甲状腺疾病、神经精神疾病等。

四、治疗

（一）一般治疗

绝经过渡期有神经精神症状者要给予心理治疗，必要时可选用适量的镇静药促进睡眠。谷维素有助于调节自主神经功能，口服 20 mg，3/d。为预防骨质疏松，要坚持体格锻炼，增加日晒时间，摄入足量蛋白质及含钙丰富食物，并适当补充钙剂。

（二）月经紊乱的处理

1. 月经频发的处理

如果单纯的月经频发，不影响健康，可不处理。但如果出血时间延长，或出血量多，用一般止血药无效，子宫内膜明显增厚时，可采用孕激素治疗以控制出血周期。如甲羟孕酮，6～10 mg/d，或妇康片，每天 8～10 片（每片 0.625 mg），于月经周期第 5 天开始，连用 20 d。

2. 月经稀少

月经周期延长并常伴有经血量少，是停经前常见的月经变化，如能排除病理变化，为绝经过渡期无排卵引起，定期加用孕激素，使增生的子宫内膜转化为分泌期，撤退后内膜随月血排出即可。

3．不规则子宫出血

在出血期间应进行诊断性刮宫术，以排除器质性病变，并且确定子宫出血的原因，并针对病因进行治疗。

（三）激素替代治疗（HRT）

主要是补充雌激素，但此期间体内雌激素也在波动，补充雌激素的剂量和时间要因人而异，而且要取得患者的良好配合。原则上选用天然雌激素，并且要使用对患者有效的最小剂量。

1．常用的药物

国产的尼尔雌醇，为长效雌三醇衍生物。每 15 d 至 1 个月口服 1 次，每次 1～2 mg，服用 3～6 个月时应给予黄体酮撤退出血，或者可以采用皮贴剂，每日释放 25 μg 雌二醇，还有阴道给药、皮下埋植等途径，可有效控制潮热、多汗、阴道干燥和尿道感染。但是有子宫的妇女，长期服用雌激素增加子宫内膜癌的危险，必须定期服用孕激素。

2．用药时间

（1）短期给药

用药的目的是解除围绝经期症状，待症状消失后即可停药。

（2）长期用药

用于防治骨质疏松，必须持续 5 年以上，甚至终身。但是一定要定期复查，防止长期应用性激素引起其他疾病，如子宫内膜癌、乳腺癌等。

3．用药方法

一般应雌、孕激素联合使用，防止子宫内膜增生过长或子宫内膜癌。即模拟自然周期，产生撤退性出血。于月经周期的第 1～25 天用雌激素，第 16～25d 用孕激素，每周期停药，等月经来潮再开始下一周期的治疗。现在有很多这方面的制药可供选择。

4．不良反应和危险性

雌激素受体广泛存在于身体各个部位，因此雌激素对身体许多部位都会产生影响。长期应用（一般指超过 5 年）雌激素可能产生不良后果，尤其是在 HRT 治疗初期，单一使用雌激素有使子宫内膜癌、乳腺癌增加的危险，日后在使用安全剂量的孕激素拮抗雌激素对子宫内膜的持续增殖作用后，使癌变的发生率大大减少。因此，对 HRT 治疗的总评价是益处占绝大部分。然而，近年又有人对 HRT 质疑，认为 HRT 治疗有增加心血管发病率的危险。国内权威专家认为，增加心血管病危险的因素在于孕激素拮抗的比例过高所致。总之，对此问题，应持慎重态度，除对骨质疏松症患者的续用时间宜较长以外，其他情况者应采用适当的药物剂量和时间。

（四）其他药物治疗

1. 钙剂和维生素 D

有许多钙剂可以选择，应注意其能否被顺利的吸收，同时注意补充维生素 D，帮助钙的沉积，使钙吸收完全。

2. 降钙素

降钙素是作用很强的骨吸收抑制药，可缓解骨痛，稳定和增加骨量。

3. 双磷酸盐类

可抑制破骨细胞，有较强的抗骨吸收的作用，从而提高骨密度。

第七节　高泌乳素血症

机体受到内外环境因素（生理性或病理性）的影响，血中催乳激素（PRL）水平升高，其升高值达到或超过 30 ng/mL 时，称高泌乳血症（HPRL）。发生高泌乳血症时，除有泌乳外常伴性功能低下，女性则有闭经不孕等表现。若临床上妇女停止授乳半年到 1 年仍有持续性溢乳，或非妊娠妇女有溢乳伴有闭经者，称闭经－溢乳综合征（AGS）。HPRL 在妇科内分泌疾患中较常见，其发病率约 29.8％（12.9％～75％）。引起催乳激素增高的原因十分复杂。

一、催乳激素的来源和内分泌调节

PRL 来源于垂体前叶分泌细胞，妊娠和产褥期此种分泌细胞占垂体 20%～40%，其余时间占 10%。下丘脑分泌多巴胺，经门脉系统进入垂体抑制 PRL 的分泌。也有人认为下丘脑分泌 PRL 抑制因子（PIF）抑制 PRL 分泌。下丘脑的促甲状腺释放激素（TRH）在促使垂体释放促甲状腺激素（TSH）的同时又能促使 PRL 的释放。5－羟色胺亦可促使 PRL 的分泌。通常 PRL 的分泌是受下丘脑的控制和调节。正常情况下，PRL 主要受下丘脑的持续性抑制控制。

二、病因

正常情况 PRL 的分泌呈脉冲式释放，其昼夜节律对乳腺的发育、泌乳和卵巢功能起重要调节作用，一旦此调节作用失衡即可引起HPRL。

（一）生理性高催乳素血症

日常的生理活动可使 PRL 暂时性升高，如夜间睡眠（2～6 Am）、妊娠期、产褥期 3～4 周，乳头受吸吮性刺激、性交、运动和应激性刺激，低血糖等均可使 PRL 有所升高，但升高幅度不会太大，持续时间不会太长，否则可能为病理状态。

（二）病理性高催乳素血症

1. 下丘脑－垂体病变

垂体 PRL 腺瘤是造成高催乳素血症主要原因，一般认为大于10 mm 为大 PRL 腺瘤，小于 10 mm 称 PRL 微腺瘤，一般说来血中PRL 大于 250 ng/mL 者多为大腺瘤，100～250 ng/mL 多为微腺瘤。随着 CT、MRI、放免测定使 PRL 腺瘤的检出率逐年提高。微小腺瘤有时临床长期治疗观察中才能确诊。

颅底炎症、损伤、手术，空泡蝶鞍综合征，垂体柄病变、压迫等亦可引起发病。

2. 原发性和/或继发性甲状腺功能低下

由于甲状腺素分泌减少，解除了下丘脑－垂体的抑制作用，使TRH 分泌增加，从而使 TSH 分泌增加，也刺激 PRL 分泌增加并影响卵巢与生殖功能。

（三）医源性高催乳血症

药物治疗其他疾病时往往造成 PRL 的增高。

1. 抗精神失常药物

氯丙嗪、阿米替林、丙咪嗪、舒必利、安坦、罗拉、奋乃近、眠尔通、胃复安、灭吐灵等，以上药物可影响多巴胺的产生，影响 PIF 的作用而导致 PRL 分泌增多。

2. 甾体激素

雌激素和口服避孕药可通过对丘脑抑制 PIF 的作用或直接刺激PRL 细胞分泌，使 PRL 升高。

3. 其他药物

α—甲基多巴、利血平、苯丙胺、异烟肼、吗啡等也可使 PRL升高。

（四）其他疾病

亦可同时引起 PRL 的升高，例如：未分化支气管肺癌、肾上腺瘤、胚胎癌、阿狄森氏病、慢性肾衰竭、肝硬化、妇科手术、乳头炎、胸壁外伤、带状疱疹等。

（五）特发性闭经－溢乳综合征

此类患者与妊娠无关，临床亦查不到垂体肿瘤或其他器质性病变，许多学者认为可能系下丘脑－垂体功能紊乱，促性腺激素分泌受到抑制，而 PRL 分泌增加。其中部分病例经数年临床观察，最后发现垂体PRL 腺瘤，故此类患者可能无症状性潜在垂体瘤。所以对所有 HPRL患者应定期随诊，早期发现肿瘤。

三、临床表现

（一）月经失调－闭经

当 PRL 升高超过生理水平时，则对性功能有影响，可表现功能性出血、月经稀发以至闭经。有人报告 PRL 小于 60 ng/mL 仅表现月经稀发，PRL 大于 60 ng/mL 易产生闭经。月经的改变可能是渐进而非急剧的变化，病早期时可能有正常排卵性月经，然后发展到虽有排卵而黄体功能不全、无排卵月经、月经稀发以至闭经。

（二）溢乳

溢乳的程度可表现不同，从挤压出一些清水或乳汁到自然分泌出不等量的乳汁。多数患者在检查乳房时挤压乳房才发现溢乳。有人报道，当 PRL 很高时则雌激素很低，而泌乳反停止，故溢乳与 PRL 水平不呈正相关。

（三）不孕/习惯性早期流产史

高 PRL 血症伴无排卵，即使少数患者不闭经，但从 BBT、宫内膜活检及孕酮测定均证实无排卵，所以常有原发不孕。

高 PRL 血症伴黄体功能不全，主要表现为：①BBT 示黄体期短于12d，黄体期温度上升不到 0.3℃。②宫内膜活检显示发育迟缓。③黄体中期孕酮值小于 5 ng/mL。故高 PRL 血症患者易不孕，有习惯性早期流产史。

（四）其他表现

若发病在青春期前，第 2 性征不发育。成年妇女可有子宫萎缩，性功能减退，部分患者由于雌激素水平低落而出现更年期症状。微小腺瘤（小于 1cm 直径）时，很少有自觉症状，肿瘤长大向上压迫视交叉时，则有头痛、视力障碍、复视、偏盲甚至失明等。

四、诊断

（一）病史及体格检查

重点了解月经史、婚育史、闭经和溢乳出现的始因、诱因、全身疾病史和引起 HPRL 相关的药物治疗史。查体时应注意有无肢端肥大和黏液性水肿。妇科检查了解性器官和性征有无萎缩或器质性病变。乳房检查注意乳房发育、形态、有无肿块、炎症、观察溢乳（多用双手轻挤压乳房）溢出物性状和数量。

（二）内分泌检查

1．PRL 的测定

取血前患者至少 1 个月未服用激素类药物或多巴胺拮抗剂，当天未做乳房检查，一般在晨 8～10 点空腹取血，取血前静坐半小时，两次测定值均不低于 30 ng/mL 为异常。药物引起的 HPRL 很少超过 80 ng/mL，停药后则 PRL 恢复正常。当 PRL 大于 100ng/mL 时应首先除外垂体瘤可能性。一般认为 PRL 值的升高与垂体瘤体积呈正相关。巨大腺瘤出血坏死时 PRL 值可不升高。需指出的是目前所用 PRL 放免药盒仅测定小分子 PRL，而不能测定大/超大分子 PRL，故某些临床症状明显而 PRL 正常者，不能排除所谓隐匿型高泌乳素血症。

2．其他相关内分泌测定

各种原发的或继发的内分泌疾病均可能与高泌乳血症有关。除测定 PRL 外应测 FSH、LH、E_2、P，了解卵巢及垂体功能。TRH 测定除外原发性甲状腺功能低下，肾上腺功能检查和生长激素测定等。

（三）泌乳素功能试验

1．泌乳素兴奋试验

（1）促甲状腺激素释放激素试验（TRH Test）：正常妇女 1 次静脉注射 TRH 100～400 μg 后，25～30min PRL 较注药前升高 5～10 倍，TSH 升高 2 倍，垂体瘤不升高。

（2）氯丙嗪试验：氯丙嗪促进 PRL 分泌。正常妇女肌内注射 25～50 mg 后 60～90mm 血 PRL 较用药前升高 1～2 倍。持续 3h，垂体瘤时不升高。

（3）灭吐灵试验：该药为多巴胺受体拮抗剂，促进 PRL 合成和释放。正常妇女静脉注射 10 mg 后 30～60min，PRL 较注药前升高 3 倍以上。垂体瘤时不升高。

2．泌乳素抑制试验

（1）左旋多巴试验：该药为多巴胺前体物，经脱羧酶作用生成多巴胺，抑制 PRL 分泌。

（2）溴隐亭试验：该药为多巴胺受体激动剂，强力抑制 PRL 合成和释放。正常妇女口服 2.5～5 mg 后 2～4h PRL 下降达到 50%，持续 20～30h，特发性 HPRL 和 PRL 腺瘤时下降明显。

（四）医学影像学检查

1. 蝶鞍断层

正常妇女蝶鞍前后径小于 17 mm、深度小于 13 mm、面积小于 130 mm^2，若出现以下现象应做 CT 或 MRI 检查：①风船状扩大。②双蝶底或重像。③鞍内高/低密度区或不均质。④平面变形。⑤鞍上钙化灶。⑥前后床突骨质疏松或鞍内空泡样变。⑦骨质破坏。

2. CT 和 MRI

可进一步确定颅内病灶定位和放射测量。

3. 各种颅内造影

包括海绵窦造影，气脑造影和脑血管造影。

（五）眼科检查

明确颅内病变压迫现象，包括视力、眼压、眼底检查等。

五、治疗

针对病因不同，治疗目的不同，合理选择药物和手术方式等。

（一）病因治疗

若病因是由原发性甲状腺功能低下引起的 HPRL，可用甲状腺素替代疗法。由药物引起者，停药后一般短期 PRL 可自然恢复正常，如停药后半年 PRL 仍未恢复，再采用药物治疗。

（二）药物治疗

1. 溴隐亭

为治疗高 PRU 血症的首选药物，它是麦角生物碱的衍生物，多巴胺受体激动剂，直接作用于下丘脑和垂体，抑制 PRL 合成与分泌，且抑制垂体瘤的生长使肿瘤缩小或消失。用药方法较多，一般先每日 2.5 mg，5～7d，若无不良反应可增加到 5～7.5 mg/d（分 2～3 次服），根据 PRL 水平增加剂量，连续治疗 3～6 个月或更长时间。一般治疗 4 周左右，血 PRL 降到正常。2～14 周溢乳停止，月经恢复。治疗期间一旦妊娠即应停药。

不良反应：治疗初期有恶心、头痛、眩晕、腹痛、便秘、腹泻，有时尚可出现体位性低血压等。不良反应一般症状不重，在 1～2 周内自行消失。

2. 溢乳停（甲磺酸硫丙麦角林）

20 世纪 80 年代新开发的拟多巴胺药物，其药理作用和临床疗效与溴隐亭相似，但剂量小，毒副作用少，作用时间长。目前已由天津药物研究院 1995 年完成 Ⅱ 期临床研究，并开始临床试用，剂量每片 50 Mg。用法每日 25～50˜g，1 周后无不良反应加量，根据 PRL 水平增加剂量，直至 PRL 水平降至正常。

3. 左旋多巴

左旋多巴在体内转化为多巴胺作用于下丘脑，抑制 PRL 分泌，但作用时间短，需长期服药。剂量每日 0.5 mg，3 次/日，连续半年。大部分患者用药后 1 个月恢复月经，1.5～2 个月溢乳消失。此药对垂体瘤无效。

4. 维生素 B6 可抑制泌乳

其作用机理可能是作为多巴脱羧酶的辅酶，增加下丘脑内多巴向多巴胺转化，刺激 PIF 作用，而抑制 PRL 分泌。用法为每日 200～600 mg，可长期应用。

（三）手术治疗

对垂体瘤患者手术切除效果良好，对微腺瘤治疗率可达 85％。目前经蝶鞍显微手术切除垂体瘤安全、方便、易行，损伤正常组织少，多恢复排卵性月经。但对较大垂体瘤，因垂体肿瘤没有包膜，与正常组织界限不清，不易切除彻底，故遗留 HPRL 血症，多伴有垂体功能不全症状。因此有人建议对较大肿瘤术前选用溴隐亭治疗，待肿瘤缩小再手术，可提高手术疗效。如术后肿瘤切除不完全，症状未完全消除，服用溴隐亭等药物仍可获得疗效，术后出现部分垂体功能不全，PRL 仍高可用 HMG/hCG 联合治疗，加用溴隐亭等药物，若有其他内分泌腺功能不全现象，可根据检查结果补充甲状腺素、强的松等。

（四）放射治疗

适用肿瘤已扩展到蝶鞍外或手术未能切除干净术后持续 PRL 高水平者。方法可行深部 X 线、60Co、α 粒子和质子射线治疗，同位素 198Au 种植照射。

第六章 正常妊娠

第一节 妊娠生理

一、生殖细胞发生和成熟

（一）精子的发生与成熟

1. 精子的来源

睾丸是男性生殖腺，除能分泌雄激素外，还能产生精子。睾丸实质由 250 个锥体小叶组成，每个小叶内有 1～4 条弯曲细长的生精小管，其管壁由支持细胞和生精细胞组成。生精细胞包括精原细胞、初级精母细胞、次级精母细胞、精子细胞和精子。

2. 精子发生过程

从精原细胞发育为精子，人类需（64＋4.5）：由精原细胞经过一系列发育阶段发展为精子的过程称为精子发生。这个过程可分为 3 个阶段：第一阶段，精原细胞经过数次有丝分裂，增殖分化为初级精母细胞。第二阶段，初级精母细胞进行 DNA 复制，经过两次成熟分裂，经短暂的次级精母细胞阶段，变为精子细胞。在此过程中，染色体数目减少一半，故又称减数分裂。第三阶段，精子细胞不再分裂，由圆形的精子细胞变态发育为蝌蚪状的精子，精子的形成标志着男性生殖细胞的成熟。

（二）卵子发生与排卵

1. 卵子发生过程

卵巢是女性生殖腺，它既产生卵细胞，又分泌女性激素。人类的原始生殖细胞在受精后 5～6 周迁移至生殖嵴。入胚第 6 周时，生殖嵴内有原始生殖细胞 1 000～2 000 个；胚胎第 5 个月末，卵巢中卵细胞数有 600 万～700 万个，其中约有 200 万个卵原细胞，500 万个初级卵母细胞；至新生儿，两侧卵巢有 70 万～200 万个原始卵泡；7～9 岁时约有 30 万个；青春期约有 4 万个。在促性腺激素的作用下，每个月有 15～20 个卵泡生长发育，一般只有一个卵泡发育成熟并排出。女性一生中约排卵 400 余个，其余卵泡均在不同年龄先后退化为闭锁卵泡。卵泡的发育一般分为原始卵泡、初级卵泡、次级卵泡和成熟卵泡四个阶段。近年研究揭示，原始卵泡发育至成熟卵泡需跨几个周期才能完成。

2. 排卵

成熟卵泡破裂，卵母细胞自卵巢排出的过程称排卵（ovulation）。一般每 28～35 天排卵一次，两个卵巢轮流排卵，多数人每次排一个卵，偶尔可排两个卵。

二、受精及受精卵发育、输送与着床

（一）受精

已获能的精子和成熟的卵子相结合的过程称受精（fertilization）。受精一般发生在排卵后的 12 4 内，整个受精过程大约需要 24 h。

1. 精子获能

精子经宫颈管进入宫腔与子宫内膜接触后，子宫内膜白细胞产生的淀粉酶解除精子顶体酶上的"去获能因子"，此时精子具有受精能力，称精子获能（capaciation）。获能的主要部位在子宫和输卵管。

2. 受精过程

获能的精子与卵子在输卵管壶腹部与峡部连接处相遇，在 Ca^{2+} 的作用下，精子顶体前膜破裂释放出顶体酶，溶解卵子外围的放射冠和透明带，称顶体反应（acrosome reaction）。虽有数个精子穿过透明带，但只能有一个精子进入卵细胞。已获能的精子穿过次级卵母细胞透明带为受精的开始，雄原核与雌原核融合为受精的完成。

（二）受精卵的输送与发育

输卵管蠕动和纤毛运动可将正在进行有丝分裂的受精卵向子宫腔方向移动，大约受精后 3d 分裂成由 16 个细胞组成的实心细胞团，称桑葚胚（morula）。约在受精后第 4 日，桑葚胚进入子宫腔并继续分裂发育为 100 个细胞时，细胞间出现一些小的腔隙，随之融合为一个大腔，腔内充满液体，呈囊泡状，称胚泡（blastocyst）。

（三）着床

胚泡逐渐侵入子宫内膜的过程称植入（implantation），又称着床（imbed）。着床约于受精后第 5~6 天开始，第 11~12 天完成。

受精卵着床需经过定位（apposition），黏着（adhesion）和穿透（penetration）三个阶段。着床必须具备以下条件：①胚胎必须发育至胚泡期；②透明带消失；③雌激素与孕激素分泌已达一定水平；④子宫内膜已进入分泌期，发生蜕膜反应，能允许胚泡着床。

受精卵着床后，孕酮作用使子宫内膜腺体增大弯曲，腺上皮细胞内及腺腔中含有大量糖原、血管充血、结缔组织细胞肥大，此时子宫内膜称为蜕膜（decidua）。根据囊胚与蜕膜的位置关系，蜕膜可分为三部分。①包蜕膜（capsular decidua）：覆盖于囊胚表面；②底蜕膜（basal decidua）：位于囊胚植入处，以后发育成胎盘的母体部分；③真蜕膜（true decidua）：底蜕膜及包蜕膜以外的蜕膜部分。

三、胎儿附属物的形成及其功能

胎儿附属物是指胎儿以外的组织，包括胎盘、胎膜、脐带和羊水。

（一）胎盘

胎盘（placenta）由胎儿与母体组织共同构成，是母体和胎儿之间进行物质交换、营养代谢、分泌激素和阻止外来微生物入侵、保证胎儿正常发育的重要器官。由羊膜（amniotic membrane）、叶状绒毛膜（chorion frondosum）和底蜕膜（basal decidua）构成。

1. 胎盘的形成与结构

（1）羊膜：胎盘最内层，构成胎盘的胎儿部分，是由胚胎羊膜囊壁发育而成。正常羊膜光滑半透明，厚 0.05mm，无血管、神经及淋巴，有一定弹性，有活跃的物质转运功能。

（2）叶状绒毛膜：构成胎盘的胎儿部分，是胎盘的主要部分。晚期囊胚着床后，滋养层迅速分裂增长，表面呈毛状突起，以后再分支形成绒毛。绒毛表面有两层细胞，内层为细胞滋养细胞，外层为合体滋养细胞，是执行功能的细胞。此时的绒毛为一级绒毛，又称初级绒毛；胚胎发育至第 2 周末或第 3 周初时，胚外中胚层逐渐深入绒毛膜干内，形成间质中心索，称二级绒毛，又称次级绒毛；约在第 3 周末，胚胎血管长入间质中心索，分化出毛细血管，形成三级绒毛，建立起胎儿胎盘循环。与底蜕膜相接触的绒毛营养丰富发育良好，称叶状绒毛膜。从绒毛膜板伸出很多绒毛干，逐渐分支形成初级绒毛干、次级绒毛干和三级绒毛干，每个绒毛干分出许多分支，一部分绒毛末端浮于绒毛间隙中称为游离绒毛（free villus），长入底蜕膜中的绒毛称固定绒毛（anchoring villus）。一个初级绒毛及其分支形成一个胎儿叶（fetal lobe），一个次级绒毛及其分支形成一个胎儿小叶（fetal lobule），一个胎儿叶包括几个胎儿小叶。绒毛干之间的间隙称绒毛间隙。在滋养层细胞的侵蚀过程中，子宫螺旋动脉和子宫静脉破裂，直接开口于绒毛间隙，绒毛间隙充满母体的血液，母体血液以每分钟 500ml 流速进入绒毛间隙，每个绒毛干中均有脐动脉和脐静脉，最终成为毛细血管进入绒毛末端，胎儿血也以每分钟 500ml 的流速流经胎盘，但胎儿血与母血不直接相通。

（3）底蜕膜：构成胎盘的母体部分，占妊娠胎盘很小部分。固定绒毛的滋养层细胞与底蜕膜共同形成蜕膜板，相邻绒毛间隙之间残留下的楔形底蜕膜形成胎盘隔，不超过胎盘全层的 2/3，相邻绒毛间隙的血液相互沟通。胎盘隔把胎盘的母体面分隔成表面凹凸不平的肉眼可见的暗红色 15~20 个母体叶，也称胎盘小叶。每个母体叶包含数个胎儿叶，每个母体小叶均有其独自的螺旋动脉供应血液。

在正常情况下，绒毛可侵入到子宫内膜功能层深部。若底蜕膜发育不良时，滋养层细胞可能植入过深甚至进入子宫肌层，造成植入性胎盘。

2. 妊娠足月胎盘的大体结构

足月胎儿的胎盘重约 500 g，直径 15～20 cm，中央厚，周边薄，平均 2.5 cm。胎盘母体面凹凸不平，由不规则的浅沟将其分为 15～30 个胎盘小叶，胎盘胎儿面覆盖着一层光滑透明的羊膜，近中央处有脐带附着。

3. 胎盘的生理功能

人胎盘生理功能极其复杂，具有物质交换及代谢，分泌激素和屏障功能，对保证胎儿的正常发育至关重要。

（1）物质交换：进行物质交换是胎盘的主要功能，胎儿通过胎盘从母血中获得营养和氧气，排出代谢废物和二氧化碳。

①胎盘的物质交换方式：简单扩散，指物质通过细胞膜从高浓度区扩散至低浓度区，不消耗细胞能量，脂溶性高，分子量＜250，不带电荷物质（如 O_2、CO_2、水、钠钾电解质等），容易通过血管合体膜。易化扩散，指在载体介导下物质通过细胞膜从高浓度区向低浓度区扩散，不消耗细胞能量，但速度远较简单扩散快得多，具有饱和现象，如葡萄糖等的转运。主动转运，指物质通过细胞膜从低浓度区逆方向扩散至高浓度区，在此过程中需要消耗 ATP，如氨基酸、水溶性维生素及钙、铁等转运，在胎儿血中浓度均高于母血。较大物质可通过血管合体膜裂隙，或通过细胞膜入胞和出胞等方式转运，如大分子蛋白质、免疫球蛋白等。②气体交换：氧和二氧化碳在胎盘中以简单扩散方式交换。胎儿红细胞中血红蛋白含量高于成人，同时，子宫动脉内氧分压（5.3～6.6kPa）远高于绒毛间隙内氧分压（2～4kPa），使母血中氧能迅速向胎儿方向扩散。此外，由于胎盘屏障对 CO_2 的扩散度是氧的 20 倍，故胎儿向母血排出二氧化碳较摄取氧容易得多。二氧化碳进入母血后引起的 pH 值降低又可增加母血氧的释放。③水与电解质的交换：水的交换主要通过

简单扩散方式进行，孕 36 周时交换率最高，妊娠末期，每小时约有
3.6 L 水通过胎盘进入胎儿。钾、钠和镁大部分以简单扩散方式通过胎
盘屏障，但当母体缺钾时，钾的交换方式则为主动运输，以保证胎儿体
内正常钾浓度。钙、磷、碘、铁多以主动运输方式单向从母体向胎儿转
运，保证胎儿正常生长发育，铁的主动运输不受母体贫血的影响。④营
养物质的转运和废物排出：葡萄糖是胎儿能量的主要来源，以易化扩散
方式通过胎盘；氨基酸多以主动运输方式通过胎盘，蛋白质通过胎盘的
入胞和出胞作用从母体转运至胎儿；脂类必须先在胎盘中分解，进入胎
儿体内再重新合成；甾体激素要在酶的作用下，结构发生变化后才能通
过胎盘。

脂溶性维生素 A、维生素 D、维生素 E、维生素 K 等主要以简单扩
散方式通过胎盘屏障。维生素 A 以胡萝卜素的形式进入胚体，再转化
成维生素 A。胎儿血中的水溶性维生素 B 和维生素 C 浓度高于母血，
故多以主动运输方式通过胎盘屏障。

胎儿代谢产生的废物如肌酐、尿素等亦经胎盘进入母血后排出。

（2）防御功能：由于胎盘的屏障作用，对胎儿具有一定的保护功
能，但这种功能并不完善。母血中的免疫抗体 IgG 能通过胎盘，从而使
胎儿获得被动免疫力，但 IgG 类抗体如抗 A、抗 B、抗 Rh 血型抗体亦
可进入胎儿血中，致使胎儿及新生儿溶血。各种病毒（如风疹病毒、巨
细胞病毒、流感病毒等）可直接通过胎盘进入胎儿体内，引起胎儿畸
形、流产及死胎。一般细菌、弓形虫、衣原体、螺旋体等不能通过胎盘
屏障，但可在胎盘部位形成病灶，破坏绒毛结构后进入胎儿体内引起
感染。

（3）内分泌功能：胎盘能合成多种激素、酶及细胞因子，对维持正
常妊娠有重要作用。

（二）胎膜

胎膜（fetal membranes）是由绒毛膜（chorion）和羊膜（amnion）
组成。胎膜外层为绒毛膜，在发育过程中由于缺乏营养供应而逐渐退化

萎缩为平滑绒毛膜（chorion laeve），至妊娠晚期与羊膜紧密相贴。胎膜内层为羊膜，羊膜为半透明无血管的薄膜，厚度 0.02～0.05cm，部分覆盖胎盘的胎儿面。随着胎儿生长羊膜腔的扩大，羊膜、平滑绒毛膜和包蜕膜进一步突向宫腔，最后与真蜕膜紧贴，羊膜腔占据整个子宫腔。胎膜含多量花生四烯酸的磷脂，且含有能催化磷脂生成游离花生四烯酸的溶酶体，故胎膜在分娩发动上有一定作用。

（三）脐带

脐带（umbilical cord）是连于胚胎脐部与胎盘间的条索状结构。脐带外被羊膜，内含卵黄囊、尿囊、两条脐动脉和一条脐静脉，中间填充华通胶（Wharton jelly）有保护脐血管作用。妊娠足月胎儿脐带长 30～70 cm，平均 50 cm，直径 1.0～2.5 cm。脐带是胎儿与母体进行物质交换的重要通道。若脐带受压致使血流受阻时，可因缺氧导致胎儿窘迫，甚至胎死宫内。

（四）羊水

充满在羊膜腔内的液体称羊水（amniotic fluid）。妊娠不同时期的羊水来源、容量及组成均有明显改变。

1. 羊水的来源

妊娠早期主要为母体血清经胎膜进入羊膜腔的透析液，此时羊水的成分除蛋白质含量及钠浓度偏低外，与母体血清及其他部位组织间液成分极相似。妊娠 11～14 周时，胎儿肾脏已有排泄功能，此时胎儿尿液是羊水的重要来源，使羊水中的渗透压逐渐降低，肌酐、尿素、尿酸值逐渐增高。胎儿通过吞咽羊水使羊水量趋于平衡。

2. 羊水的吸收

羊水吸收的途径有：①胎膜吸收约占 50%；②脐带吸收 40～50 ml/h；③胎儿皮肤角化前可吸收羊水；④胎儿吞咽羊水，每 24 小时可吞咽羊水 500～700 ml

3. 母体、胎儿、羊水三者间的液体平衡

羊水始终处于动态平衡，不断进行液体交换。母儿间液体交换主要

通过胎盘，约 3600ml/h；母体与羊水间交换主要通过胎膜，约 400 ml/h；羊水与胎儿的交换，主要通过胎儿消化道、呼吸道、泌尿道以及角化前的皮肤等，交换量较少。

4. 羊水量、性状及成分

(1) 羊水量，妊娠 8 周时 5～10 ml，妊娠 10 周时 30 ml，妊娠 20 周约 400 ml，妊娠 38 周约 1 000 ml，此后羊水量逐渐减少至足月时约，800 ml 过期妊娠羊水量明显减少，可少至 300 ml 以下。

(2) 羊水性状及成分，妊娠早期羊水为无色澄清液体；妊娠足月羊水略浑浊，不透明，内有脂肪、胎儿脱落上皮细胞、毳毛、毛发等。比重为 1.007～1.025，中性或弱碱性，pH 7.20，内含 98%～99%水分，1%～2%为无机盐及有机物质。羊水中含大量激素和酶。

5 羊水的功能

(1) 保护胎儿，使胎儿在羊水中自由运动，防止胎儿自身及胚胎与羊膜粘连而发生畸形；羊水温度适宜，有一定活动空间，防止胎儿受外界机械损伤；临产时，羊水直接受宫缩压力能使压力均匀分布，避免胎儿直接受压致胎儿窘迫。

(2) 保护母体，减少妊娠期因胎动所致的不适感；临产后前羊水囊可扩张子宫颈口及阴道；破膜后羊水可冲洗阴道，减少感染机会。

四、胎儿发育及其生理特点

(一) 不同孕周胎儿发育的特征

描述胎儿发育的特征，以 4 周为一个孕龄（gestational age）单位。在受精后 6 周（即妊娠 8 周）称胚胎（embryo），是主要器官结构完成分化时期。从受精后第 7 周（即妊娠 9 周）称胎儿（fetus），是各器官进一步发育渐趋成熟时期。

妊娠 4 周末：可辨认胚盘和体蒂。

妊娠 8 周末：胚胎初具人形，可分辨出眼、耳、鼻、口、手指及足趾，心脏已形成，B 型超声可见心脏形成与搏动。

妊娠 12 周末：胎儿身长 9 cm，体重约 20g，外生殖器已发生，四肢可活动，肠管有蠕动，指甲形成。

妊娠 16 周末：胎儿身长 16 cm，体重 100 g，从外生殖器可辨认胎儿性别，头皮长出毛发，开始出现呼吸运动，形成成人血红蛋白，孕妇自觉有胎动。

妊娠 20 周末：胎儿身长 25 cm，体重约 300 g，全身有毳毛及胎脂，开始有吞咽及排尿功能，腹部听诊可闻及胎心音。

妊娠 24 周末：胎儿身长 30 cm，体重 700 g，皮下脂肪开始沉积，各脏器均已发育，但尚不完善，出现眉毛和眼毛，此时出生已能呼吸。

妊娠 28 周末：胎儿身长 35 cm，体重 1000 g，有呼吸及吞咽运动，出生后能啼哭，但易患呼吸窘迫综合征。

妊娠 32 周末：胎儿身长 40 cm，体重 1700 g，面部毳毛已脱落，存活力尚可，出生后注意护理可以存活。

妊娠 36 周末：胎儿身长 45 cm，体重 2500g，出生后能啼哭及吸吮，皮下脂肪沉积较多，生活力良好，出生后基本可以存活。

妊娠 40 周末：胎儿身长 50 cm，体重 3000 g，已发育成熟，外观体形丰满，足底皮肤有纹理，指（趾）甲超过指（趾）端，男婴睾丸下降，女婴外阴发育良好，出生后哭声响亮。能很好存活。

胎儿身长的增长速度有其规律性，临床上常用新生儿身长作为判断胎儿月份的依据。妊娠前 20 周的胎儿身长（cm）=妊娠月数的平方。妊娠后 20 周=妊娠月数×5。

（二）胎儿的生理特点

1. 循环系统

（1）胎儿循环不同于成人，营养供给和代谢产物排出均经过脐血管、胎盘、母体来完成。含氧量较高的血液自胎盘经脐静脉进入胎儿体内，分为三支：一支进入肝脏，一支与门静脉汇合再进入肝脏，这两支的血液经肝静脉进入下腔静脉，另一支经静脉导管直接进入下腔静脉。因此进入右心房的下腔静脉血是混合血，有来自脐静脉含氧量高的血液，也有来自胎儿身体下半部含氧量低的血液。

（2）卵圆孔的开口正对下腔静脉入口，故下腔静脉入右心房的血流大部分经卵圆孔入左心室。

（3）由于肺循环阻力较大，肺动脉血大部分经动脉导管入主动脉，仅有 1/3 血经肺静脉入左心房，汇同卵圆孔进入左心室之血再进入升主动脉，供应心、头部及上肢。左心室小部分血液进入降主动脉，汇同动脉导管进入之血经腹下动脉进入两条脐动脉后再通过胎盘，与母血进行气体交换，因此胎体无纯动脉血，而是动静脉混合血。

（4）新生儿出生后出现自主呼吸，肺循环建立，胎盘循环停止，左心房压力增高，右心房压力降低，从而改变了胎儿右心压力高于左心的特点和血液流向，卵圆孔于生后数分钟开始关闭，多在生后 6～8 周完全闭锁。新生儿血流分布多集中于躯干及内脏，故肝、脾常可触及，四肢容易发冷出现发绀。

2. 血液系统

（1）红细胞生成，孕 3 周内胎儿红细胞来自卵黄囊，孕 10 周肝脏是红细胞生成主要器官，以后骨髓、脾渐具造血功能。妊娠 32 周红细胞生成素大量产生，故妊娠 32 周以后早产儿及妊娠足月儿红细胞数均较多，约 6.0×10^{12}/L。妊娠足月时骨髓产生 90% 的红细胞。

（2）血红蛋白生成，妊娠前半期，血红蛋白为胎儿型，从妊娠 16 周开始，成人型血红蛋白逐渐形成，至临产时胎儿血红蛋白仅占 25%。

（3）白细胞生成，妊娠 8 周，胎儿血液循环出现粒细胞，妊娠 12 周胸腺、脾产生淋巴细胞，成为胎儿体内抗体的主要来源。

3. 呼吸系统

母儿血液在胎盘进行气体交换，胎儿出生前肺泡、肺循环及呼吸肌均已发育，孕 11 周可见胎儿胸壁运动，孕 16 周胎儿呼吸能使羊水进出呼吸道。当胎儿窘迫时，出现大喘息样呼吸运动。

4. 消化系统

孕 12 周有肠管蠕动，孕 16 周时胃肠功能基本建立，胎儿可吞咽羊水，吸收大量水分。胎儿胃肠对脂肪吸收能力差。肝脏内缺乏许多酶，不能结合因红细胞破坏所产生的大量游离胆红素。

5. 泌尿系统

妊娠 11～14 周胎儿肾已有排尿功能，妊娠 14 周胎儿膀胱内有尿液，并通过排尿参与羊水形成与交换。

6. 内分泌系统

妊娠 6 周胎儿甲状腺开始发育；妊娠 12 周可合成甲状腺激素。肾上腺于妊娠 4 周时开始发育，妊娠 7 周时可合成肾上腺素，妊娠 20 周时肾上腺皮质增宽，主要由胎儿带组成，可产生大量甾体激素。

7. 生殖系统

男性胎儿睾丸于妊娠第 9 周开始分化发育，在妊娠 14～18 周形成。由细精管、激素和酶作用使中肾管发育，副中肾管退化，外生殖器向男性分化发育。男性胎儿睾丸于临产前才降至阴囊内，右侧高于左侧且下降稍迟。

女性胎儿卵巢于妊娠 11～12 周开始分化发育，副中肾管发育形成阴道、子宫、输卵管，外生殖器向女性分化发育。

五、妊娠期母体变化

在妊娠期，为了适应胎儿生长发育的需要，孕妇受胎儿及胎盘所产生的激素的影响，在解剖、生理以及生化方面发生一系列变化。这些变化于分娩后和或停止哺乳后逐渐恢复。

（一）生殖系统的变化

1. 子宫

（1）重量、容量和形状的改变：非孕期子宫重量约为 50 g，足月妊娠时可增至 1 000g 左右，约为非孕时重量的 20 倍。非孕时宫腔容量约为 10 ml，足月孕时增至 5 000 ml 左右。随着子宫体积的改变，子宫形状由孕早期的倒梨形变化至孕 12 周时的球形，以及孕晚期的长椭圆形直至足月，孕早期子宫肥大可能与雌、孕激素作用有关，孕 12 周后子宫体增大，则与胎儿及其附属组织的扩展有关。

（2）子宫位置的改变：妊娠 12 周前子宫位于盆腔内，随着妊娠进展子宫长大，从盆腔上升入腹腔并轻度向右旋转。孕妇仰卧位时，子宫向后倒向脊柱，可压迫下腔静脉及主动脉出现仰卧位低血压综合征一系列表现，如脉快、心慌、血压下降等，改侧卧位后血压迅速恢复。

（3）子宫收缩：妊娠 12～14 周起，子宫出现无痛性不规则收缩，随着孕周增加，收缩频率及幅度相应增加，其特点为稀发、不对称，收缩时宫腔压力不超过 1.3～2.0 kPa（10～15 mmHg），持续时间约为 30 s，称 Braxton Hicks 收缩。

（4）子宫胎盘的血流灌注：妊娠期胎盘的灌注主要由子宫动脉及卵巢动脉供应，子宫动脉非孕时屈曲，至妊娠足月渐变直，以适应妊娠期子宫血流量增加的需要。足月时子宫血流量为 500～700 ml/min，较非孕时增加 4～6 倍，其中 5% 供应肌层，10%～15% 供应子宫蜕膜层，*0%～*5% 供应胎盘。宫缩时，子宫血流量明显减少。

（5）子宫峡部（isthmus uteri）：系指位于宫颈管内，子宫的解剖内口与组织学内口间的狭窄部位，长 0.8～1 cm。妊娠后变软，妊娠 10 周时子宫峡部明显变软，妊娠 12 周以后，子宫峡部逐渐伸展拉长变薄，扩展成为宫腔的一部分，临产后可伸展至 7～10 cm，成为产道的一部分，称子宫下段。

（6）宫颈：妊娠时宫颈充血水肿，外观肥大，呈紫蓝色，质软。宫颈管内腺体肥大，黏液增多，形成黏液栓，防止细菌进入宫腔。由于宫颈鳞柱状上皮交界部外移，宫颈表面出现糜烂面，称假性糜烂。

2. 卵巢

妊娠期略增大，停止排卵。一侧卵巢可见妊娠黄体。妊娠 10 周后，胎盘取代妊娠黄体功能，卵巢黄体于妊娠 3～4 个月开始萎缩。

3. 输卵管

妊娠期输卵管伸长，但肌层不增厚，黏膜可呈蜕膜样改变。

4. 阴道

黏膜变软，充血水肿呈紫蓝色。皱囊增多，伸展性增加。阴道脱落细胞增加、分泌物增多呈白色糊状。阴道上皮细胞含糖原增加，乳酸含量增多，使阴道分泌物 pH 值降低，可防止病原体感染。

5．外阴

妊娠期外阴充血，皮肤增厚，大小阴唇色素沉着，阴唇内血管增加，结缔组织变软，故伸展性增加，有利于分娩。

（二）乳房的变化

妊娠期由于受垂体催乳素、胎盘生乳素、雌激素、孕激素、生长激素及胰岛素影响，使乳腺管和腺泡增生，脂肪沉积；乳头增大变黑，易勃起；乳晕变黑，乳晕上的皮脂腺肥大形成散在结节状小隆起，称蒙氏结节。妊娠 32 周后挤压乳晕，可有数滴稀薄黄色乳汁溢出称初乳。

（三）循环系统的变化

1．心脏

妊娠后期因增大的子宫将横膈上推，使心脏向左、向上、向前移位，更贴近胸壁，心音界稍扩大。心脏移位使大血管轻度扭曲，加之血流量增加及血流速度加快，心尖区可闻及Ⅰ～Ⅱ级柔和吹风样收缩期杂音。妊娠晚期心脏容量增加 10％，心率增加 10～15 次/分，心电图出现轴左偏，多有第一心音分裂或第三心音。

2．心排血量

心排血量的增加为孕期循环系统最重要的改变，对维持胎儿生长发育极其重要。自妊娠 10 周开始增加，至妊娠 32 周达高峰，左侧卧位测心排血量较非孕时增加 30％，平均每次心排血量可达 80 ml，维持至足月。临产后，尤其第二产程时排血量显著增加。

3．血压

孕期由于胎盘形成动静脉短路、血液稀释、血管扩张等因素致孕早期及中期血压偏低，孕晚期血压轻度升高，脉压稍增大，孕妇体位影响血压，仰卧位时腹主动脉及下腔静脉受压，使回心血量减少，心排血量减少，迷走神经兴奋，血压下降，形成妊娠仰卧低血压综合征。

（四）血液系统改变

1．血容量

自孕 6～8 周开始增加，孕 24～32 周达高峰，增加 30％～45％，平均增加约 1 500 ml，其中血浆约增加 1 000 ml，红细胞约增加 500 ml，血液相对稀释。

2. 血液成分

（1）红细胞，由于血液稀释，红细胞计数约为 $3.6 \times 10^{12}/L$，血红蛋白值为 110 g/L，血细胞比容为 31%～34%。

（2）白细胞，自妊娠 7～8 周开始增加，至妊娠 30 周达高峰，为 $(10～12) \times 10^9/L$，有时可达 $15 \times 10^9/L$，以中性粒细胞为主，淋巴细胞增加不多。

（3）凝血因子，处于高凝状态。血小板无明显改变，血浆纤维蛋白原含量增加 40%～50%，达 4～5 g/L。血沉加快，可达 100 mm/h。妊娠晚期凝血酶原时间及部分孕妇凝血活酶时间轻度缩短，凝血时间无明显改变。纤维蛋白溶酶原显著增加，优球蛋白溶解时间延长，致纤溶活性降低。

（4）血浆蛋白，由于血液稀释，血浆蛋白，尤其是清蛋白减少，约为 35 g/L，加之孕期对铁的需要量增多，孕妇易发生缺铁性贫血。可给硫酸亚铁、维生素 C、乳酸钙口服纠正贫血。

（五）呼吸系统改变

孕妇胸廓周径加大，妊娠中期有过度通气现象，妊娠晚期以胸式呼吸为主，呼吸较深。肺活量无明显改变，肺泡换气量和通气量增加，但呼吸道抵抗力降低容易感染。

（六）泌尿系统变化

1. 肾脏

妊娠期由于代谢产物增多，肾脏负担过重，肾血浆流量较非孕时增加 35%，肾小球滤过率增加 50%，且两者均受体位影响，孕妇仰卧位尿量增加，故夜尿量多于日尿量。代谢产物尿素、尿酸、肌酸、肌酐等排泄增多。当肾小球滤过超过肾小管吸收能力时，可有少量糖排出，称为妊娠生理性糖尿。

2. 输尿管

妊娠期在孕激素作用下，输尿管增粗且蠕动减弱，尿流缓慢，右侧输尿管受右旋妊娠子宫压迫,加之输尿管有尿液逆流现象,孕妇易患急性肾盂肾炎,以右侧多见。

(七) 消化系统改变

妊娠期胃肠平滑肌张力降低,贲门括约肌松弛,胃内酸性内容物可产生反流,胃排空时间延长,易出现上腹饱满感。肠蠕动减弱,易出现便秘或痔疮。肝脏胆囊排空时间延长,胆管平滑肌松弛,胆汁黏稠使胆汁淤积,易诱发胆石病。故孕妇应养成定时排便的习惯,多食新鲜蔬菜和水果,少吃辛辣食物,纠正便秘。

(八) 皮肤的变化

妊娠期垂体分泌促黑素细胞激素增加,导致孕妇乳头、乳晕、腹白线、外阴、腋窝等处出现色素沉着。面颊部呈蝶状褐色斑,称妊娠斑。随着妊娠子宫增大及肾上腺皮质激素分泌增多,孕妇腹部、大腿、臀部及乳房皮肤的皮内组织改变,皮肤过度扩张,使皮肤弹力纤维断裂,形成紫色或淡红色不规则平行裂纹,称妊娠纹。

(九) 内分泌系统的改变

1. 垂体

妊娠期腺垂体增生肥大,嗜酸细胞肥大增生形成妊娠细胞。此细胞可分泌催乳激素(PRL)。PRL从孕7周开始增多,至妊娠足月分娩前达高峰约 2 00 $\mu g/L$。PRL有促进乳腺发育作用,为泌乳作准备。产后未哺乳者于产后 3 周内降至非孕水平,哺乳者产后 80~100d 降至非孕水平。

2. 肾上腺皮质

妊娠期因雌激素大量增加,使中层束状带分泌的皮质醇增多 3 倍,但其中 90% 与蛋白结合,血中游离皮质醇不多,故孕妇无肾上腺皮质功能亢进表现;外层球状带分泌的醛固酮于妊娠期增加 4 倍,但大部分与蛋白结合,不致引起过多的水钠潴留;内层网状带分泌的睾酮稍有增加,表现为孕妇阴毛及腋毛增多增粗。

3. 甲状腺

妊娠期甲状腺呈均匀增大,血清甲状腺素增加,但游离甲状腺素无大幅度增加，孕妇通常无甲状腺功能亢进表现。

（十）新陈代谢的变化

1. 基础代谢率（basal metabolic rate，BMR）

BMR 于孕早期稍下降，孕中期逐渐增高，至孕晚期可增高 15%～20%。

2. 体重

妊娠 13 周前无改变，13 周起体重平均每周增加 350 g，至妊娠足月时体重平均增加 12.5 kg。

3. 糖类

妊娠期胰岛功能旺盛，分泌胰岛素增多，使血液循环中的胰岛素增加，故孕妇空腹血糖稍低于非孕妇女。

4. 脂肪代谢

妊娠期吸收脂肪能力增强，母体脂肪堆积增多，由于能量消耗增加，故糖原储备少。若孕期能量消耗过多时，如妊娠剧吐，可出现尿酮阳性。

5. 蛋白质代谢

呈正氮平衡。孕妇体内储备的氮除供给胎儿、母体子宫、乳房发育需要外，尚为分娩期消耗作准备。

6. 矿物质代谢

妊娠期母儿需要大量钙、磷、铁。故应补充大量钙、维生素 D 和铁以满足需要。

第二节　妊娠诊断

一、早期妊娠的诊断

（一）病史与症状

1. 停经

已婚生育年龄妇女，平时月经周期规则，一旦月经过期 10d 或以上，应首先疑为妊娠，若停经已达 8 周，妊娠的可能性更大。但需与内分泌紊乱、哺乳期、口服避孕药引起的停经相鉴别。

2. 早孕反应

约 50%以上妇女于停经 6 周左右出现畏寒、头晕、乏力、嗜睡、食欲缺乏、偏食或厌油腻、恶心、晨起呕吐等症状，称早孕反应（morning sickness）。与体内 HCG 增多，胃酸分泌减少以及胃排空时间延长可能有关。多于妊娠 12 周左右自行消失。

3. 尿频

妊娠早期出现，系增大的前倾子宫在盆腔内压迫膀胱所致。一般妊娠 12 周子宫进入腹腔后，尿频症状消失。

（二）检查与体征

1. 生殖器官的变化

妊娠 6～8 周行阴道检查，可见阴道壁及宫颈充血，呈紫蓝色。双合诊检查发现宫颈变软，子宫峡部极软，感觉宫颈与宫体似不相连，称黑加征（Hegar sign）。随妊娠进展，子宫增大变软，妊娠 8 周时宫体大小约为非孕时 2 倍，妊娠 12 周约为非孕时 3 倍。

2. 乳房的变化

早孕时受雌孕激素影响，乳房增大，孕妇自觉乳房轻微胀痛，检查见乳头及其周围皮肤（乳晕）着色加深，乳晕周围出现蒙氏结节。

（三）辅助检查

1. 妊娠试验（pregnancy test）

一般受精后 7 d 即可在血浆中检测到 HCG，临床测定尿中 HCG 常用试纸法，测定血清 HCG 常用放射免疫法检测 HCG-β 亚型。

2. 超声检查

（1）B 型超声显像法，是检查早孕快速准确的方法。妊娠 5 周时在增大子宫内见到圆形光环——妊娠环（gestational ring），环内为液性暗区（羊水）。若在妊娠环内见到有节律的胎心搏动，可确认早孕，活胎。

(2) 超声多普勒法，在增大的子宫内听到有节律的单一高调胎心音，最早可在妊娠 7 周听到。

3. 黄体酮试验

停经妇女每日肌注黄体酮 20 mg，连续 3～5 d，停药后 2～7 d 出现阴道出血，可排除妊娠，若停药后 7 d 仍未出现阴道流血，妊娠可能性大。

4. 宫颈黏液检查

宫颈黏液量少质稠，涂片干燥后镜下可见到排列成行的椭圆体，无羊齿植物叶状结晶，则早孕可能性大。

5. 基础体温测定 (basal body temperature，BBT)

如呈双相且持续 3 周以上不下降，应考虑早孕。

二、中、晚期妊娠的诊断

妊娠中期以后，子宫明显增大，能扪及胎体，感到胎动，听到胎心音，容易确诊。

(一) 病史与体征

有早孕经历，渐感腹部增大，自觉胎动。

1. 子宫增大

子宫随妊娠进展逐渐增大，根据手测宫底高度及尺测宫高、腹围，B 型超声检查监测胎儿双顶径大小以判断妊娠周数。

2. 胎动

胎儿在子宫内冲击子宫壁的活动称胎动 (FM)，胎动正常是胎儿情况良好的表现。妊娠 18～20 周开始孕妇自觉胎动，正常胎动每小时 3～5 次。

3. 胎儿心音

妊娠 18～20 周用听诊器经孕妇腹壁可听到胎儿心音。正常胎心率

为 120～160 次/分。胎心音应与脐带杂音、子宫杂音、腹主动脉音相
鉴别。

4. 胎体

妊娠 20 周以后，经腹壁可触及子宫内的胎体。妊娠 24 周以后，能
区别胎头、胎臀及胎儿肢体。

（二）辅助检查

1. 超声检查

B 型超声可显示胎儿数目、胎产式、胎先露、胎方位，有无胎心搏
动及胎盘位置，且能测量胎头双顶径等多条径线，并可观察有无胎儿体
表畸形。超声多普勒可探出胎心音、胎动音、脐带血流音及胎盘血
流音。

2. 胎儿心电图

常用间接法测得。妊娠 12 周以后即能显示较规律图形，妊娠 20 周
后成功率更高。

3. X 线诊断

X 线检查主要用于骨盆测量，检查有无多胎、体表畸形和死胎等，
由于 X 线对胎儿的潜在性损害，现已被超声检查所取代，极少应用。

三、胎产式、胎先露、胎方位

（一）胎产式

胎产式是指胎儿纵轴与母体纵轴的关系。二者平行时为纵产式，两
者垂直时为横产式。前者占足月妊娠分娩总数的 99.75%；后者仅占
0.25%。两纵轴交叉成锐角时为斜产式。纵产式大多数可从阴道分娩，
而横产式则不能，斜产式是暂时的，在分娩过程中多数转为纵产式，偶
有转成横产式，造成难产。

（二）胎先露

临产时最先进入骨盆入口的胎儿部位称胎先露。纵产式的先露部是

头或臀，横产式的先露部为肩。头先露根据胎头俯屈或仰伸的程度分为枕先露、前囟先露、额先露、面先露。臀先露根据下肢的屈伸情况分为完全臀先露、单臀先露、膝先露、足先露。有时头先露或臀先露与胎手或胎足同时入盆，称复合先露。

（三）胎方位

胎儿先露部的指示点与母体骨盆的关系称胎方位，简称胎位（fetal position）。枕先露以枕骨、面先露以颏骨、臀先露以骶骨、肩先露以肩胛骨为指示点。每个指示点与母体骨盆入口处的左、右、前、后、横（侧）的关系可有 6 种方位（肩先露除外）。

第三节 孕期监护

一、产前检查

（一）产前检查的时间

产前检查于确诊早孕时开始。早孕检查一次后，未见异常者应于孕 20 周起进行产前系列检查，每 4 周一次，32 孕周后改为每 2 周一次，36 孕周后每周检查一次，高危孕妇应酌情增加检查次数。

（二）产前检查的内容和方法

1. 病史

（1）孕妇首次就诊应详细询问年龄、职业、婚龄、孕产次、籍贯、住址等，注意年龄是否过小或超过 35 岁。

（2）既往有无肝炎、结核病史，有无心脏病、高血压、血液病、肾炎等疾病史，以及发病时间、治疗转归等。

（3）家族中有无传染病、高血压、糖尿病、双胎及遗传性疾病史。

（4）配偶有无遗传性疾病及传染性疾病史。

（5）月经史及既往孕产史：询问初潮年龄、月经周期，经产妇应了解有无难产史、死胎、死产史、分娩方式及产后出血史。

（6）本次妊娠经过：早期有无早孕反应及其开始出现时间；有无病毒感染及用药史；有无毒物及放射线接触史；有无胎动及胎动出现的时间；孕期有无阴道流血、头痛、心悸、气短、下肢水肿等症状。

（7）孕周计算：多依据末次月经起始日计算妊娠周数及预产期。推算预产期，取月份减3或加9，日数加7。若为农历末次月经第一日，应将其换算成公历，再推算预产期。若末次月经不清或哺乳期月经未来潮而受孕者，可根据早孕反应出现时间、胎动开始时间、尺测耻上子宫底高度及B型超声测胎头双顶径等来估计。

2．全身检查

观察孕妇发育、营养、精神状态、步态及身高。身高小于140 cm者常伴有骨盆狭窄；注意心、肝、肺、肾有无病变；脊柱及下肢有无畸形；乳房发育情况，乳头有无凹陷；记录血压及体重，正常孕妇血压不应超过18.7/12.0kPa（140/90 mmHg）；或与基础血压相比不超过4.0/2.0kPa（30/15 mmHg）；正常单胎孕妇整个孕期体重增加12.5 kg较为合适，孕晚期平均每周增加0.5 kg，若短时间内体重增加过快多有水肿或隐性水肿。

3．产科检查

（1）早孕期检查：早孕期除做一般体格检查外，必须常规做阴道检查。内容包括确定子宫大小与孕周是否相符；发现有无阴道纵隔或横膈、宫颈赘生物、子宫畸形、卵巢肿瘤等；对于阴道分泌物多者应做白带检查或细菌培养，及早发现滴虫、真菌、淋菌、病毒等的感染。

（2）中、晚孕期检查：①宫高、腹围测量目的：在于观察胎儿宫内生长情况，及时发现引起腹围过大、过小，宫底高度大于或小于相应妊娠月份的异常情况，如双胎妊娠、巨大胎儿、羊水过多和胎儿宫内发育迟缓等。测量时孕妇排空膀胱，取仰卧位，用塑料软尺自耻骨联合上缘中点至子宫底测得宫高,软尺经脐绕腹 1 周测得腹围。后者大约每孕周平均增长 0.8 cm,16～42 孕周平均腹围增加 21 cm。②腹部检查:视诊:注意腹形大小、腹壁妊娠纹。腹部过大、宫底高度大于停经月份则有双胎、巨大胎儿、羊水过多可能;相反可能为胎儿宫内发育迟缓(IUGR)或孕周推算错误;腹部宽,宫底位置较低者,多为横位;若有尖腹或悬垂腹,可能伴有骨盆狭窄。触诊:触诊可明确胎产式、胎方位、估计胎儿大小及头盆关系。一般采用四步触诊法进行检查。

第一步,用双手置于宫底部,估计胎儿大小与妊娠周数是否相符,判断宫底部的胎儿部分,胎头硬而圆且有浮球感,胎臀软而宽且形状略不规则。第二步,双手分别置于腹部左右侧,一手固定另一手轻深按,两手交替进行,以判断胎儿背和肢体的方向,宽平一侧为胎背,另一侧高低不平为肢体,有时还能感到肢体活动。第三步,检查者右手拇指与其余四指分开,于耻骨联合上方握住胎先露部,判定先露是头或臀,左右推动确定是否衔接,若胎先露浮动,表示尚未入盆。若固定则胎先露部已衔接。第四步,检查者面向孕妇足端,两手分别置于胎先露部两侧,沿骨盆入口向下深按,进一步确定胎先露及其入盆程度。

听诊:妊娠 18～20 周时,在靠近胎背上方的孕妇腹壁上可听到胎心。枕先露时,胎心在脐右(左)下方;臀先露时,胎心在脐(右)左上方;肩先露时,胎心在靠近脐部下方听得最清楚。当确定胎背位置有困难时,可借助胎心及胎先露判定胎位。

(三) 骨盆测量

骨盆大小及形状是决定胎儿能否经阴道分娩的重要因素之一。故骨盆测量是产前检查必不可少的项目。分骨盆外测量和骨盆内测量。

1. 骨盆外测量

(1) 髂棘间径 (IS):测量两髂前上棘外缘的距离,正常值为 23～26 cm。

(2) 髂嵴间径 (IC):测量两髂嵴外缘的距离,正常值为 25～28 cm。

(3) 骶耻外径 (EC):孕妇取左侧卧位,左腿屈曲,右腿伸直,测第五腰椎棘突下至耻骨上缘中点的距离，正常值为 18～20 cm。此径线可以间接推测骨盆入口前后径。

（4）坐骨结节间径（出口横径）（TO）：孕妇仰卧位、两腿弯曲，双手抱双膝，测量两坐骨结节内侧缘的距离，正常值为 8.5～9.5 cm。

（5）出口后矢状径：坐骨结节间径＜8 cm 者，应测量出口后矢状径，以出口测量器置于两坐骨结节之间，其测量杆一端位于坐骨节结间径的中点，另一端放在骶骨尖，即可测出出口后矢状径的长度，正常值为 8～9 cm，出口后矢状径与坐骨结节间径之和＞15 cm，表示出口无狭窄。

（6）耻骨弓角度（angle of pubic arch）：检查者左、右手拇指指尖斜着对拢，放置在耻骨联合下缘，左、右两拇指平放在耻骨降支上面，测量两拇指间角度，为耻骨弓角度，正常值为 90°。小于 80°为不正常。

2. 骨盆内测量

（1）对角径（diagonal conjugate）：指耻骨联合下缘至骶岬前缘中点的距离。正常值为 12.5～13.5 cm，此值减去 1.5～2.0 cm 为骨盆入口前后径的长度，又称真结合径（conjugate vera）。测量方法为在孕 24～36 周时，检查者将一手的食、中指伸入阴道，用中指尖触到骶岬上缘中点，食指上缘紧贴耻骨联合下缘，另一手食指标记此接触点，抽出阴道内手指，测量中指尖到此接触点距离为对角径。

（2）坐骨棘间径（interspinous diameter）：测量两坐骨棘间的距离，正常值为 10 cm。方法为一手食、中指放入阴道内，触及两侧坐骨棘，估计其间的距离。

（3）坐骨切迹宽度（ineisura ischiadiea）：其宽度为坐骨棘与骶骨下部的距离，即骶棘韧带宽度。将阴道内的食指置于韧带上移动，若能容纳 3 横指（5.5～6 cm）为正常，否则属中骨盆狭窄。

（四）绘制妊娠图（pregnogram）

将每次检查结果，包括血压、体重、子宫长度、腹围、B 型超声测得胎头双顶径值，尿蛋白、尿雌激素/肌酐（E/C）比值、胎位、胎心率、水肿等项，填于妊娠图中，绘制成曲线，观察其动态变化，可以及早发现孕妇和胎儿的异常情况。

（五）辅助检查

常规检查血、尿常规，血型、肝功能；如有妊娠合并症者应根据具体情况做特殊相关检查；对胎位不清，胎心音听诊困难者，应行 B 型超声检查；对有死胎死产史、胎儿畸形史和遗传性疾病史，应进行孕妇血甲胎蛋白、羊水细胞培养行染色体核型分析等检查。

二、胎儿及其成熟度的监护

（一）胎儿宫内安危的监护

1．胎动计数

可以通过自测或 B 型超声下监测。若胎动计数≥10 次/12 小时为正常；<10 次/12 小时，提示胎儿缺氧。

2．胎儿心电图及彩色超声多普勒测定脐血的血流速度

可以了解胎儿心脏及血供情况。

3．羊膜镜检查

正常羊水为淡青色或乳白色，若羊水混有胎粪，呈黄色、黄绿色甚至深绿色，说明胎儿宫内缺氧。

4．胎儿电子监测

可以观察并记录胎心率（fetal heart rate，FHR）的动态变化，了解胎动、宫缩时胎心的变化，估计和预测胎儿宫内安危情况。

（二）胎儿成熟度的监测

（1）正确计算胎龄，可按末次月经、胎动日期及单次性交日期推算妊娠周数。

（2）测宫高、腹围计算胎儿体重。胎儿体重＝子宫高度（cm）×腹围

(cm) +200。

（3）B型超声检测胎儿双顶径＞8.5 cm，表示胎儿已成熟。（4）羊水卵磷脂、鞘磷脂比值（L/S）＞2，表示胎儿肺成熟；肌酐浓度≥176.8μmol/L（2mg%），表示胎儿肾成熟；淀粉酶值，若以碘显色法测该值≥450U/L，表示胎儿涎腺成熟；若羊水中脂肪细胞出现率达20%，表示胎儿皮肤成熟。

三、胎盘功能监测

（一）测定孕妇尿中雌三醇值

正常值为15 mg/24 h，10～15 mg/24 4 为警戒值，＜10 mg/24 4 为危险值，亦可用孕妇随意尿测定雌激素/肌酐（E/C）比值，E/C比值＞15为正常值，10～15为警戒值，＜10为危险值。

（二）测定孕妇血清游离雌三醇值

妊娠足月该值若＜40nmol/L，表示胎盘功能低下。

（三）测定孕妇血清胎盘生乳素（HPL）值

该值在妊娠足月若＜4 mg/L或突然下降50%，表示胎盘功能低下。

（四）测定孕妇血清妊娠特异性β糖蛋白（PSβ1G）

若该值于妊娠足月＜170 mg/L，提示胎盘功能低下。

第四节 妊娠期常见症状及其处理

一、消化系统症状

于妊娠早期出现反酸、恶心、呕吐者，可给予维生素B（10～20mg），每日3次，口服；消化不良者，可给予维生素B120mg、干酵母 3 片及胃蛋白酶 0.3g，用餐时与稀盐酸 1ml 同服，每日 3 次；也可服用开胃健脾理气中药。若已属妊娠剧吐，应及时治疗。

二、贫血

孕妇于妊娠后半期对铁需求量增多，仅靠饮食补充明显不足，应适时补充铁剂。若已发生贫血，应查明原因，以缺铁性贫血最常见。治疗时应给予富马酸亚铁 0.4g 或硫酸亚铁 0.6g、维生素 C300mg、乳酸钙 1g，每日 3 次口服。

三、腰背痛

妊娠期间由于关节韧带松弛，增大的子宫向前突使躯体重心后移，腰椎向前突使背伸肌处于持续紧张状态，常出现轻微腰背痛。腰背痛明显者，应及时查找原因，据病因治疗。

四、下肢及外阴静脉曲张

静脉曲张因妊娠次数增多逐渐加重。于妊娠末期应尽量避免长时间站立，下肢绑以弹性绷带，晚间睡眠时应适当垫高下肢以利静脉回流。分娩时应防止外阴部曲张的静脉破裂。

五、下肢肌肉痉挛

多发生于妊娠后期，多见于小腿腓肠肌，是孕妇缺钙表现，常在夜间发作。痉挛发作时，应将痉挛下肢伸直使腓肠肌紧张，并行局部按摩，痉挛常能迅速缓解。已出现下肢肌肉痉挛的孕妇，应给予含有碳酸钙的钙剂 600mg、维生素 AD 丸 1 丸，每日 2～3 次。

六、下肢水肿

孕妇于妊娠后期常有踝部及小腿下半部轻度水肿，经休息后消退，属正常现象。若下肢水肿明显，经休息后不消退，应想到妊娠高血压综合征、合并肾脏疾病或其他合并症，查明病因后给予及时治疗。此外，睡眠取左侧卧位，下肢垫高 15。使下肢血液回流改善，水肿多可减轻。

七、痔

痔于妊娠晚期多见或明显加重，系因增大的妊娠子宫压迫和腹压增高，使痔静脉回流受阻和压力增高导致痔静脉曲张。应多吃蔬菜，少吃辛辣食物，必要时服缓泻剂软化大便，纠正便秘。若痔已脱出，可用手法还纳。痔疮症状于分娩后可明显减轻或自行消失。

八、便秘

于妊娠期间肠蠕动及肠张力减弱，加之孕妇运动量减少，容易发生便秘。由于巨大子宫及胎先露部的压迫，常会感到排便困难，每日清晨饮开水一杯，应养成每日按时排便的良好习惯，并多吃含纤维素多的新鲜蔬菜和水果，必要时口服缓泻剂，睡前口服果导片 1~2 片，或用开塞露、甘油栓，使大便滑润容易排出，但禁用峻泻剂，也不宜灌肠，以免引起流产或早产。

九、仰卧位低血压

于妊娠末期，孕妇若较长时间取仰卧姿势，由于增大的妊娠子宫压迫下腔静脉，使回心血量及心排出量减少，出现低血压。此时若改为侧卧姿势，使下腔静脉血流通畅，血压迅即恢复正常。

第七章 正常分娩

第一节 分娩动因

一、机械性理论

子宫在妊娠早、中期处于静息状态，对机械性和化学性刺激不敏感。妊娠末期，宫腔容积增大，子宫壁伸展力及张力增加，宫腔内压力升高，子宫肌壁和蜕膜明显受压，肌壁的机械感受器受到刺激，尤其是胎先露部压迫子宫下段及宫颈发生扩张的机械作用，通过交感神经传至下丘脑，使神经垂体释放缩宫素，引起子宫收缩。过度增大的子宫如双胎妊娠、羊水过多常导致早产支持机械性理论。但发现母血中缩宫素值增高却是在分娩发动之后，故不能认为机械性理论是分娩发动的始发原因。

二、内分泌控制理论（母体的内分泌调节）

（一）前列腺素（prostaglandin，PG）

PG 对分娩发动起重要作用。现已确认 PG 能诱发宫缩并能促进宫颈成熟，但其合成与调节步骤尚不确切了解。妊娠子宫的蜕膜、羊膜、脐带、血管、胎盘及子宫肌肉都能合成和释放 PG，胎儿下丘脑、垂体、肾上腺系统也能产生 PG。因 PG 进入血液循环中迅速灭活，能够引起宫缩的 PG 必定产生于子宫本身。在妊娠末期临产前，孕妇血浆中的 PG 前身物质花生四烯酸、磷酸酯酶 A2 均明显增加，在 PG 合成酶的作用下使 PG 逐渐增多，作用于子宫平滑肌细胞内丰富的 PG 受体，使子宫收缩，导致分娩发动。

（二）缩宫素（oxytocin）及缩宫素受体（oxytocin receptor）

缩宫素有调节膜电位，增加肌细胞内钙离子浓度，增强子宫平滑肌收缩的作用；缩宫素作用于蜕膜受体，刺激前列腺素的合成和释放。足月妊娠特别是临产前子宫缩宫素受体显著增多，增强子宫对缩宫素的敏感性。但此时孕妇血液中缩宫素值并未升高，则不能认为缩宫素是分娩发动的始发原因。

（三）雌激素（estrogen）和孕激素（progesterone）

妊娠末期，雌激素能兴奋子宫肌层，使其对缩宫素敏感性增加，产生规律宫缩，但无足够证据证实雌激素能发动分娩，雌激素对分娩发动的影响可能与前列腺素增多有关。孕激素能使妊娠期子宫维持相对静息状态，抑制子宫收缩。既往认为孕酮撤退与分娩发动相关，近年观察分娩时产妇血液中未发现孕酮水平明显降低。

（四）内皮素（endothelin，ET）

ET是子宫平滑肌的强诱导剂，子宫平滑肌有ET受体。通过自分泌和旁分泌形式，直接在产生ET的妊娠子宫局部对平滑肌产生明显收缩作用，还能通过刺激妊娠子宫和胎儿胎盘单位，使合成和释放PG增多，间接诱发分娩。

（五）胎儿方面

动物实验证实，胎儿下丘脑－垂体－肾上腺轴及胎盘、羊膜和蜕膜的内分泌活动与分娩发动有关。胎儿随妊娠进展需氧和营养物质不断增加，胎盘供应相对不足，胎儿腺垂体分泌促肾上腺皮质素（ACTH），刺激肾上腺皮质产生大量皮质醇，皮质醇经胎儿胎盘单位合成雌激素，促使蜕膜内PG合成增加，从而激发宫缩。但临床试验发现未足月孕妇注射皮质醇并不导致早产。

三、神经递质理论

子宫主要受自主神经支配，交感神经能兴奋子宫肌层的α肾上腺素能受体，促使子宫收缩。5－羟色胺、缓激肽、前列腺素衍生物以及细胞内的 Na^+、Ca^{2+} 浓度增加，均能增强子宫收缩。但自主神经在分娩发动中起何作用，至今因分娩前测定上述物质值并无明显改变而无法肯定。

综上所述，妊娠末期的机械性刺激、内分泌变化、神经递质的释放等多种因素使妊娠稳态失衡，促使子宫下段形成和宫颈逐渐软化成熟，子宫下段及成熟宫颈受宫腔内压力而被动扩张，继发前列腺素及缩宫素释放，子宫肌细胞内钙离子浓度增加和子宫肌细胞间的间隙连接的形成，使子宫由妊娠期的稳定状态转变为分娩时的兴奋状态，子宫肌出现规律收缩，形成分娩发动。分娩发动是一个复杂的综合作用的结果，这一综合作用的主要方面就是胎儿成熟。最近研究发现成熟胎儿有通过羊水、羊膜向子宫传递信号的机制。

第二节　决定分娩的因素

一、产力

将胎儿及其附属物由子宫内逼出的力量，称为产力。产力包括子宫收缩力（简称宫缩）、腹肌及膈肌收缩力（统称腹压）和肛提肌收缩力。

（一）子宫收缩力

子宫收缩力是临产后的主要产力，贯穿于分娩的全过程。临产后的正常宫缩能使宫颈管变短直至消失、宫口扩张、胎儿先露部下降、胎儿胎盘娩出。正常宫缩具有以下特点。

1. 节律性

临产的重要标志为出现节律性宫缩。正常宫缩是宫体肌不随意、规律的阵发性收缩，且伴有疼痛的感觉。每次收缩由弱到强（进行期），持续一段时间（极期），然后逐渐减弱（退行期），直至宫缩完全消失进入间歇期，间歇时子宫肌肉松弛。阵缩如此反复直至分娩结束。

临产后随产程的进展，宫缩持续时间逐渐延长，由临产开始时的30 s延长至宫口开全后的60s；间歇期逐渐缩短，由临产开始时的5～6 min缩短至宫口开全后的1～2 min。宫缩强度也随产程进展逐渐加强，宫缩时的宫腔内压力在临产初期为3.3～4.0 kPa（25～30 mmHg），第一产程末增至5.3～8.0 kPa（40～60 mmHg），于第二产程可达13.3～20.0 kPa（100～150 mmHg），而间歇期宫腔压力仅为0.8～1.6 kPa（6～12 mmHg）。宫缩时子宫肌壁血管及胎盘受压，子宫血流量及胎盘绒毛间隙的血流量减少；间歇期，子宫肌肉松弛，子宫血流量恢复到原来水平，胎盘绒毛间隙的血流重新充盈，胎儿得到充足的氧气供应，对胎儿有利。

2. 对称性和极性

正常宫缩受起搏点控制起自两侧宫角部，左右对称，协调的向宫底中间集中，而后向下扩散，速度为2cm/s，约在15 s内均匀协调地扩散至整个子宫，称为宫缩的对称性。宫缩以宫底部最强且持续时间最长，向下则逐渐减弱，称为宫缩的极性。宫底部收缩力的强度约为子宫下段的2倍，此为宫缩的极性。

3. 缩复作用

宫体平滑肌与身体其他部位的平滑肌和骨骼肌有所不同，即宫缩时，宫体部肌纤维缩短变宽，间歇期宫体部肌纤维虽又重新松弛，但不能完全恢复到原来长度，随着产程进展，经过反复收缩，宫体部肌纤维越来越短，称为缩复作用。缩复作用使宫腔逐渐缩小，迫使胎先露部逐渐下降及宫颈管逐渐缩短直至消失。

（二）腹肌及膈肌收缩力

腹肌及膈肌收缩力是第二产程娩出胎儿的重要辅助力量。当宫口开全时，胎先露部下降至阴道。每当宫缩时，前羊水囊或胎先露部压迫直肠及盆底组织，引起反射性排便感。产妇表现为主动屏气，向下用力，腹肌及膈肌强力收缩使腹内压增高，配合子宫收缩力，促使胎儿娩出。合理使用腹压的关键时机是在第二产程，特别是在第二产程末期子宫收缩时运用最有效，过早使用腹压则会使产妇疲劳和宫颈水肿，导致产程延长。腹肌及膈肌收缩力在第三产程还可协助已剥离的胎盘娩出。

（三）肛提肌收缩力

肛提肌收缩力可协助胎先露部在骨盆腔进行内旋转的作用。胎头枕部下降至耻骨弓下时，能协助胎头仰伸及娩出；当胎盘降至阴道内时，能协助胎盘娩出。

二、产道

产道是指胎儿娩出的通道，分为骨产道、软产道两部分。

（一）骨产道

骨产道指真骨盆。是产道的重要组成部分，其大小、形状与胎儿能否顺利娩出有着密切的关系。为便于了解分娩时胎先露通过骨产道的过程，将骨盆分为 3 个假想平面，每个平面又有多条径线组成。

1. 骨盆入口平面

为骨盆腔上口，呈横椭圆形。其前方为耻骨联合上缘，两侧为髂耻缘，后方为骶岬上缘。有 4 条径线。

（1）入口前后径：即真结合径。耻骨联合上缘中点至骶岬上缘正中间的距离，正常值平均为 11 cm，其长短与分娩有着密切的关系。

（2）入口横径：左右两髂耻缘间最宽距离，正常值平均为 13 cm。

（3）入口斜径：左右各一。左斜径为左骶髂关节至右髂耻隆突间的距离；右斜径为右骶髂关节至左髂耻隆突间的距离，正常值平均为 12.75 cm。

2. 中骨盆平面

为骨盆的最小平面，是骨盆腔最狭窄部分，呈前后径长的椭圆形。其前为耻骨联合下缘，两侧为坐骨棘，后为骶骨下端。有 2 条径线。

（1）中骨盆前后径：耻骨联合下缘中点通过两侧坐骨棘连线中点至骶骨下段间的距离，正常值平均为 11.5 cm。

（2）中骨盆横径：也称坐骨棘间径。为两坐骨棘间的距离，正常值平均为 10 cm，其长短与分娩机制关系密切。

3. 骨盆出口平面（pelvic outlet plane）

为骨盆腔下口，由两个在不同平面的三角形组成。两个三角形共同的底边为坐骨结节间径。前三角形的顶端为耻骨联合下缘，两侧为左右耻骨降支；后三角形的顶端为骶尾关节，两侧为左右骶结节韧带。有 4 条径线。

（1）出口前后径：耻骨联合下缘至骶尾关节间的距离，正常值平均为 11.5cm。

（2）出口横径：也称坐骨结节间径。两坐骨结节末端内侧缘间的距离，正常值平均为 9cm，其长短与分娩机制关系密切。

（3）出口前矢状径：耻骨联合下缘至坐骨结节间径中点的距离，正常值平均为 6 cm。

（4）出口后矢状径：骶尾关节至坐骨结节间径中点间的距离，正常值平均为 8.5 cm。若出口横径稍短，而出口后矢状径较长，两径之和＞15 cm，正常大小的胎头可通过后三角区经阴道娩出。

4. 骨盆轴（pelvic axis）

是连接骨盆各平面中点的一条假想曲线。正常的骨盆轴上段向下向后，中段向下，下段向下向前，经阴道分娩时，胎儿沿骨盆轴娩出，助产时也应根据此轴的方向协助胎儿娩出。

5. 骨盆倾斜度（inclination of pelvis）

指妇女直立时，骨盆入口平面与地平面所形成的角度，一般为60°。若倾斜角度过大，将影响胎头衔接。

（二）软产道

软产道是由子宫下段、宫颈、阴道及骨盆底软组织构成的弯曲通道。

1. 子宫下段的形成

由非孕时长约 1 cm 的子宫峡部随妊娠进展逐渐被拉长，妊娠 12 周后已扩展成宫腔的一部分，至妊娠末期形成子宫下段。临产后子宫收缩使子宫下段进一步拉长达 7～10 cm，肌壁变薄成为软产道的一部分。由于子宫肌纤维的缩复作用，子宫体部肌壁越来越厚，子宫下段肌壁被牵拉越来越薄。由于子宫体和子宫下段的肌壁厚薄不同，在两者间的子宫内面有一环状隆起，称为生理缩复环。

2. 宫颈的变化

（1）宫颈管消失：临产前宫颈管长 2～3 cm，临产后由于规律宫缩的牵拉、胎先露部及前羊水囊的直接压迫，宫颈内口向上向外扩张，宫颈管呈漏斗形，随后逐渐变短、消失，成为子宫下段的一部分。初产妇多是宫颈管先消失，而后宫颈外口扩张；经产妇则多是宫颈管消失与宫颈外口扩张同时进行。

（2）宫口扩张：临产前宫颈外口仅能容 1 指尖，经产妇可容 1 指。临产后，在子宫收缩和缩复牵拉、前羊水囊压迫和破膜后胎先露直接压迫下，宫口逐渐扩张，直至宫口开全（宫颈口直径约 10 cm）。

3. 骨盆底、阴道及会阴体的变化

前羊水囊及胎先露部下降使阴道上部扩张，破膜后胎先露部进一步下降直接压迫骨盆底，使软产道下段扩张成为一个向前弯曲的通道，阴道黏膜皱囊展平使腔道加宽。肛提肌肌束分开，向下、向两侧扩展，肌纤维拉长，5 cm 厚的会阴体变成 2～4 mm，以利于胎儿通过。临产后，会阴体虽能承受一定压力，若分娩时会阴保护不当，也易造成裂伤。

三、胎儿

在分娩过程中，除产力、产道因素外，胎儿能否顺利通过产道，还取决于胎儿大小、胎位及有无胎儿畸形。

（一）胎儿大小

胎儿大小是决定分娩难易的重要因素之一。胎儿过大致胎头径线过大，或胎儿过熟使胎头不易变形时，即使骨产道正常，也可出现相对性头盆不称，造成难产：

1. 双顶径

是胎头最大横径，为两顶骨隆突间的距离。妊娠足月时平均值约为9.3 cm。临床上常用 B 型超声检测此值估计胎儿大小。

2. 枕额径

为鼻根上方至枕骨隆突间的距离，胎头以此径衔接，妊娠足月时平均值约为 11.3 cm。

3. 枕下前囟径

又称小斜径，为前囟中央至枕骨隆突下方间的距离，胎头俯屈后以此径通过产道，妊娠足月时平均值 9.5 cm。

4. 枕额径

又称大斜径，为颏骨下方中央至后囟顶部间的距离，妊娠足月平均值 13.3 cm。

（二）胎位

产道为一纵行管道。若为纵产式（头先露或臀先露）时，胎体纵轴与骨盆轴一致，容易通过产道。枕先露是胎头先通过产道，较臀先露易娩出，矢状缝和囟门是确定胎位的重要标志。头先露时，在分娩过程中颅骨重叠，胎头周径变小有利于胎头娩出；臀先露时，较胎头周径小且软的胎臀先娩出，阴道未经充分扩张，胎头娩出时无变形机会，使胎头娩出发生困难；肩先露时，胎体纵轴与骨盆轴垂直，妊娠足月胎儿不能通过产道，对母儿威胁极大。

（三）胎儿畸形

若胎儿畸形造成胎儿某一部分发育异常，如脑积水、连体儿等，由于胎头或胎体过大，常发生难产。

四、精神心理因素

影响分娩的因素除了产力、产道、胎儿之外，还包括产妇的精神心理因素。分娩对产妇是一种持久的、强烈的应激源，可产生生理上及心理上的应激，产妇的精神心理因素可影响机体内部的平衡、适应力和产力。紧张、焦虑、恐惧等不良精神心理状态，可导致呼吸急促，气体交换不足，心率加快，循环功能障碍，神经内分泌发生异常，交感神经兴奋，使子宫收缩乏力，产程延长，造成难产；子宫胎盘血流量减少，胎儿缺血缺氧，出现胎儿窘迫。

在分娩过程中，产科工作者应耐心安慰产妇，鼓励产妇进食，保持体力，讲解分娩是生理过程，教会孕妇掌握必要的呼吸技术和躯体放松技术，尽可能消除产妇的焦虑和恐惧心情。

第三节　枕先露的分娩机制

一、衔接

胎头双顶径进入骨盆入口平面，胎头颅骨最低点接近或达到坐骨棘水平，称为衔接（engagement）。胎头呈半俯屈状以枕额径进入骨盆入口，由于枕额径大于骨盆入口前后径，胎头矢状缝坐落在骨盆入口的右斜径上，胎头枕骨在骨盆的左前方。部分初产妇在预产期前 1～2 周内胎头衔接，经产妇多在临产后衔接。若初产妇临产后胎头仍未衔接，应检查有无头盆不称。

二、下降

胎头沿骨盆轴前进的动作称为下降（descent），是胎儿娩出的首要条件。下降动作贯穿于整个分娩过程，与其他动作相伴随。下降动作呈间歇性，子宫收缩时胎头下降，间歇时胎头稍缩回。胎头在下降过程中，受骨盆底的阻力发生俯屈、内旋转、仰伸、复位及外旋转等一系列伴随动作。临床上观察胎头下降的程度，作为判断产程进展的重要标志之一。

三、俯屈

胎头以枕额径下降至骨盆底时，原处于半俯屈状态的胎头枕部遇肛提肌阻力，借杠杆作用进一步俯屈（flexion），使下颏贴近于胸部，变胎头衔接时的枕额径（11.3cm）为枕下前囟径（9.3cm），以适应产道，有利于胎头继续下降。

四、内旋转

胎头围绕骨盆纵轴而旋转，使其矢状缝与中骨盆及骨盆出口前后径相一致的动作，称为内旋转（internal rotation）。内旋转的结果是使胎头适应中骨盆及骨盆出口前后径大于横径的特点，有利于胎头下降。枕先露时，胎头枕部位置最低，先到达骨盆底，肛提肌收缩将胎头枕部推向阻力小、部位宽的前方。枕左前位内旋转时，胎头向前向中线（即向右）旋转45°，后囟转至耻骨弓的下方，胎头矢状缝与骨盆前后径方向一致，胎头于第一产程末完成内旋转动作。

五、仰伸

完成内旋转后，当完全俯屈的胎头继续下降达阴道外口时，宫缩和腹压继续迫使胎头下降，而肛提肌收缩力又将胎头向前推进，两者的合力使胎头沿骨盆轴下段向下向前的方向转变为向前。胎头枕骨下部达耻骨联合下缘时，以耻骨弓为支点，使胎头逐渐仰伸（extention），胎头的顶、额、鼻、口、颏依次由会阴前缘相继娩出。当胎头仰伸时，胎儿双肩径沿左斜径进入骨盆入口。

六、复位及外旋转

胎头娩出时，胎儿双肩径沿骨盆入口左斜径下降。胎头娩出后，为使胎头与胎肩自然恢复到正常关系，胎头枕部向左旋转45°，称为复位（restitution）。胎肩在盆腔内继续下降，前（右）肩向前向中线旋转45°

时，胎儿双肩径转成与骨盆出口前后径相一致的方向，胎头枕部需在外继续向左旋转 45°，以保持胎头与胎肩的垂直关系，称为外旋转。

七、胎儿娩出

胎头完成外旋转后，胎儿前（右）肩在耻骨弓下先娩出，随即后（左）肩从会阴前缘娩出。胎体、胎儿下肢随之取侧位顺利娩出。

第四节　分娩的临床经过及处理

一、先兆临产

在临产前，出现一些预示孕妇不久将临产的症状，称为先兆临产（threatened labor）。

（一）假临产（false labor）

临产前 1~2 周子宫较敏感，常有不规则收缩，称为"假临产"特点是：宫缩常在夜间出现而于清晨消失；持续时间短，且不恒定，间歇时间长且不规律，宫缩强度不增加；宫颈管不缩短，宫口不扩张；给予强镇静药物能抑制宫缩。

（二）胎儿下降感（lightening）

多数孕妇在临产前 1~2 周，会感到上腹部受压感消失，表现为呼吸较前轻快，进食量较前增多，系胎儿先露部进入骨盆入口，使宫底位置下降的缘故。

（三）见红（show）

在临产前 24~40h 内，因子宫下段及宫颈内口扩张，宫颈内口周围的胎膜与该处的子宫壁分离，毛细血管破裂，孕妇阴道内排出混有颈管黏液的少量血性液体称为见红。见红是分娩即将发动的较可靠征象。若阴道出血量超过月经量，应考虑妊娠晚期出血，如前置胎盘，胎盘早剥等异常情况。

二、临产

临产（in labor）开始的标志为规律且逐渐增强的宫缩，持续 30 s 或 30 s 以上，间歇 5～6 min，同时伴随进行性宫颈管缩短、消失、宫口扩张和胎先露下降。

三、产程分期

分娩全过程简称为总产程（total stage of labor），是指从出现规律宫缩开始，直至胎儿、胎盘娩出为止的整个过程。临床上将其分为 3 个产程。

第一产程（first stage of labor）：又称宫颈扩张期，是指临产开始至宫口完全扩张即开全（10 cm）为止。初产妇宫口扩张缓慢，需 11～12 h；经产妇宫口扩张较快，需 6～8h。

第二产程（second stage of labor）：又称胎儿娩出期，是指从宫口开全至胎儿娩出的过程。初产妇需 1～2 4 不应超过 2 h；经产妇通常仅需数分钟，也有长达 1 h 者，但不应超过 1 h。

第三产（third stage of labor）：又称胎盘娩出期，是指从胎儿娩出后至胎盘胎膜娩出，即胎盘剥离和娩出的过程，需 5～15 min，不应超过 30 min。

四、第一产程的临床经过及处理

（一）临床表现

1．规律宫缩

产程开始时，随着子宫收缩产妇出现阵发性的疼痛，习称"阵痛"开始时宫缩持续时间较短（约 30 s）且弱，间歇期较长（5～6 min）。随产程进展，持续时间逐渐延长（50～60 s）且强度增加，间歇期渐短（～3 min）。当宫口近开全时，宫缩持续时间可长达 1 min 或以上，间歇期缩短为 1~2 min。

2. 宫口扩张（dilatation of cervix）

随着宫缩逐渐增强及频率加快，宫颈管逐渐缩短直至消失，宫口逐渐扩张。通过肛检或阴道检查，可以确定宫口扩张程度。潜伏期宫口扩张速度较慢，活跃期宫口扩张速度明显加快。若临床观察发现宫口不能如期扩张，可能存在宫缩乏力、胎位不正、头盆不称等原因。当宫口开全（10 cm）时，子宫下段及阴道形成宽阔管腔，有利于胎儿通过。

3. 胎头下降程度

是决定胎儿能否通过阴道娩出的重要指标。通过肛门检查或阴道检查，能明确胎头颅骨最低点与坐骨棘平面的关系，判断胎头下降程度，并能协助判断胎位。

4. 胎膜破裂（rupture of membranes）

简称破膜。宫缩时，子宫羊膜腔内压力增高，胎先露部下降，将羊水阻断为前后两部，在胎先露部前面的羊水量约 100ml，称前羊水，形成的前羊水囊称胎胞，有助于扩张宫口。宫缩继续增强，当羊膜腔压力增加到一定程度时胎膜自然破裂。破膜多发生在宫口近开全时。

（二）产程观察及处理

1. 子宫收缩

产程中必须连续定时观察并记录宫缩规律性、持续时间、间歇时间及宫缩强度。简单的观察方法是由助产人员将一手掌放于产妇腹壁上，凭触觉感知，宫缩时宫体部隆起变硬，间歇期松弛变软。目前临床上常用的是采用胎儿监护仪描记宫缩曲线，可全面、客观、详实的记录宫缩的强度、频率、每次宫缩的持续时间、间歇时间等。

2. 胎心

胎心监测是产程中极重要的观察指标。

（1）听诊器听取：听诊器有普通听诊器、木质胎心听诊器、电子胎心听诊器 3 种，目前临床上常使用电子胎心听诊器。胎心听取应在宫缩间歇时。潜伏期每隔 1~2h 在宫缩间歇期听取胎心一次，活跃期宫缩较频繁时，应每 15～30 min 听取胎心一次，每次听诊 1 min。正常胎心率为 120～160/min，如胎心率<120/min 或>160/min，或宫缩后减慢的胎心率不能迅速恢复，均为胎儿缺氧的异常表现，应及时对症处理，并尽可能找出原因，采取有效措施予以治疗。此法能方便获得每分钟胎心率，但不能分辨胎心率变异、瞬间变化及其与宫缩、胎动的关系。

（2）使用胎儿监护仪：多用外监护描记胎心曲线。通过该曲线观察胎心率变异及其与宫缩、胎动的关系，了解胎心率变异及其与宫缩、胎动的关系。将测量胎心的探头置于胎心音最响亮的部位，并固定于腹壁上，一般每隔 15 min 对胎心监护曲线进行评估，宫缩频繁时每隔 5 min 评估 1 次。此法能较客观地判断胎儿在宫内的状态。

3. 宫口扩张与胎头下降

为了细致观察产程，做到检查结果记录及时，发现异常能尽早处理，目前多采用产程图。产程图横坐标为临产时间（h），纵坐标左侧为宫口扩张程度（cm），纵坐标右侧为先露下降程度（cm），描记出的宫口扩张曲线及胎头下降曲线，是产程图中重要的两项指标，使产程进展一目了然，能及时指导产程的处理。

（1）宫口扩张曲线：根据宫口扩张程度，将第一产程分为潜伏期和活跃期。潜伏期是指从临产出现规律宫缩至宫口扩张 3 cm。此期间宫口扩张速度较慢，平均 2～3 h 扩张 1 cm，初产妇一般约需 8 h，最大时限为 16 4。活跃期是指从宫口扩张 3 cm 至宫口开全（10 cm）。此期间扩张速度明显加快，约需 4 h，最大时限为 8 h，活跃期又分为Ⅲ期：加速期是指宫口扩张 3～4 cm，约需 1.5 h；最大加速期是指宫口扩张 4～9 cm，约需 2 h；减速期是指宫口扩张 9～10 cm，约需 30 min。

（2）胎头下降曲线：以胎头颅骨最低点与坐骨棘平面的关系来标明胎头下降程度。坐骨棘平面是判断胎头高低的标志。胎头颅骨最低点平坐骨棘平面时，以"0"表达；在坐骨棘平面上 1 cm 时，以"－1"表达；在坐骨棘平面下 1cm 时，以"＋1"表达，依此类推。潜伏期胎头下降不明显，活跃期下降加快。胎头下降程度可作为估计分娩难易的有效指标。

4. 胎膜破裂

胎膜多在宫口近开全时自然破裂，前羊水流出，此时应立即听胎心，并观察羊水性状、颜色和流出量，记录破膜时间。若为头先露，羊水呈黄绿色、胎心变慢，需警惕胎儿窘迫，应立即行阴道检查，判断有无脐带脱垂等异常，并给予紧急处理。破膜超过 12 4 仍未结束分娩者，应给予抗生素预防感染。

5. 精神安慰

产妇的精神状态影响宫缩和产程进展。初产妇产程长，容易产生焦虑、紧张和急躁情绪。助产人员应安慰产妇并耐心讲解分娩是生理过程，增强产妇对自然分娩的信心，以便能顺利分娩。若产妇精神过度紧张，宫缩时喊叫不安，应在宫缩时指导深呼吸动作，或用双手轻揉下腹部。若产妇腰骶部胀痛时，用手拳压迫腰骶部，常能减轻不适感。

6. 血压

宫缩时血压可升高 0.7～1.3 kPa（5～10 mmHg），间歇期恢复原状。产程中应每隔 4～6 4 测血压 1 次，若血压升高，应增加测量次数并给予相应处理。

7. 饮食、活动与休息

为保证精力和体力充沛，鼓励产妇少量多次食用高热量易消化的食物，摄入足够水分，必要时可静脉补液支持，以维持产妇体力。临产后未破膜且宫缩不强者，可在待产室内适当活动，有助于加速产程进展。

8. 排尿与排便

临产后，应鼓励产妇每 2～4h 排尿 1 次，以免膀胱充盈影响宫缩及胎先露部下降。因胎头压迫引起排尿困难者，应警惕头盆不称，必要时给予导尿。若初产妇宫口开大<4 cm、经产妇<2 cm 时，无特殊情况可行温肥皂水灌肠或开塞露塞肛，既能清除粪便减少污染，又能通过反射作用刺激宫缩，加速产程进展。但胎膜早破、阴道出血、胎头未衔接、胎位异常、有剖宫产史、宫缩过强及心脏病者等，均不宜灌肠。

9．肛门检查

适时进行肛门检查，可了解宫颈软硬度、宫口扩张程度、是否破膜、骨盆腔大小、骶尾关节活动度、坐骨棘是否突出、确定胎位及胎头下降程度等。临产初期 4 h 左右检查 1 次，活跃期 2 h 左右检查 1 次。对宫缩频繁或经产妇应缩短肛检间隔时间。肛查方法：产妇仰卧，两腿屈曲分开。检查者站在产妇右侧，右手食指戴指套蘸肥皂水轻轻伸入直肠内，食指向后触及尾骨尖端，了解尾骨活动度，再触摸两侧坐骨棘是否突出并确定胎头高低，然后用指端掌侧探查子宫颈口，摸清其周围边缘，估计宫颈管消退情况和宫口扩张的厘米数。当宫口开全时，则摸不到宫口边缘。未破膜者在胎头前方可触及有弹性的前羊水囊。

10．阴道检查

阴道检查能直接接触清宫口扩张程度及胎先露部，若先露为头，还能触清矢状缝及囟门，确定胎方位，适用于肛查不清、宫口扩张及胎头下降程度不明、疑有脐带先露或脐带脱垂、轻度头盆不称经试产 4 h 产程进展缓慢者。阴道检查应严格消毒后进行，应注意尽量避免接触肛周和减少手指进出次数。

11．其他

外阴部备皮，剃除阴毛。初产妇及有难产史的经产妇，应再次进行骨盆外测量。有妊娠合并症或并发症者，应给予相应的治疗。

五、第二产程临床经过及处理

（一）临床表现

胎膜多已自然破裂，若宫口开全后仍未破膜，应行人工破膜以免影响胎头下降。宫口开全后宫缩持续时间达 1min 或更长，间歇 1～2 min。当胎头下降至骨盆出口压迫骨盆底组织时，产妇出现排便感，不自主向下屏气。随着产程的进展，会阴逐渐膨隆和变薄，肛门括约肌松弛。子宫收缩时胎头露出于阴道口，露出的部分逐渐增大，在宫缩间歇期，胎头又缩回阴道内，称为胎头拨露。当胎头双顶径越过骨盆出口，宫缩间歇时胎头不再回缩，称为胎头着冠。产程继续进展，会阴极度扩张，胎头枕骨从耻骨联合露出，开始仰伸、复位、外旋转、胎肩、胎体和四肢相继娩出，随之羊水涌出。经产妇的第二产程短，上述的临床表现不易截然分开，有时仅需几次宫缩即可完成上述动作。

（二）观察产程及处理

1．密切监测胎心

第二产程宫缩强而频，密切监测胎儿有无急性缺氧，应每 5～10 min 听一次胎心，使用胎儿监护仪能更有效地观察胎心率及其基线变异等情况。如出现胎心异常应尽快结束分娩。

2．指导产妇屏气

正确运用腹压是缩短第二产程的关键。指导产妇双足蹬在产床上，两手握住产床上的把手，宫缩时深吸气屏住，然后如解大便样向下用力以增加腹压。宫缩间歇时，产妇呼气并使全身肌肉放松、安静休息。宫缩再出现时，再做同样的屏气动作，能加速产程进展。

3．接产准备

初产妇宫口开全，经产妇宫口扩张 4 cm 且宫缩规律有力时，应将产妇送至分娩室，并做好接产准备。让产妇仰卧于产床上，两腿屈曲分开，露出外阴部，臀下置清洁便盆或塑料布，用消毒纱布球蘸肥皂水擦洗外阴部，顺序是大阴唇、小阴唇、阴阜、大腿内上 1/3、会阴及肛门周围，再用温开水将肥皂冲洗干净。冲洗时先用消毒干纱球堵住阴道口，以免冲洗液流入阴道内。最后用 0.1‰苯扎溴铵液冲洗，或聚维酮碘进行消毒，取下阴道口纱球及臀下便盆或塑料布，铺无菌巾于臀下。

接产者按无菌操作常规洗手、戴手套及穿手术衣，然后打开产包，铺好无菌巾，准备接产。

4．接产

（1）会阴撕裂的诱因：会阴水肿、会阴过紧缺乏弹性、耻骨弓过低、胎儿过大、胎头娩出过快等，均可造成会阴撕裂，接产者在接产前应作出正确判断。

（2）接产的时机及要领：当胎头拨露使阴唇后联合张力较紧时，开始保护会阴。保护会阴的同时，协助胎头俯屈，让胎头以最小径线即枕下前囟径，在宫缩间歇期缓慢通过阴道口，是预防会阴撕裂的关键。在接产者指导下，产妇适时屏气完成分娩。胎肩娩出时，也要注意保护好会阴。

（3）接产步骤：接产者站于产妇右侧，在会阴部铺盖一块无菌巾，接产者右手肘部支撑在产床上，右手大拇指与其余4指分开，利用手掌大鱼际肌顶住会阴部。当宫缩时，向上内方托压，左手则轻压胎头枕部使其保持俯屈缓慢下降。宫缩间歇时，保护会阴的右手稍放松，以免压迫过久引起会阴水肿。当胎头枕骨在耻骨弓下露出时，胎头即将娩出，产妇常有不自主地过分运用腹压，此时，是保护会阴避免破裂的关键时刻，助产士右手保护会阴、左手协助胎头仰伸，嘱产妇在阵缩时张口哈气，勿用力屏气，让胎头缓慢于阵缩间歇时娩出。娩出后，保护会阴的手不可松开，左手从胎儿鼻根向下挤压出口鼻内的黏液和羊水，再协助胎头复位及外旋转，让胎肩径与骨盆出口前后径一致，左手向下轻压胎颈，协助前肩自耻骨弓下先娩出，再上托胎颈，使后肩自会阴前缘缓慢娩出。两肩娩出后，保护会阴的右手方可松开，然后，双手协助胎体及四肢相继侧位娩出。在距脐轮10～15 cm处，用两把止血钳夹住脐带，在两钳间剪断。胎头娩出时，若发现脐带绕颈，应先将其从胎肩推下或从胎头滑下，若绕颈过紧或数圈时，可用两把止血钳夹住其中一圈剪断，注意勿伤及胎儿颈部。

（4）会阴切开指征：对会阴过紧或胎儿过大，估计分娩时会阴撕裂不可避免者，或母儿有病理情况急需结束分娩者，应行会阴切开术。

六、第三产程的临床经过及处理

（一）临床表现

胎儿娩出后，宫底降至平脐，产妇感到轻松，宫缩暂停数分钟后重又出现宫缩。由于宫腔容积突然缩小，胎盘不能相应缩小而与子宫壁发生错位剥离。剥离面出血，形成胎盘后血肿。子宫继续收缩，致使胎盘完全剥离而排出。胎盘剥离的征象有：①子宫体变硬呈球形，胎盘剥离后降至子宫下段，宫底升高达脐上；②阴道外露脐带自行延长；③阴道少量出血；④用手掌尺侧在耻骨联合上方，轻压子宫下段时，宫体上升而外露的脐带不再回缩。胎盘剥离及排出的方式有两种：①胎儿面先娩出：多见，胎盘从中央开始剥离，而后向四周剥离，其特点是胎盘胎儿面先排出，随后少量阴道出血；②母体面先娩出：少见，胎盘从边缘开始剥离，血液沿剥离面流出，其特点是先有较多的阴道出血，胎盘后排出。

（二）处理

1. 新生儿处理

（1）清理呼吸道：胎儿娩出后立即清理呼吸道的黏液和羊水，用新生儿吸痰管或导管轻轻吸除咽部及鼻腔的羊水和黏液，以免发生吸入性肺炎。当确认呼吸道通畅而新生儿仍未啼哭时，可用手轻拍新生儿足底。新生儿大声啼哭表示呼吸道已通畅。

（2）处理脐带：用两把止血钳钳夹脐带，两钳相距 2～3 cm，在其中间剪断。用 75％乙醇消毒脐带根部及其周围，在距脐根 0.5 cm 处用粗线结扎第一道，再在结扎线外 0.5 cm 处结扎第二道，在第二道结扎线外 0.5 cm 处剪断脐带，挤出残余血液，用 5％的聚维酮碘溶液或 20％高锰酸钾液消毒脐带断面，待脐带断面干燥后，以无菌纱布覆盖，再用脐带布包扎。在处理脐带时应注意：既要扎紧脐带防止出血，又要避免过度用力造成脐带断裂；消毒液不可接触新生儿皮肤，以免灼伤新生儿皮肤；处理脐带过程中新生儿应保暖。目前，多数医院用气门芯、脐带夹、血管钳等方法取代双重结扎脐带法，效果良好。

（3）处理新生儿：擦净新生儿足底胎脂，在新生儿病历上，打上新生儿足印及产妇拇指印。对新生儿做详细体格检查，系以标明新生儿性别、体重、出生时间、母亲姓名和床号的手腕带和包被，将新生儿抱给母亲，进行首次吸吮乳头。

2. 协助胎盘娩出

正确协助胎盘娩出，能够减少产后出血的发生。接产者不应在胎盘尚未完全剥离时用力揉压、下压宫底或牵拉脐带，以免引起胎盘部分剥离而出血或拉断脐带，甚至造成子宫内翻。当确认胎盘已完全剥离时，于宫缩时左手握住宫底并按压，同时右手牵拉脐带，协助胎盘娩出。当胎盘娩出至阴道口时，接生者双手捧住胎盘，向一个方向旋转并缓慢向外牵拉，协助胎膜完整剥离排出。若胎膜部分断裂，可用止血钳夹住断裂上端的胎膜，继续向原方向牵引旋转，直至胎膜完全排出。胎盘胎膜娩出后，按摩子宫刺激其收缩，以减少出血。

3. 检查胎盘胎膜是否完整

将胎盘铺平，先检查胎盘母体面胎盘小叶有无缺损，然后将胎盘提起，检查胎膜是否完整，再检查胎儿面有无血管断裂，及时发现副胎盘。若有副胎盘、部分胎盘残留或较多胎膜残留时，应在无菌操作下徒手或用卵圆钳伸入宫腔内，取出残留组织。若确认仅有少许胎膜残留，可给予子宫收缩剂待其自然排出。

4. 检查软产道

胎盘娩出后，应仔细检查会阴、小阴唇内侧、尿道口周围、阴道、阴道穹隆及宫颈有无裂伤。若有裂伤，应立即缝合。

5. 预防产后出血

正常分娩出血量多数不超过 300 ml。遇有产后出血高危因素如既往有产后出血史、多次分娩、多胎妊娠、羊水过多、巨大儿、滞产等产妇，可在胎儿前肩娩出时，静脉注射缩宫素 10～20 U，以加强宫缩，促使胎盘迅速剥离减少出血。若第三产程超过 30 min，胎盘仍未排出且出血不多时，应排空膀胱后，再轻轻按压子宫，静注缩宫素，仍不能使胎盘排出时，应行手取胎盘术。若胎盘娩出后出血较多时，可经下腹部直接在宫体肌壁内注入缩宫素 10 U 或麦角新碱 0.2～0.4mg，并将缩宫素 20 U 加于 5％葡萄糖液 500 ml 内静脉滴注。

6. 观察产后一般情况

分娩结束后，产妇应在产房内观察 2h，协助产妇首次哺乳。注意观察产妇子宫收缩、子宫底高度、膀胱充盈与否、阴道出血量、会阴及阴道有无血肿等，并测量血压、脉搏。若子宫收缩不佳，应注射宫缩剂并按摩子宫底；膀胱不充盈而宫底上升，表示宫腔内有积血，应挤压子宫，排出宫腔内积血，再注射宫缩剂；若产妇自觉有肛门坠胀感，多有阴道后壁血肿，应行肛查确诊后给予处理。产后 2h 无异常者，将其送回病室。鼓励产妇产后 2～4h 内排尿，因膀胱膨胀易致宫缩乏力，而发生产后出血。

第八章　妊娠滋养细胞疾病

第一节　葡萄胎

一、临床表现

（一）停经后阴道流血

为最常见的症状。多数患者停经 2～4 个月后，出现不规则阴道流血，也可反复大量出血，在流出血液中，有时可见水疱状组织。如未及时治疗，可出现贫血和继发感染。

（二）子宫异常增大

因绒毛水肿及宫腔积血，约 2/3 患者子宫大于停经月份，质地柔软。因水疱退变，少数患者子宫大小与停经月份相符或小于停经月份。当子宫增大如孕 5 个月大小时，触不到胎体，听不到胎心音。

（三）卵巢黄素囊肿

常为双侧，大小不等，一般无症状，偶可急性扭转而发生急腹痛。葡萄胎组织清除后，黄素囊肿可于 2～4 个月内自行消退。

（四）妊娠剧吐及子痫前期征象

葡萄胎时妊娠呕吐出现较早，症状重且持续时间长，严重者可导致妊娠剧吐；在孕中期即可出现高血压、水肿、蛋白尿等子痫前期征象，多发生于子宫迅速增大者。

（五）甲状腺功能亢进现象

约 7% 的患者合并轻度甲状腺功能亢进，葡萄胎消除后甲状腺功能亢进症状迅速消失。

二、病因与病理

(一) 病因

葡萄胎的确切发病原因不明。葡萄胎的发生可能与年龄、病毒感染、种族、细胞遗传异常、营养不良及社会经济状况相关。其中年龄是一显著相关因素，20 岁以下及 40 岁以上的妇女妊娠后葡萄胎的发生率较高。细胞遗传学研究表明，葡萄胎的发生与异常受精有关，完全性葡萄胎染色体核型为二倍体，均来自父方，部分性葡萄胎染色体核型为三倍体，多余的一套染色体来自父方。我国葡萄胎的患病率平均为 0。

(二) 病理

1. 肉眼观

完全性葡萄胎时，整个宫腔充满水疱，水疱大小不等，相连成串，壁薄，内含黏性液体，常混有血液及凝血块；部分性葡萄胎可见部分正常绒毛组织，胎儿多已死亡。由于滋养细胞异常增生产生大量绒毛膜促性腺激素 (HCG)，刺激卵泡内膜细胞发生黄素化而形成囊肿，称卵巢黄素囊肿。卵巢黄素囊肿表面光滑、色黄、壁薄，切面呈多房，囊液清亮。

2. 组织学特点

(1) 完全性葡萄胎的组织学特点主要为：①滋养细胞不同程度增生。②绒毛间质水肿。③绒毛间质内血管消失。

(2) 部分性葡萄胎为部分绒毛水肿，间质内可见胎源性血管。

三、诊断与鉴别诊断

(一) 诊断

1. 病史及体征

凡停经后不规则阴道流血，妊娠呕吐严重且出现时间早，妇科检查子宫异常增大、变软，触不到胎体，听不到胎心音，应怀疑葡萄胎。较早出现子痫前期征象、甲状腺功能亢进表现以及双侧卵巢囊肿，均支持诊断。若在阴道排出物中见到水疱组织，则诊断基本成立。

2．辅助检查

（1）绒毛膜促性腺激素（HCG）测定：葡萄胎时血 HCG 在100000U/L 以上，常超过 1000000U/L，且持续不降，应注意血 HCG 的动态变化。

（2）超声检查：B 型超声检查见增大的子宫腔内充满弥漫分布的光点和小囊样无回声区，呈"落雪状"或"蜂窝状"图像，见不到妊娠囊及胎心搏动。可探及一侧或双侧卵巢黄素囊肿。彩色多普勒超声检查见子宫动脉血流丰富，但子宫肌层内无血流或血流稀疏。

（二）鉴别诊断

1．流产

有停经史及阴道流血症状，妊娠试验阳性，葡萄胎患者最初易被误诊为先兆流产。葡萄胎患者子宫多大于停经月份，HCG 水平显著增高，超过孕 12 周时仍不见下降，B 型超声图像显示葡萄胎特点。

2．双胎妊娠

与同期正常单胎妊娠相比，子宫较大，HCG 水平亦稍高，易与葡萄胎混淆，双胎妊娠无阴道流血症状，B 型超声检查可以确诊。

3．羊水过多

羊水过多时子宫增大较迅速，应与葡萄胎鉴别，羊水过多无阴道流血症状，B 型超声检查可鉴别。

四、处理

（一）清除宫腔内容物

葡萄胎一经确诊，应及时清除宫腔内容物。一般采用吸刮术。术前应做好输液、配血准备，操作时应选用大号吸管吸引，子宫明显缩小后应轻柔刮宫。为减少出血和预防子宫穿孔，术中可应用缩宫素静脉滴注，为防止宫缩时滋养细胞被挤入宫壁血窦，造成肺栓塞和转移，一般在充分扩张宫颈管和大部分葡萄胎组织排出后开始使用缩宫素。1 次清宫吸净困难时，可于 1 周后行第 2 次刮宫。每次刮出物均需送病理检查，应注意选择近宫壁的小水疱组织送检。

（二）子宫切除术

对于年龄超过 40 岁、无生育要求者，可行子宫切除术，保留双侧卵巢。单纯子宫切除并不能阻止葡萄胎发生子宫外转移。

（三）预防性化疗

预防性化疗可减少远处转移的发生，且减少子宫局部侵犯，因化疗药的毒副作用，只适用于下列高危病例：①年龄超过 40 岁；②HCG 异常增高或葡萄胎排出后 HCG 下降曲线不呈进行性下降；③第 2 次刮宫仍可见滋养细胞增生活跃；④子宫明显大于停经月份；⑤卵巢黄素囊肿直径超过 6cm；⑥伴有咯血者；⑦无条件随访者。

（四）随访

定期随访可早期发现葡萄胎恶变。葡萄胎排出后应每周检测 HCG1次，直至连续 3 次正常，随后每月随访 1 次，持续至少半年，以后可每半年 1 次，共随访 2 年。随访时除必须检测 HCG 外，应注意有无异常阴道流血、咯血及其他转移灶症状，并做盆腔检查，必要时进行 X 线胸片、盆腔 B 型超声或 CT 检查。葡萄胎随访期间应避孕，避孕方法最好选用阴茎套；宫内节育器可混淆子宫出血原因，一般不用；目前认为口服避孕药并不影响葡萄胎的自然转归，可以选用。

第二节　侵蚀性葡萄胎

一、病理

大体可见水泡状物或血块，镜检时有绒毛结构，滋养细胞过度增生及不典型增生的程度不等，具有过度的侵蚀能力。组织学分为 3 型：①1 型：肉眼见大量水泡，形态似葡萄胎，但是已侵入子宫肌层或血窦，很少出血坏死；②2型：肉眼见少量或中等量水泡，滋养细胞中度增生，部分细胞分化不良，组织有出血坏死；③3型：肿瘤几乎全部为坏死组织和血块，肉眼仔细观察才能见到少数水泡，个别仅在显微镜下找到残存肿大的绒毛，滋养细胞高度增生并分化不良，形态上极似绒癌。

二、临床表现

(一) 原发灶表现

最主要症状是阴道不规则流血，多数在葡萄胎清除后几个月开始出现，量多少不定。妇科检查子宫复旧延迟，葡萄胎排空后4～6周子宫未恢复正常大小，黄素化囊肿持续存在。若肿瘤组织穿破子宫，则表现为腹痛及腹腔内出血症状。有时触及宫旁转移性肿块。

(二) 转移灶表现

症状、体征视转移部位而异。最常见部位是肺，其次是阴道、宫旁，脑转移少见。在肺转移早期，胸片显示肺野外带单个或多个半透明小圆形阴影为其特点，晚期病例所见与绒癌相似。阴道转移灶表现为紫蓝色结节，溃破后大量出血。脑转移典型病例出现头痛、呕吐、抽搐、偏瘫及昏迷，一旦发生，病死率高。

三、诊断

(一) 临床诊断

凡在葡萄胎排空后6个月内出现不规则阴道流血，要考虑侵蚀性葡萄胎的可能。结合子宫原发灶和子宫外转移灶相应的症状、体征及辅助检查，临床诊断可确立。下列辅助检查为诊断侵蚀性葡萄胎常用的方法。

1. 血 β－HCG 测定

在葡萄胎排空后8周以上，血 β－HCG 持续高水平，或曾一度降至正常水平后又上升，临床已排除残余葡萄胎和再次妊娠，可诊断为侵蚀性葡萄胎。

2. 超声检查

可辅助诊断子宫肌层内滋养细胞肿瘤病灶，其声像图表现与绒癌相似，具体见绒癌超声检查。

3. 其他检查

包括 X 线胸片、CT 等，见绒癌相应检查。

（二）组织学诊断

单凭刮宫标本不能作为侵蚀性葡萄胎的诊断依据，因为仅从刮宫组织难以判断肌层侵蚀深度。但是可清除残余葡萄胎，根据滋养细胞增生和程度，有无绒毛结构及出血坏死等，有时也有助于诊断。确诊侵蚀性葡萄胎通常需要手术切除标本。在子宫肌层内或子宫外转移灶中见到绒毛或退化的绒毛阴影，即可诊断为侵蚀性葡萄胎。如果原发灶与转移灶诊断不一致，只要在任一标本中见有绒毛结构，均诊断为侵蚀性葡萄胎。

四、临床分期和预后评分

见绒癌临床分期和预后评分。侵蚀性葡萄胎多数为无转移、低危滋养细胞肿瘤，预后明显好于绒癌。

第三节　绒毛膜癌

一、病理

绝大多数绒癌原发于子宫，但也有极少数可原发于输卵管、宫颈、阔韧带等部位。肿瘤常位于子宫肌层内，也可突向宫腔或穿破浆膜，单个或多个，大小在 0.5～5 cm，但无固定形态，与周围组织分界清，质地软而脆，海绵样，暗红色，伴出血坏死。镜下特点为滋养细胞不形成绒毛或水泡状结构，成片高度增生，并广泛侵入子宫肌层和破坏血管，造成出血坏死。增生的滋养细胞通常位于病灶边缘，以细胞滋养细胞为轴心，周围合体滋养细胞包绕，但也可两种细胞相互混杂，排列紊乱。肿瘤中不含间质和自身血管，瘤细胞靠侵蚀母体血管而获取营养物质。

二、临床表现

（一）无转移绒癌

大多数继发于葡萄胎以后，少数继发于流产或足月产后。其临床表现与侵蚀性葡萄胎相似。

1. 阴道流血

在葡萄胎排空、流产或足月产后，有持续的不规则阴道流血，量多少不定。也可表现为一段时间的正常月经后再停经，然后再出现阴道流血。长期阴道流血者可继发贫血。

2. 假孕症状

由肿瘤分泌的 HCG 及雌、孕激素的作用，表现为乳房增大，乳头及乳晕着色，甚至有初乳样分泌，外阴、阴道、宫颈着色，生殖道质地变软。

3. 腹痛

绒癌一般并无腹痛，但当癌组织造成子宫穿孔，或子宫病灶坏死感染等可出现急性腹痛。

4. 体征

子宫增大，质地软，形态不规则，子宫旁两侧可触及子宫动脉搏动。有时可触及两侧或一侧卵巢黄素化囊肿。

（二）转移性绒癌

大多数继发于非葡萄胎妊娠以后。绒癌主要经血行播散，转移发生早而且广泛。最常见的转移部位是肺（80%），其次是阴道（30%），以及盆腔（20%）、肝（10%）和脑（10%）等。由于滋养细胞的生长特点之一是破坏血管，所以各转移部位症状的共同特点是局部出血。

转移性绒癌可以同时出现原发灶和继发灶症状，但也有不少患者原发灶消失而转移灶发展，仅表现为转移灶症状，如不注意常会误诊。

1. 肺转移

通常表现为胸痛、咳嗽、咯血及呼吸困难。这些症状常呈急性发作，但也可呈慢性持续状态达数月之久。在少数情况下，可因肺动脉滋养细胞瘤栓形成，造成急性肺梗死，出现肺动脉高压和急性肺功能衰竭。但当肺转移灶较小时也可无任何症状，仅靠 X 线胸片或 CT 作出诊断。

2. 阴道转移

转移灶常位于阴道前壁，呈紫蓝色结节，破溃时引起不规则阴道流血，甚至大出血。一般认为系宫旁静脉逆行性转移所致。

3. 肝转移

为不良预后因素之一，多同时伴有肺转移，表现为上腹部或肝区疼痛，若病灶穿破肝包膜可出现腹腔内出血。

4. 脑转移

预后凶险，是绒癌主要的致死原因。一般同时伴有肺转移和（或）阴道转移。脑转移的形成可分为 3 个时期。首先为瘤栓期，表现为一过性脑缺血症状如猝然跌倒、暂时性失语、失明等。继而发展为脑瘤期，即瘤组织增生侵入脑组织形成脑瘤，患者出现头痛、喷射样呕吐、偏瘫、抽搐，直至昏迷。最后进入脑疝期，因脑瘤增大及周围组织出血、水肿，造成颅内压进一步升高，脑疝形成，压迫生命中枢、最终死亡。

5. 其他转移

绒癌的其他转移部位尚有脾、肾、膀胱、消化道、骨等。

三、诊断

(一) 临床诊断

根据葡萄胎排空后或流产、足月分娩、异位妊娠后出现阴道流血和（或）转移灶及其相应症状和体征，应考虑绒癌可能，结合 HCG 测定等辅助检查，绒癌临床诊断可以确立。对于葡萄胎排空后发病者，1 年以上一般临床诊断为绒癌，半年以内多诊断为侵蚀性葡萄胎。半年至 1 年者，绒癌和侵蚀性葡萄胎均有可能，但一般来说时间间隔越长，绒癌可能性越大。临床上还常根据症状轻重、有无转移和转移部位及结合 HCG 测定等各项辅助检查结果，综合分析，作出诊断。

1. β－HCG 测定

在葡萄胎排空后 9 周以上或流产、足月产、异位妊娠后 4 周以上，血 β－HCG 水平持续在高水平，或曾经一度下降后又上升，已排除妊娠物残留，结合临床表现可诊断绒癌。

当疑有脑转移时，可测定脑脊液 β－HCG，并与血清 β－HCG 比较。当血清：脑脊液 β－HCG＜20：1 时，有脑转移可能。

2. 超声检查

在声像图上，子宫可正常大小或不同程度增大，肌层内可见高回声团块，边界清但无包膜；或肌层内有回声不均区域或团块，边界不清且无包膜；也可表现为整个子宫呈弥漫性增高回声，内部伴不规则低回声或无回声。彩色多普勒超声主要显示丰富的血流信号和低阻力型血流频谱。

3. X 线胸片

是诊断肺转移的重要检查方法。肺转移的最初 X 线征象为肺纹理增粗，以后发展为片状或小结节阴影，典型表现为棉球状或团块状阴影。转移灶以右侧肺及中下部较为多见。

4. CT 和磁共振检查

CT 对发现肺部较小病灶和脑、肝等部位的转移灶有较高的诊断价值。磁共振主要用于脑和盆腔病灶诊断。

(二) 组织学诊断

如有病理检查，凡在送检的子宫肌层或子宫外转移灶的组织切片中，仅见成片滋养细胞浸润及坏死出血，未见绒毛结构者，诊断为绒癌。

四、鉴别诊断

绒癌容易与其他滋养细胞疾病及胎盘部位反应（合体细胞子宫内膜炎）、胎盘残留等相混淆，鉴别要点。

五、临床分期和预后评分

实体瘤的分期大多以解剖学为基础，理想的分期法能准确反映肿瘤的生物学行为特征和临床进程，可用于估计预后和指导治疗方案的制定。GTT 是一类独特实体瘤，起源于胎盘滋养层，其父源成分决定了其独特的免疫源性。肿瘤细胞靠侵蚀宿主血管而直接获取营养，血行转移是其主要转移方式。因此，与一般实体瘤不同，以解剖学为基础的分期法应用于 GTT 尚欠理想，也因此出现了各种分类方法，形成了 GTT 独特分期分类系统。

（一）FIGO 分期

GTT 的分期最早始于 20 世纪 60 年代。北京协和医院根据大量临床病理资料，总结病变发展过程，首次提出了一个以解剖学为基础的临床分期。后经 WHO 详细讨论并推荐给 FIGO，成为当时国际统一临床分期。临床实践证明，FIGO 分期简单方便，特别适用于发展中国家，可反映病变的范围，并且和其他实体瘤分期法相一致。但 GTT 的临床进程和预后有时与 FIGO 分期并不一致，肺等盆腔外转移可发生于无盆腔转移者，单纯肺转移者的预后也并非较仅盆腔内转移者差。在指导治疗方面，Smith 等比较 FIGO 分期和 Bagshawe 预后评分系统应用价值，结果表明，在 207 例 GTT 中如果采用 FIGO 分期，有 17 例治疗不足，9 例治疗过度。

因此，FIGO 修订了原有临床分期，在每一期别下，根据有无或多少危险因素，分别设 A、B、C 三个亚期，形成了解剖学和危险因素相结合的临床分期。新的 FIGO 分期优点是继续保持了与其他实体瘤相一致的分期法，并结合危险因素以估计预后。但该分期中仅包括尿

HCG＞100 000 mU/ml（血清 β－HCG＞40 000 mU/ml）和距先行妊娠的病程，6 个月两项危险因素。这两项危险因素是否能涵盖 GTT 的全部特征尚有待继续观察。如何依据 FIGO 分期制订治疗方案 FIGO 也未明确说明。

（二）WHO 预后评分系统

Bagshawe 通过对伦敦 Charing 红十字医院收治的 GTT 进行多因素分析，发现年龄、先行妊娠、病程等 9 个因素为影响预后的独立因素，并提出一个预后因素评分系统。这一评分系统被 WHO 作适当修改后采用。大量临床实践证明，这一预后评分系统不仅可用于估计预后，而且可用于预测 GTT 对化疗的敏感性和指导制订治疗方案。其缺点是：①完全脱离了传统的以解剖为基础分期法，而且较为复杂，其中部分危险因素不易获取，如配偶的 ABO 血型。②分类中所列的危险因素是否确为独立危险因素尚有争议。如 Lurian 等对 391 例 GTT 作多因素分析，只有先前化疗失败、确诊绒癌、多部位转移及阴道或肺以外转移为独立危险因素。Azab 等对 162 例 GTT 作多因素分析，只有先行妊娠、多部位转移、确诊绒癌、初次化疗失败为独立危险因素。Soper 等对 138 例 GTT 作多因素分析，只有先行化疗失败、绒癌和病程为独立危险因素。有兴趣的是，在所有这些研究中，治疗前 HCG 水平均不是独立的预后因素。③对危险因素评分时，所给的权重是否合适也有争议。如肝转移时常伴有其他部位的广泛转移，其生存率仅 35％，而脑转移的生存率可达 55％，所以肝转移和脑转移至少应给予相同的权重。进一步分析还发现，治疗前出现的脑转移与化疗期间出现的脑转移不同，前者预后更好。Bagshawe 本人也提出修改意见，把最高权重从 4 分提高到 6 分，并建议＜6 分为低危，6～8 分为中危，＞8 分为高危。但 Bagshawe 的建议尚未被 WHO 采纳。

尽管目前对 WHO 预后评分系统尚存不同理解及部分内容有待完善，但绝大多数国外学者认为该系统是当今用于估计病变进程和预后及指导制订治疗方案的最佳系统。

（三）其他分期分类系统

目前尚有各种其他 GTT 分期分类系统在世界各地应用，其中在美国较为通用，并据此把 GTT 分为无转移、低危转移和高危转移 3 个类别。这一分类系统经修改后已被美国国家癌症研究院采纳，Soper 等比较例 SKK 分别用 NCI 分类法，FIGO 分期和 WHO 评分结果，发现NCI 分类简便且易于掌握，对预计化疗失败的敏感性也最高。

六、治疗

治疗原则以化疗为主，手术和放疗为辅。在制订治疗方案以前，必须在明确诊断的基础上，作出正确的临床分期、预后评分，从而制定合适的治疗方案。目前国外大多学者建议采用 FIGO 分期结合 WHO 预后评分系统作为治疗前评估，并以此作为分层次或个体化治疗的依据。Berkowitz 等提出的分层治疗方案较好地体现了这一治疗原则。

一般而言，Ⅰ期属于低危，Ⅳ期属于高危，Ⅱ期和Ⅲ期则通过WHO 预后评分进一步明确其低危还是高危。

（一）治疗方案的选择

1. Ⅰ期

治疗方案的选择主要依据患者有无保留生育功能的要求。若不要求保留生育功能，则首选手术＋辅助化疗；相反者，则首选化疗。

（1）手术＋辅助化疗：术式为子宫切除术。辅助化疗选择单一药物化疗，通常为单一疗程，与手术同时开始。其目的有：①减少手术时肿瘤细胞播散的机会；②在外周血和组织中保持一定的药物浓度，以防万一发生的术时播散；③治疗业已存在的隐匿性转移。

（2）化疗：选择单一药物化疗，Ⅰ期 GTT 经单一药物化疗的完全缓解率可达 92％。

2. Ⅱ期和Ⅲ期

对于低危病例首选单一药物化疗，其中Ⅱ期的完全缓解率为 84.2％，

Ⅲ期为81.3%。对于高危病例选择联合化疗，其方案有MTX/ACTD，MAC，EMA等。但当WHO评分＞7分时，这些化疗方案的缓解率仅50%左右。所以目前对WHO评分＞7分者，推荐首选EMA－CO方案，完全缓解率可达70%～90%。

阴道转移是Ⅱ期中最常见的转移部位，一般通过化疗可得以有效控制。若肿瘤侵蚀血管并破溃出现大出血时，可采用缝扎止血或病灶切除，有时髂内动脉栓塞也有效。肺转移是Ⅲ期中最常见的转移部位。除非为持续耐药病灶，一般不考虑手术治疗。Tomoda等提出肺叶切除的指征：①可以耐受手术；②原发灶已控制；③无其他转移灶；④肺转移局限于一侧；⑤HCG滴度＜1 000 mU/ml。

子宫切除对控制大出血或感染，缩小肿瘤体积并缩短化疗疗程有意义，可在特定的情况下考虑实施。手术范围为全子宫切除或次广泛子宫切除，后者对切除宫旁血管内瘤栓有意义。生育期年龄妇女应保留卵巢。对于有生育要求的年轻妇女，若血HCG水平不高，子宫外转移灶控制及耐药病灶为单个，可考虑作病灶剜除术。

3. Ⅳ期

均需强烈联合化疗，首选EMA－CO方案。适时联合放疗和手术有助于改善预后。在Ⅳ期中预后最差的是肝、脑转移。肝转移治疗的基本手段是联合化疗。有报道，肝转移可通过单纯化疗达到62.5%的完全缓解率。对于出血或耐药病灶，可选择肝叶切除，肝动脉栓塞/灌注化疗等。脑转移的基本治疗手段也是化疗，其完全缓解率可达86%。脑部放疗可达到止血和杀瘤双重作用，可选择与化疗联合应用。开颅手术仅在控制颅内出血、降低颅内压时急诊实施，开颅手术有时也可用于耐药病灶的切除。

(二) 化疗方案

1. 单一药物化疗

(1) 化疗方案：目前国外学者对无转移和低危转移GTT患者的化疗方案选择比较一致，均采用单一药物化疗。

(2) 化疗疗程数：对低危 GTT 多数的国内文献仍遵循经典的停药指征，即需进行多疗程的化疗。一般认为化疗应持续到症状体征消失，原发和转移灶消失，HCG 每周测定 1 次，连续 3 次正常，再巩固 2~3 个疗程方可停药。但近年国外有较多研究者认为在第 1 次疗程化疗结束后，可根据 HCG 下降趋势决定是否进行下一疗程化疗。只要 HCG 持续下降，可进行单药单疗程化疗，第 1 个疗程化疗结束后开始第 2 疗程化疗的指征是：①第 1 个疗程化疗结束后持续 3 周 HCG 水平不下降或再次上升；②第 1 疗程化疗结束 18 d 内 HCG 下降不足 1 个常用对数。HCG 持续下降是指 HCG 每周测定 1 次，每次测定的 HCG 值低于上一次 10% 以上；HCG 水平不下降是指每周测定的 HCG 比上次下降＋10% 或上升＋10%。由于根据 HCG 下降趋势决定第 2 疗程化疗的开始时间，所以两个疗程之间的间隔时间也不再固定。使用 MTX－FA 方案时如第 1 疗程 MTX 治疗疗效不满意，第 2 疗程可将 MTX 的剂量从 1 mg/（kg·d）提高到 1. 5 mg/（kg·d）。

(3) 补救化疗方案：如果在单药化疗期间出现新的病灶或 HCG 持续 2 周下降不足 10% 或 6 周后下降不足 1 个常用对数，应考虑对已用方案耐药，需更改化疗方案。更改方案原则一般为先单药，后联合化疗。如 MTX 治疗失败，可改用 Act－D 或 VP－16 单药作二线化疗；如 Act－D 治疗失败，可改用 MTX 或 VP－16 单药作二线化疗。当两种单药化疗均失败后，再改为联合化疗。Dobson 等认为 EA 方案是低危 GTT 患者较理想的二线联合化疗方案。

2. 联合化疗

(1) 高危首选化疗方案——EMA－CO：对高危病例选择联合化疗已得到公识，但联合化疗方案的选择也经过了一个探索过程。早在 20 世纪 70 年代中期，Bagshawe 提出了 CHAMOCA 方案用于高危病例的治疗，可取得 82% 的缓解率。但由于所用药物较多，包括羟基脲、Act－D、VCR、阿霉素等，副反应较大，已应用不多。在 20 世纪 70~80 年代，应用较普遍的是 MAC 方案，据报道可达 95% 的缓解率。由于认识了 VP-16 对 GTT 的治疗效果，20 世纪 80 年代初 Bagshawe 首先应用包括 VP-16、MTX 和 Act-D 在内的多种对 GTT 有效的细胞毒药物组合（EMA-CO 方案），经许多研究证明，其完全缓解率和远期生存率均在 80% 以上，已成为当今高危病例的首选方案。

一般来说 EMA-CO 副反应不大，最常见的副反应为骨髓抑制，其次为肝肾毒性。由于化疗辅助治疗手段主要是细胞因子骨髓支持和预防性抗吐治疗的实施，使 EMA-CO 方案的计划化疗剂量强度得到保证。随着对 EMA-CO 方案应用的广泛，一些研究者在 Bagshawe 原方案的基础上进行了改良，对一些不十分高危的 GTT 患者（WHO 预后评分 8~11）可选择 EMA 方案，化疗间隔 14 d。而对一些十分高危患者可选择 EMA 与其他对骨髓抑制轻的药联合应用（EMA-EP）。

最近日本学者 Matsui 等认为 EMA-CO 方案中的 CTX 和 VCR 对 GTT 患者疗效的不确定性，因而采用 EMA（去掉 EMA-CO 方案中的 CO）治疗高危 GTT 患者，结果初次治疗患者有效率达 70.6%，而耐药患者有效率也达 63.6%，与既往报道的 EMA-CO 方案结果相一致，因而认为对于高危 GTT 患者可以率先选择 MEA 方案。

高危患者的化疗一般认为应持续到症状体征消失，原发和转移灶消失，HCG 每周测定 1 次，连续 3 次正常，再巩固 2~3 个疗程方可停药。随访 5 年无复发者称为治愈。

（2）高危病例的二线化疗方案：尽管目前大多数学者认为 EMA-CO 方案是治疗高危、耐药 GTT 患者的首选化疗方案，但仍有部分患者无效。Kim 等通过对 165 例高危 GTT 患者可能影响 EMA-CO 方案治疗效果的因素进行了多因素分析，发现存在以下情况时，EMA-CO 治疗疗效将降低：①病程：12 个月转移器官超过 2 个；②不适当的治疗，包括无计划的手术治疗和不规范的先前化疗。对 EMA-CO 方案耐药的病例如何治疗是当今世界的一大难题，目前主要对策有：①选择新的化疗药物和方案；②采用化疗、手术、放疗等综合治疗。

（3）疗效评判：在每一疗程结束后，应每周一次测定血 β-HCG，结合妇科检查、超声、胸片、CT等检查。在每疗程化疗结束至18 d内，血β—HCG下降至少1个对数称为有效。

（4）毒副反应防治：化疗主要的毒副反应为骨髓抑制，其次为消化道反应、肝功能损害、肾功能损害及脱发等。所以用药期间严密观察，注意防治。

七、随访

患者治疗结束后应严密随访，第1年每个月随访1次，1年后每3个月1次直至3年，以后每年1次共5年。随访内容同葡萄胎。随访期间应严格避孕。

第四节 胎盘部位滋养细胞肿瘤

一、诊断步骤

（一）病史采集要点

1. 前次妊娠是葡萄胎、自然流产还是足月妊娠，上次妊娠结束时间。

2. 有无停经史，有无不规则阴道流血。

3. 有无眼睑或全身浮肿。

4. 有无转移症状：胸闷、胸痛、咳嗽、咯血；腹痛；头痛、恶心呕吐及肢体活动不灵活；血尿等。

（二）体格检查要点

1. 一般检查

注意有无贫血貌，消瘦，浮肿，蜘蛛痣。胸部检查注意有无呼吸音减低，干湿啰音。

2. 腹部检查

注意有无异常压痛点及反跳痛，有无包块，包块部位、大小、质地及活动度等，有无脾肿大，有无移动性浊音。

3．妇科检查

外阴、阴道有无紫蓝色结节，阴道内分泌物情况，有无血性物。宫颈是否着色，子宫位置、大小、软硬度、活动度。盆腔有无肿块，肿块的大小、质地、表面光滑度、活动度及与子宫关系。

（三）辅助检查要点

1．血 HCG 测定

仅 1/3～1/2 患者 HCG 升高，通常低于 3 000 IU/L。

2．血 HPL 测定

PSTT 患者血 HPL 高于正常水平。

3．超声检查

应用最广，B 超提示子宫肌层内肿块，有时类似子宫肌瘤回声，彩色多普勒超声显示为舒张期成分占优势的低阻抗富血流肿块图像。

（四）进一步检查项目

1．诊断性刮宫

许多胎盘部位滋养细胞肿瘤（PSTT）常通过刮宫首先作出诊断，一般根据刮宫标本已可进行 PSTT 病理组织学诊断。

2．胸片检查

以诊断肺转移。

3．MRI

以诊断子宫病灶，显示病灶部位呈匐行血管扩张和血流增加。

二、诊断对策

（一）临床诊断

（1）病史：可继发于足月产、流产或葡萄胎后，也可合并妊娠。多在末次妊娠后 1 年内发病，也有长达 10 多年者。

（2）临床表现：发生于生育年龄，症状多表现闭经、不规则阴道出血或月经过多；个别伴发肾病综合征。转移灶症状：少数病例以转移灶表现的症状为首发症状。其他症状：贫血、恶液质等。体征为贫血貌；肾病综合征者可有水肿；蜘蛛痣、脾肿大；高雄激素体征；子宫呈均匀性或不规则性增大，大小可如妊娠～16 周不等。

（3）辅助检查：血 HCG、HPL 测定，B 超等检查均可提供诊断依据。

（二）组织学诊断

确诊靠组织学检查，其特点为：①为单一类型的中间型滋养细胞；②缺乏典型的细胞滋养细胞和合体细胞；③病灶出血坏死少见，如有也较局限；④肿瘤细胞沿组织间隙浸润，对肌层不产生破坏及溶解作用；⑤免疫组化染色大多细胞 HPL 阳性，仅少数细胞 HCG 阳性。虽然许多 PSTT 可通过刮宫标本作出组织学诊断，但要全面、准确判断 PSTT 侵入子宫肌层的深度和范围必须靠子宫切除标本。

三、治疗对策

（一）治疗原则
手术是首选的治疗方法，高危患者给予辅助性化疗。

（二）治疗方案

1. 手术治疗
手术范围一般为全子宫加双侧附件切除术。对疑有淋巴转移者可加行盆腔淋巴结清扫术。年轻妇女，无卵巢转移证据者可保留卵巢。

2. 化疗
主要适用高危 PSTT 患者手术后辅助化疗及年轻要求保留生育功能患者刮宫后，一般主张联合用药。高危因素有：①肿瘤细胞有丝分裂指数＞5 个/10HP；②距先前妊娠时间＞2 年；③有子宫外转移病灶。

3. 清除宫内病灶
适用于年轻要求保留生育功能，组织学检查可提示核分裂相等，影像学检查子宫增大不明显，且有条件随访者。

4. 放疗

主要适用于转移瘤，对孤立、局部复发病变最有效。

四、出院后随访

随访内容同侵蚀性葡萄胎和绒癌。由于 PSTT 血清或尿 HCG 测定通常不高，所以临床表现和影像学检查在随访中的意义相对重要。

五、预后

大多数 PSTT 预后较好，但有 10％～15％预后不良，一般认为有以下因素者预后差：①前次妊娠为女胎；②病理检查核分裂相高，>5 个/10HP，出现大片坏死与出血；③治疗后血 HCG 下降不理想或 HPL 值升高；③合并足月妊娠；④有子宫外转移者。

第九章　妊娠期合并症

第一节　妊娠合并心脏病

一、妊娠对心血管系统的影响

（一）妊娠期

随着妊娠进展，母体在血容量、血流动力学等方面均发生一系列变化。孕妇的总血容量较非孕期增加，一般于妊娠第 6 周开始，32～34 周达高峰，较妊娠前增加 30％～45％。血容量增加引起心排血量增加和心率加快。妊娠晚期子宫增大、膈肌上升使心脏向左向上移位。心尖部第 1 心音和肺动脉瓣区第 2 心音增强，并可有轻度收缩期杂音。这种心脏改变有时与器质性心脏病难以区别，增加妊娠期心脏病的诊断难度。

（二）分娩期

为心脏负荷最重的时期。子宫收缩使子宫血流减少，且每次宫缩时有 250～500ml 血液被挤入体循环，因此全身血容量增加。第 2 产程由于产妇屏气，肺循环阻力增加。胎儿胎盘娩出后，子宫突然缩小，胎盘循环停止，回心血量急剧增加。另外，腹腔内压骤减，大量血液向内脏灌注，造成血流动力学急剧变化。此时，患心脏病孕妇极易发生心力衰竭。

（三）产褥期

产后 3d 内仍是心脏负担较重的时期。除子宫收缩使一部分血液进入体循环外，孕期组织间潴留的液体也开始回到体循环。妊娠期出现的心血管变化，在产褥期尚不能立即恢复到孕前状态。患心脏病孕妇此时仍应警惕心力衰竭的发生。

二、妊娠合并心脏病种类和对妊娠的影响

（一）先天性心脏病

1. 左向右分流型先天性心脏病

房间隔缺损和室间隔缺损是常见的先天性心脏病。对妊娠的影响，取决于缺损的大小。一般缺损面积小多能耐受妊娠及分娩。若缺损面积较大，妊娠期及分娩期由于肺循环阻力增加、肺动脉高压、右侧心房压力增加，妊娠期体循环阻力下降、分娩期失血等，可引起右至左的分流出现发绀，容易发生心力衰竭。

2. 右向左分流型先天性心脏病

临床上以法洛四联症及艾森曼格综合征最常见。一般多有复杂的心血管畸形，未行手术矫治者很少存活至生育年龄。此类心脏病妇女不宜妊娠，若已妊娠也应尽早终止。经手术治疗后心功能Ⅰ～Ⅱ级者，可在严密观察下继续妊娠。

3. 无分流型先天性心脏病

以肺动脉口狭窄多见。单纯肺动脉口狭窄的预后一般较好，多数可存活至生育期。轻度狭窄者，能度过妊娠及分娩期。重度狭窄者，由于妊娠期及分娩期血容量及心排血量增加，加重右侧心室负荷，严重时可发生右侧心力衰竭。故严重肺动脉口狭窄宜于妊娠前行手术矫治。

（二）风湿性心脏病

以二尖瓣狭窄和二尖瓣关闭不全多见。由于血流从左侧心房流入左侧心室受阻，并且妊娠期血容量增加和心率加快，舒张期左侧心室充盈时间缩短，可发生肺淤血和肺水肿。轻度二尖瓣狭窄者，可以耐受妊娠。二尖瓣狭窄越严重，血流动力学改变越明显，妊娠危险性越大，肺水肿和心力衰竭的发生率越高，孕妇与胎儿死亡率越高。由于妊娠期外周阻力下降，使二尖瓣返流程度减轻，故二尖瓣关闭不全患者一般情况下能较好耐受妊娠。

（三）妊娠期高血压疾病性心脏病

妊娠期高血压疾病孕妇，以往无心脏病病史及体征，而突然发生以左侧心力衰竭为主的全心衰竭，称为妊娠期高血压疾病性心脏病，系因冠状动脉痉挛、心肌缺血、周围小动脉阻力增加、水钠潴留及血黏度增加等因素加重心脏负担而诱发急性心力衰竭。产后病因消除，病情会逐渐缓解，多不遗留器质性心脏病变。

（四）围生期心肌病

是指发生于妊娠期晚期至产后6个月的扩张性心肌病。其特征为既往无心血管疾病病史的孕妇，出现心肌收缩功能障碍和充血性心力衰竭。确切病因不明，可能与病毒感染、免疫、高血压、肥胖、营养不良及遗传等因素有关。临床表现主要为呼吸困难、心悸、咳嗽、咯血、端坐呼吸、胸痛、肝大、水肿等心力衰竭的症状。初次心力衰竭经早期治疗后，1/3～1/2患者可以完全康复，再次妊娠可能复发。目前本病缺乏特异性的诊断手段，主要根据病史、临床表现及辅助检查，心内膜或心肌活检可见心肌细胞变性坏死伴炎性细胞浸润，对鉴别诊断有意义。

三、对胎儿的影响

不宜妊娠的心脏病患者一旦妊娠，或妊娠后心功能恶化，流产、早产、死胎、胎儿生长受限、胎儿窘迫及新生儿窒息的发生率均明显增高。围生儿死亡率是正常妊娠的2～3倍。心脏病孕妇心功能良好，胎儿相对安全，多以剖宫产方式终止妊娠。某些治疗心脏病的药物对胎儿也存在潜在的毒性反应，如地高辛可自由通过胎盘到达胎儿体内。多数先天性心脏病为多基因遗传，双亲中任何一方患有先天性心脏病，其后代先心病及其他畸形的发生机会明显增加，如室间隔缺损、肥厚性心肌病、马方综合征等均有较高的遗传性。

四、诊断

（一）妊娠合并心脏病的诊断

由于正常妊娠的生理性变化，可以表现出一些酷似心脏病的症状和体征，如心悸、气短、乏力、下肢水肿、心动过速等。心脏检查可以有轻度增大、心脏杂音。妊娠还可使原有心脏病的某些体征发生变化，增加心脏病诊断难度。因此诊断时应注意以下依据：①妊娠前有心悸、气短、心力衰竭史，或曾有风湿热病史，体检、X 线检查、心电图检查曾被诊断有器质性心脏病。②有劳力性呼吸困难，经常性夜间呼吸困难、咯血、胸闷、胸痛等症状。③体征有发绀、杵状指（趾）、持续性颈静脉怒张；心脏听诊有 2 级以上舒张期或 3 级以上粗糙的全收缩期杂音，有心包摩擦音、舒张期奔马律和交替脉等。④心电图有严重心律失常，如心房颤动、心房扑动、3 度房室传导阻滞、ST 段及 T 波异常改变等。⑤X 线检查显示心脏显著增大，尤其是个别心腔增大；超声心动图检查示心肌肥厚、瓣膜运动异常、心内结构畸形等。

（二）心脏病孕妇心功能分级

纽约心脏病协会（NYHA）对心脏病心功能分级进行多次修订，1994 年采用并行的两种分级方案来评估心脏病严重程度。

第一种：依据孕妇生活能力状况，将心脏病孕妇心功能分为 4 级。

Ⅰ级：一般体力活动不受限制。

Ⅱ级：一般体力活动轻度受限制，活动后心悸、轻度气短，休息时无症状。

Ⅲ级：一般体力活动明显受限制，休息时无不适，轻微日常工作即感不适、心悸、呼吸困难，或既往有心力衰竭史者。

Ⅳ级：一般体力活动严重受限制，不能进行任何体力活动，休息时有心悸、呼吸困难等心力衰竭表现。

第二种：根据客观的检查结果（心电图、负荷试验、X 线检查、超声心动图等），将心脏病分为 4 级。

A 级：无心血管病的客观依据。

B 级：客观检查表明属于轻度心血管病孕妇。

C 级：客观检查表明属于中度心血管病孕妇。

D 级：客观检查表明属于重度心血管病孕妇。

其中轻、中、重度没有做出明确规定，由医师根据检查做出判断。分级将孕妇的两种分级并列。如心功能Ⅰ级 B，Ⅱ级 C 等。

五、常见并发症

(一) 心力衰竭

心力衰竭最容易发生在妊娠32～34周、分娩期及产后3d内。妊娠合并心脏病孕妇出现下述症状与体征，应考虑为早期心力衰竭：①轻微活动后即出现胸闷、心悸、气短；②休息时心率超过110/min，呼吸超过20/min；③夜间常因胸闷而坐起呼吸，或到窗口呼吸新鲜空气；④肺底部出现少量持续性湿啰音，咳嗽后不消失。

(二) 亚急性感染性心内膜炎

妊娠期、分娩期及产褥期易发生菌血症，如泌尿生殖道感染，已有缺损或病变的心脏易发生感染性心内膜炎。若不及时控制，可诱发心力衰竭。

(三) 缺氧和发绀

妊娠时外周血管阻力降低，使发绀型先天性心脏病孕妇的发绀加重；非发绀型左至右分流的先天性心脏病，可因肺动脉高压及分娩失血等因素，发生暂时性右至左分流引起缺氧和发绀。

(四) 静脉栓塞和肺栓塞

妊娠时血液呈高凝状态，若合并心脏病伴静脉压增高及静脉血流淤滞者，有时可发生深部静脉血栓，一旦栓子脱落可诱发肺栓塞，是孕产妇的重要死亡原因之一，但不常见。

六、处理

(一) 妊娠前

对于有心脏病的育龄妇女，应做孕前咨询，以明确心脏病的类型、程度、心功能状态，并确定能否妊娠。心脏病变较轻，心功能Ⅰ～Ⅱ级，既往无心力衰竭史，亦无其他并发症者可以妊娠、脏病变较重、心功能Ⅲ～Ⅳ级、既往有心力衰竭史、有肺动脉高压、右向左分流型先天性心脏病、严重心律失常、风湿热活动期、心脏病并发细菌性心内膜炎、急性心肌炎等，极易发生心力衰竭，不宜妊娠。

（二）妊娠期

从妊娠早期开始定期进行产前检查。

1. 决定能否继续妊娠

凡不宜妊娠的心脏病孕妇，应在妊娠 12 周前行人工流产。妊娠超过 12 周时，应密切监护，积极防治心力衰竭，使之度过妊娠与分娩期。对顽固性心力衰竭，应与内科医师配合，在严密监护下行剖宫取胎术。

2. 定期产前检查

在妊娠 20 周前，应每 2 周检查 1 次。在妊娠 20 周后，尤其是 32 周后，应每周 1 次。发现早期心力衰竭征象，应立即住院。孕期经过顺利者，亦应在 36～38 周提前住院待产。

3. 防治心力衰竭

（1）休息：保证充分休息，每天至少 104 睡眠。避免过劳及情绪激动。

（2）饮食：既要限制体重过度增长还要保证蛋白质、维生素和铁剂的补充，20 周以后预防性应用铁剂防止贫血。适当限制食盐摄入量，一般每天食盐摄入量不超过 4～5g。

预防和治疗引起心力衰竭的诱因：预防上呼吸道感染，纠正贫血，治疗心律失常，防治妊娠期高血压疾病和其他合并症与并发症。

（3）动态观察心脏功能：定期进行超声心动图检查，测定心脏射血分数、每分钟心排血量、心脏射血指数及室壁运动状态，判断心功能变化。

心力衰竭的治疗：与未孕者基本相同。但孕妇血液稀释，血容量增加及肾小球滤过率增强，相同剂量强心药物在孕妇血中浓度相对偏低；另外孕妇对洋地黄类药物耐受性较差，需注意其毒性反应。不主张预防性应用洋地黄，早期心力衰竭者，可给予作用和排泄较快的强心药，以防药物在体内蓄积。如地高辛 0.25mg，每天 2 次口服，2～3d 后可根据效果改为每天 1 次，不主张用饱和量，以备心力衰竭加重时抢救用药，病情好转即停药。妊娠晚期发生心力衰竭，原则是心力衰竭控制后再行产科处理，适当放宽剖宫产指征。若为严重心力衰竭，经各种内科治疗措施均未奏效，可边控制心力衰竭边紧急剖宫产，取出胎儿，减轻心脏负担，以挽救孕妇生命。

（三）分娩期

应提前选择好适宜的分娩方式。

1. 阴道分娩

心功能Ⅰ～Ⅱ级、胎儿不大、胎位正常、宫颈条件良好者，可在严密监护下经阴道分娩。

第1产程：安慰及鼓励产妇，消除紧张情绪，适当应用地西泮、哌替啶等镇静药。密切注意血压、脉搏、呼吸、心率。产程开始后即应给予抗生素预防感染。一旦发生心力衰竭，取半卧位，高浓度面罩吸氧，并给去乙酰毛花苷 0.4mg 加于 25％葡萄糖注射液 20ml 内缓慢静脉注射，必要时 4～6h 重复给药。

第2产程：要避免用力屏气，应行会阴后一侧切开、胎头吸引或产钳助产，尽可能缩短第2产程。

第3产程：胎儿娩出后，产妇腹部放置沙袋，以防腹压骤降而诱发心力衰竭。为防止产后出血可静脉注射或肌内注射缩宫素 10～20U，禁用麦角新碱，以防静脉压增高。发生产后出血时，应及时输血、输液，注意输注速度不可过快。

2. 剖宫产

对有产科指征及心功能Ⅲ～Ⅳ级者，应择期剖宫产。对心脏病产妇适当放宽剖宫产指征，减轻心脏负担。术中、术后应严格限制输液量。不宜再妊娠者，可同时行输卵管结扎术。

（四）产褥期

产后 3d，尤其产后 244 内仍是发生心力衰竭的危险时期，产妇需充分休息并密切监护。重点预防产后出血、感染和血栓栓塞。心功能 3 级及以上者，不宜哺乳。不宜再妊娠者，可在产后 1 周行绝育术。

第二节　妊娠合并肝脏疾病

一、妊娠肝功能生理改变

在正常妊娠过程中,某些肝功能指标参照非妊娠人群的正常标准,可能会有些"异常"。如清蛋白水平的均值在孕晚期会从非妊娠时的42g/L(4.2g/dl)降至31g/L(3.1g/dl)左右。而三酰甘油(三酰甘油)和胆固醇在妊娠时是升高的。另外,由于胎盘产生碱性磷酸酶(ALP),妊娠时ALP上升,孕晚期可高达正常值的4倍,产后20天左右,降至正常水平。门冬氨酸氨基转移酶(AST,或称谷草转氨酶GOT)和丙氨酸氨基转移酶(ALT,或称谷丙转氨酶GPT)在妊娠时仍可保持在正常范围内,但平均值较高。胆红素水平在妊娠时通常不变,其升高常代表存在病理改变。在体格检查中,手掌发红、胸背及面部毛细血管扩张等可以是正常的,产后将逐渐恢复。但正常妊娠时肝脏活检不应有病理学的改变。

二、妊娠合并病毒性肝炎

妊娠期间发生的急慢性肝炎可分为感染性和非感染性肝炎。感染性肝炎有多种病原体,但以病毒性肝炎为主。肝炎病毒、巨细胞病毒及EB病毒等均可致病,本章主要介绍最常见的甲、丙、丁、戊型肝炎。病毒性肝炎是妊娠黄疸最常见的病因,可发生在妊娠期的任何时候。临床表现为急性起病,疲乏、发热、恶心、厌食、尿色加深和黄疸。转氨酶明显升高,胆红素轻至中度升高。

三、甲型肝炎

(一)病原学

甲型肝炎病毒(HAV)是一种属于微小RNA病毒的肠病毒,主要经粪口途径传播。甲肝传播范围很广,但暴发流行常见于卫生条件差、人口稠密的地区，常与食物、水源的污染有关。孕妇患甲肝的主要高危因素为：①居住或出差、旅游于不发达地区；②有与甲肝患者接触史。

（二）临床表现

临床上，甲肝是一种自限性疾病。在预防性免疫球蛋白应用以前，80%～95%的甲肝病毒感染呈症状发病，且其中 2/3 发生黄疸。感染后的潜伏期为 10～50 天（一般 28～30 天），与其他类型的病毒性肝炎相比，甲肝病情常较轻，其病情轻重与年龄和病毒接触量有关。甲肝偶尔也可引起暴发性肝炎。

早期症状通常不典型，如乏力、倦怠、发热、恶心、厌食等，孕妇可能主诉体重明显下降，大约 10 天之内，可发现肝脾肿大、转氨酶（ALT，AST）升高，继而出现典型的黄疸。

（三）对妊娠的影响及对胎儿和新生儿的影响

妊娠本身不影响甲肝的病程和预后，甲肝也很少对妊娠造成不良影响。但和其他病毒性肝炎一样，母亲的营养状况关系到妊娠的结局。目前尚未发现有甲肝的慢性携带者，以及甲肝病毒经产道传播的证据，所以妊娠期间发生急性甲型肝炎通常不危及胎儿。但目前一般建议孕妇如在孕晚期或产后有甲肝的表现，婴儿在出生 2 周内应预防性注射免疫球蛋白。

孕妇在孕早期患甲肝，母体产生的抗体，可通过胎盘传给新生儿。

（四）诊断

急性甲肝病毒感染的特异性血清学指标为 HAV—IgM。在症状期，几乎全部病例都有 HAV—IgM 阳性，其中 85%～90% 在 3～6 个月内转阴，并且大多与肝功变化一致。感染后数年内 HAV—IgG 可保持持续阳性。现在还可以利用 PCR 方法检测粪便中的病毒 RNA，但其存在能否说明病毒感染持续存在尚有争议。

（五）预防和治疗

目前临床尚缺乏抗病毒治疗的有效药物。预防上有主动免疫及被动免疫等方法。预防性注射血清免疫球蛋白（ISG）常用于出行疫区之前，肌注 0.02 ml/kg 可维持 2 个月，如滞留疫区时间较长，则此后每 5 个月应注射 ISG 0.06 ml/kg。接触病毒后 2 周内注射 ISG 0.02 ml/kg 能预防 87％的病例出现临床症状。妊娠期不是应用 ISG 的禁忌。

目前主动免疫所用的疫苗种类较多，但免疫效果超过 ISG 的不多。

四、乙型肝炎

（一）病原学乙肝病毒是一种小分子（42 nm）DNA 病毒。它具有自己的 DNA 聚合酶，所以可以在宿主细胞体内进行复制和繁殖。5％～10％的乙肝病毒感染者会变成 HBV 慢性携带者，其中 25％～30％的患者将死于 HBV 相关疾病。孕期、新生儿期及儿童期的感染是乙肝流行区慢性携带者形成的主要原因。

（二）临床表现

乙肝与其他病毒性肝炎相比，潜伏期较长（1～6 个月）。而后随 HBV 血清标记物（HBsAg 等）的产生，临床症状逐渐出现。临床上发现，初次少量感染病毒可能导致较长的潜伏期、轻微的临床症状及长期的 HBsAg 阳性，而暴发性肝炎的患者恢复后很少转为 HBV 慢性感染者。

（三）对妊娠的影响及对胎儿和新生儿的影响

妊娠可能会使乙肝患者死亡率明显升高，但与孕妇的营养状况及卫生保健条件有关。没有证据表明孕期患乙肝更容易慢性化。在孕 1～6 月，急性乙型肝炎患者通过胎盘将病毒传播给胎儿的概率很小，但在孕 7～9 月则有 70％的可能性。HBsAg 阳性的慢性 HBV 携带者，80％～90％可能在妊期及分娩时将 HBV 传播给胎儿或新生儿。感染儿童的预后，除了与 HBV 相关的远期肝硬化及原发肝癌的发生率高之外，还有可能发生暴发型新生儿肝炎及儿童时期起病的肝癌。

（四）诊断

各种 HBV 血清标记物出现的时间不同，HBsAg 常于症状出现前 4 周即出现并维持 1～6 周。如患者没有发展为 HBV 的慢性感染，

HBsAg 通常随临床症状的消失而滴度逐渐下降。而 HBsAb 通常于 HBsAg 消失后出现，并表明患者没有发展为 HBV 慢性携带者。HB-sAg 消失后至 HBsAb 产生前的阶段被称为"窗口期"，此期中 HBV 的感染可以通过检测 HBcAb 而获得诊断。HBcAb 在 HBsAg 出现后 3～5 周出现，可能持续数年。

（五）预防和治疗

孕期急性乙肝的治疗主要是加强营养支持，尽量不要应用在肝脏代谢的药物，或在严密的血药浓度检测下服用。其家人及性伴侣应注射乙肝免疫球蛋白（hepatitis B immune globulin，HBIG），并在确定为 HBsAg 阴性后应接种乙肝疫苗。当母亲患有急性或慢性乙型肝炎时，胎儿出生后应立即给予预防性的 HBIG 和乙肝疫苗注射，用 HBIG 可以增加乙肝疫苗的免疫效果。急性或慢性乙型肝炎病毒携带者可同时合并有丁型肝炎病毒感染，但对于它在妊娠期是否有母婴垂直传播知之甚少。预防乙型肝炎病毒的母婴传播同样可以预防丁型肝炎病毒的传播。目前建议所有的孕妇都要进行乙肝血清表面抗原的筛查。

五、丙型肝炎

丙型肝炎病毒（HCV）是一种 RNA 病毒，约有一半以上的 HCV 是通过输血制品或静脉用药所致。性病患者发病率高于一般人群，而在血友病患者及吸毒者中发病率超过 50%。妊娠并不会增加 HCV 的发病率。但它似乎可垂直从母亲传播至胎儿。

六、戊型肝炎

戊型肝炎（HEV）通常是在发展中国家发生的一种流行病，可能是通过粪—口传播的。在美国尚无 HEV 流行的报道，仅有去流行地区旅行后患病的个案。发病的高峰年龄是 15～40 岁。戊型肝炎是唯一一种在妊娠期发病率增加、程度加重的肝炎。妊娠时患 HEV 的死亡率是 15%～20%，而在一般人群中死亡率约为 2%～5%。患病孕妇应隔离，尽管尚无明确的证据说明免疫球蛋白是有效的，但仍可给予免疫球蛋白治疗。

七、单纯疱疹病毒肝炎

尽管因单纯疱疹病毒（HSV）导致的肝炎在免疫抑制的患者中更为常见，在妊娠时也可有因 HSV 导致暴发性肝炎的个例报道。如不能早期诊断和治疗，患 HSV 肝炎的孕妇和新生儿均有较高的病率和死亡率。通常发病时间是在孕 7～9 月，症状包括发热、腹痛以及上呼吸道症状，一般均可见皮肤、黏膜处的水疱，但也有在暴发性肝功能衰竭才发现的，通常并无黄疸，肝昏迷或肝性脑病可以是首发症状。实验室检查可有转氨酶的升高（通常大于 2 000 U）、凝血酶原时间延长以及血氨升高，胆红素正常或轻度升高。X 线胸片可与肺炎的表现一致。肝活检有助于诊断，病理表现为：轻度的炎症、灶性的出血坏死以及肝细胞内可见包涵体。HSV 的培养以及血清学检查有助于确诊。对于孕妇因肝功能衰竭所致合并症，支持治疗较为重要。不一定要立即终止妊娠。产后要对新生儿严密监护，观察是否有 HSV 感染的症状或体征出现。

八、妊娠期药物性肝炎

药物性肝炎在孕期较为少见，这与孕妇较少用药有关。四环素及其衍生物在此值得一提，因它们可产生与妊娠急性脂肪肝类似的表现，并可合并有胰腺炎。实验室检查及病理与妊娠急性脂肪肝类似。尽管报道此病死亡率为 75%，但若停用四环素，脂肪肝可逆转。

九、妊娠引起的肝脏疾病

妊娠期间发生肝脏疾病，除了常见的病毒性肝炎、药物性肝炎外要注意鉴别肝内胆汁淤积（ICP）、妊娠急性脂肪肝（AFLP）、Budd—Chiari 综合征的急性病症、先兆子痫/子痫以及慢性肝病的恶化状态等。应详细询问既往肝病史、有无病毒性肝炎的高危因素。皮肤黏膜的水疱性病灶以及用药史均有助于明确肝炎的病因。

第三节　妊娠合并泌尿系统疾病

一、妊娠期泌尿系统的解剖学变化

妊娠期肾脏体积增大，在 X 线片上肾脏长度增加约 1 cm，故产后肾脏体积缩小不应误认为是肾实质的损耗。而妊娠期泌尿道最明显的解剖学变化是肾盏、肾盂和输尿管的扩张，尤其在右侧更为明显，在超声或静脉肾盂造影时类似于肾盂积水，这时不应误认为是阻塞性尿路病。由于正常妊娠泌尿道生理性扩张，致使上泌尿道尿液延迟排空，可以产生一系列的重要影响，如妊娠期肾盂肾炎的发生率增高，输尿管扩张致使泌尿道梗阻诊断发生困难。扩张的输尿管可使尿液潴留达 200 ml 之多，因而也干扰了清除率测定的准确性，同时输尿管压力的急性升高也促使了盐分和水的潴留。

自孕 12 周起肾盂输尿管开始扩张，产后 6 周约有 90％病人恢复到正常。妊娠期泌尿道扩张的病因尚有争论，但其基本原因有二，即内分泌激素影响和机械性压迫作用。Tatum 认为内分泌激素起了主要的作用，因为在子宫明显增大之前已有了输尿管的扩张；输尿管肌肉和结缔组织发生的增生性变化也类似于子宫下段的变化。孕酮、促性腺激素和雌激素在泌尿道扩张中的作用尚未肯定。在妊娠晚期机械性压迫特别重要，孕妇仰卧位时，膨大的子宫使输尿管在骨盆入口受到压迫。泌尿道扩张造成尿液潴留，在妊娠期就增加了泌尿道的感染。

孕 12 周前，膀胱解剖学上的改变不大。孕 12 周后，子宫体积增加，伴以充血影响所有盆腔器官，肌肉和结缔组织增生，抬起膀胱三角，引起其后壁或输尿管内和其边缘的增厚。到了妊娠晚期，膀胱三角明显加深和加宽。膀胱黏膜除了体积增加以及血管弯曲外，没有很大的改变。

二、妊娠期肾脏的生理变化

（一）肾小球滤过率（GFR）和肾血浆流量（RPF）

通过资料观察，妊娠期 GFR 和 RPF 至少增加 50%，在受孕后不久开始增加，持续到足月。动物实验提示弛缓素和神经元的一氧化氮合酶对妊娠期肾小球滤过率和血浆流量增加起重要的介导作用。GFR 增加，降低了血清肌酐及血尿素氮的水平，至少部分反映了妊娠期氨基酸、蛋白质及几种水溶性维生素排泄的增加。妊娠期常见有尿糖，此与肾小球滤过负荷增加以及肾小管对葡萄糖再吸收能力下降有关。Chesley 估计约有 1/6 孕妇尿中含有葡萄糖。虽然妊娠期糖尿常见，但不应忽略有糖尿病的可能性。正常妊娠期无明显的蛋白尿，偶尔在用力分娩前后有少量蛋白尿排出。Higby 等测定了 270 例正常妇女的整个妊娠期蛋白的排泄。平均 24 小时排泄量为 115 mg，95% 可信上限为 260 mg/d，而孕早、中、晚三期无明显差别。这些作者也指出清蛋白的排出量是极少的，范围为 5～30 mg/d。大多数学者认为妊娠期蛋白尿必须超过 300～500 mg/d 才被视为异常的。妊娠期发生选择性氨基酸尿，使某些氨基酸（对羟苯甘氨酸、组氨酸、苏氨酸、丝氨酸和丙氨酸）丢失，这种情况足以使得某些不发达国家中的孕妇发生严重营养不良。

（二）肌酐和尿素氮

血清肌酐与血尿素氮的水平反映了肾小球滤过率。妊娠期尿素和肌酐的产量没有很大的改变。但由于妊娠期肾小球滤过率的增加，血清肌酐和血尿素氮的水平可下降。正常血清肌酐值在非妊娠期为（59±12）gmol/L [（0.6±0.14）mg/100 ml]，在妊娠期下降到（41±12）gmol/L [（0.46±0.13）mg/100 ml]。血尿素氮也有类似的下降，正常值在非妊娠期为（4.5±1）mmol/L 213±3）mg/100 ml]，妊娠期为（2.9±0.5）mmol/L [（8.2±1.3）mg/100 ml]。因此在非妊娠期为正常值，到妊娠以后即提示为肾功能不全。妊娠期肌酐清除率为妊娠期估计肾功能的一项有用的试验。孕期肌酐清除率比正常非孕期测定的 100～150 ml/分要高 30%。

（三）尿酸清除率

正常妊娠时，肾小球滤过率增加引起尿酸清除率的增加，所以血清尿酸浓度下降到 $178.4 \sim 208.2 \mu mol/L$（$3.0 \sim 3.5$ mg/100 ml）左右。

（四）妊娠期容量内环境的稳定

妊娠期容量内环境稳定的调节也有争议。孕妇足月时全身水分增加约 $7.5 \sim 9.0$ L，这些水分的大部分是积聚在血浆及间质的细胞外间隙内。在孕早期血浆容量就开始增加，孕中期加速增加，约在孕 32 周达顶峰，以后持续至足月，多数的水分是在孕晚期增加。在单胎妊娠，平均水分增加达 $1\,100 \sim 1\,300$ ml。

正常妊娠期，容量内环境稳定中，通过肾脏系统对全身总钠的调节是关键的决定因素。妊娠引起钠净得 950 mmol/L，其中大部分是储存在母体内。当 GFR 增加时，钠的滤过负荷增加为 $500 \sim 10\,000$ mmol/d。此伴以肾小球再吸收的增加，这样不仅足以调节增加的滤过负荷，而且允许胎儿及母体额外储存钠为每日 $3 \sim 5$ mmol。血浆钠浓度在某种相互作用的因素介导下，随着有利于再吸收时也促进了排泄。GFR 及滤过负荷的增加，以及扩血管前列腺素水平升高，加快钠的排泄。

心钠素（atrial natriuretic peptide，ANP）是心脏产生的一种肽类激素，引起利尿和利钠。但在非妊娠期与妊娠期之间不易明确区分 ANP 的水平与作用。Cusson 等发现妊娠期 ANP 水平较高，但 Grace 等报告未见有此变化。有些研究报道在产后头几天 ANP 水平明显升高，同时临床上见有产后利尿现象。

妊娠期有几种较高浓度的抗心钠素激素，使 ANP 的作用减弱，首先是醛固酮和脱氧皮质酮，其他激素如雌激素、泌乳素、胎盘泌乳素和生长激素，也可能起一些对抗作用。在妊娠期，肾素-血管紧张素系统在容量调节中是否像非妊娠期那样起主要作用尚不清楚。虽然有以上这些变化，但妊娠期肾脏调节急性盐和水分的负荷仍是正常的。孕妇对限制食盐的反应是增加肾素及醛固酮的分泌。严格限制钠盐时，尽管肾素及醛固酮水平升高，仍然引起明显的利钠及体重丢失。

妊娠期可净获 350 mmol 钾，这主要在生长胎儿中。虽然妊娠期强效的盐皮质素浓度明显增加，但不发生利钾，这与孕酮在肾小管水平阻断盐皮质素活性有关。结果，某些耗钾疾患，如 Bartter 综合征及原发性高醛固酮症，在妊娠期可获缓解。

妊娠期血浆渗透压下降，达到平均 $8 \sim 10$ mosm/kg。这主要是由于血浆钠与阴离子浓度相对下降所引起。

（五）妊娠期体位和肾功能

正常直立体位时，细胞外液移向下肢激发交感神经系统，使周围血管阻力增高，而维持了血容量。通过交感神经张力及循环儿茶酚胺的增加使中心血容量相对下降，这时肾脏入球小动脉的近球小体释放肾素，因而使血管紧张素升高，刺激醛固酮分泌，促进肾小管钠的再吸收，所以减少了钠及水分的排泄。Assaii 等认为孕妇对直立体位的反应更为敏感，使尿流及肾小球滤过率降低。Pritchard 等通过侧卧位及非孕妇女的对照，发现孕妇仰卧位使水、钠的排泄明显下降。

Baird 等研究发现孕妇仰卧位使右肾排泄减少，提示了子宫机械性压迫的危害性。所以在估计肾功能时应考虑孕妇体位的作用。当孕晚期要使孕妇利尿及排钠时，患者应取侧卧位。

三、妊娠合并泌尿道感染

（一）妊娠期无症状菌尿

泌尿道内有细菌生长而无临床症状称为无症状菌尿。孕妇患无症状菌尿约占 $4\% \sim 7\%$。无症状菌尿引起有症状性肾盂肾炎之发病率为 $20\% \sim 40\%$，因此其为肾盂肾炎前提条件。菌尿的诊断标准是指在合格的外阴清洁后，取中段尿培养，每 ml 含细菌数超过 10 万时，或上述标本的培养中菌落计数持续在 $10\ 000$/ml 以上，或任何导尿、膀胱穿刺标本中出现致病菌时，始可诊断。培养的细菌多数为大肠杆菌、链球菌、变形杆菌，葡萄球菌或绿脓杆菌较少见。

（二）妊娠期膀胱炎和尿道炎

急性膀胱炎是有症状的下泌尿道感染。妊娠期发病率约 1.3%。

34％病人细菌培养筛查为阴性。最常见的症状为排尿困难、尿急、尿频以及耻骨上压迫感。最常见的致病菌包括大肠杆菌和克雷白杆菌。虽然膀胱炎往往无合并症，但由于上升性感染可累及上泌尿道。急性肾盂肾炎的孕妇，有40％以前为有症状的下泌尿道感染。

治疗：膀胱炎的妇女对任一治疗措施均有效。当有隐蔽的菌尿，3天疗法往往90％有效单次剂量疗法对非孕妇和孕妇效果均差，如果使用单次剂量疗法，则必须除外同时伴有的肾盂肾炎。

治疗结束后作尿培养，以证实致病菌是否已根除。急性膀胱炎再复发率较低，为17％；无症状菌尿再发率为30％；肾盂肾炎可高达60％。

当尿频、尿急、尿痛，有脓尿而尿培养无细菌生长时可能系泌尿生殖道常见的沙眼衣原体引起尿道炎的结果。此时往往同时存在黏脓性宫颈炎，红霉素治疗有效。

(三) 妊娠期急性肾盂肾炎

急性肾盂肾炎是妊娠期最常见而严重的内科并发症之一，约占孕妇的1％～2％。其中2/3发生于过去有菌尿病史者，而1/3在妊娠期无菌尿者。一般是双侧性的，如果是单侧性时，则以右侧为主。与菌尿及膀胱炎不同，妊娠期急性肾盂肾炎其危险性明显增加。妊娠期由于尿路的相对性梗阻引起尿液排空延迟及菌尿；其次孕妇尿中含有营养物质，葡萄糖尿及氨基酸尿利于病菌的繁殖。妊娠期急性肾盂肾炎发病有若干倾向因素而与无症状菌尿相同，其中细菌的黏附性对妊娠期发生急性肾盂肾炎起了主要作用。

妊娠期急性肾盂肾炎多数发生在孕中、晚期。Gilstrap等报道656例妊娠期急性肾盂肾炎，其中482例（73％）发生在产前期；而9％发生在孕早期，46％发生在孕中期，45％发生在孕晚期，而这与随着妊娠期的进展，继发于相对性尿路梗阻及尿液淤滞增加之故。

(四) 妊娠期慢性肾盂肾炎

一般症状较急性期轻，甚至可表现为无症状菌尿，半数以上患者有急性肾盂肾炎史，以后出现易疲乏、轻度厌食、不规则低热及腰酸、腰痛等。泌尿道症状可有轻度尿频及小便混浊等。病情较严重者可出现肾功能不全。慢性肾盂肾炎的诊断，往往只有在产后当泌尿道的生理性扩张消失后（产后 6 周以后）进行静脉肾盂造影才能诊断。

治疗：主要在于积极治疗急性肾盂肾炎，以免成为慢性肾盂肾炎；尿细菌检查阳性时应按急性肾盂肾炎治疗；若患者有肾功能减退，勿选用对肾脏有毒性的抗生素。

四、妊娠与原发性肾小球肾炎

原发性肾小球肾炎是以双侧肾脏肾小球病变为主的一种肾的原发性疾病。急性肾小球肾炎（急性肾炎）多与链球菌感染有关。慢性肾小球肾炎（慢性肾炎）虽可由急性肾炎发展而来，但大多数慢性肾炎一开始就是如此，并非由急性肾炎等转变而来。患有肾小球肾炎的妇女妊娠时肾脏的负担加重，影响肾脏功能，严重者常常危及孕妇和胎儿的生命，必须引起重视。病情轻者又常容易与妊娠期高血压疾病相混淆，缺少引起应有的重视而贻误病情。

五、妊娠合并肾病综合征

(一) 病因

病因尚不明确，临床上可能与下列情况有关。

1. 肾脏本身疾病

如①类脂性肾病；②膜性肾小球肾病；③局灶性肾小球硬化症；④遗传性肾病；⑤先天性肾病综合征。

2. 毒物、药物与过敏

如汞、铋、花粉、青霉胺等可引起本病。

3. 全身性疾病累及肾脏

如代谢性疾病、皮肌炎、梅毒、疟疾、淋巴细胞性白血病等。

4. 肾脏血流动力学障碍

如双侧肾静脉血栓形成、严重充血性心力衰竭等。

(二) 发病机制

肾小球滤过功能的结构基础是肾小球滤过膜。它有三层结构，即肾小球毛细血管内皮细胞、基膜和肾小囊脏层上皮细胞。其中毛细血管内皮细胞上有许多直径 50～100 nm 的小孔称为窗孔，它可以防止血细胞通过，对血浆蛋白基本无阻挡作用。基膜层含有微纤维网，上面有直径仅 4～8 nm 的网孔，这层是滤过膜的主要滤过屏障。肾小囊上皮细胞有足突相互交错形成裂隙，其小孔直径在 4～14nm。上述结构组成对蛋白过滤起屏障作用。一旦此屏障作用遭受损害，蛋白滤过和丧失超过一定程度和时间时，临床上即可出现肾病的表现。

至于肾病产生高脂血症的机制尚不十分明确，但血脂过高乃继发于蛋白代谢异常。尿蛋白大量丧失时，由于肝脏合成清蛋白增加，合成脂蛋白亦同时增加，成为高脂血症的原因。此外脂蛋白脂酶活力下降使脂质清除力降低，亦为部分原因。

(三) 临床表现

1. 浮肿
初多见于踝部，呈凹陷性，继则延及到全身，清晨起床时面部浮肿明显。浮肿时常伴乏力、头晕、食欲不振、恶心、呕吐等。

2. 心血管系统症状
患者血压偏低、脉压小，易昏厥。当不适当使用降压、利尿药时可出现明显低血压，甚至循环衰竭、休克等。

(四) 诊断

根据①大量蛋白尿，每天在 3.5 g 以上，②低蛋白血症，血浆总蛋白少于 50g/L（5 g/dl），清蛋白少于 30g/L（3 g/dl），③全身浮肿，④高胆固醇血症＞3.39mmol/L（300 mg/dl）以上 3，⑤脂质尿。可确诊为肾病综合征。

(五) 治疗

1. 孕前
严重肾病综合征伴有肾功能不全者不宜妊娠，宜采用避孕措施。

2. 妊娠期
(1) 一般治疗：①饮食以高蛋白、低钠饮食为主。每日摄入蛋白总量按 1～2 g/kg 体重，再加上尿中蛋白丧失量来计算。宜摄入蛋、奶等高质量蛋白质。有氮质血症时，蛋白摄入量必须适当限制。②纠正低蛋白血症，间断静脉滴注血浆或清蛋白。③适当应用利尿剂，可以控制水肿，改善病人一般情况。

（2）定期检查尿蛋白、血浆蛋白、胆固醇以及肾功能，如病情恶化必须考虑终止妊娠。

（3）孕 32 周后应定期检查胎儿胎盘功能，B 超生物物理评分，多普勒脐动脉、肾动脉、大脑中动脉检查。积极防治妊娠期高血压疾病。如经过治疗，妊娠达到 36 周时应考虑终止妊娠。

六、妊娠合并尿石症

（一）病理

尿石的病理变化主要是由结石对组织造成的创伤和对尿液外流的梗阻，以及外加并发感染所引起。结石处可有上皮脱落、组织溃疡和纤维组织增生。长期结石创伤可使肾盂壁变厚，间质组织纤维增生，和白细胞与圆细胞浸润。一般尿石对尿液外流造成梗阻和使结石的近端尿路积水，尤其是肾盂积水，但梗阻常不是完全性的。肾盂积水时见肾小盏变钝和有不同程度的小盏扩大。病情进一步发展时，可形成肾实质萎缩和损坏，扩大的肾盏可使肾实质变得很薄。如结石性肾盂积水并发感染，则可成为脓性结石性肾盂积水，便可加速肾实质的损坏。感染尚可引起肾周围炎和肾周围脓肿。

（二）临床表现

1. 症状

尿石的症状取决于结石的大小、形状、所在部位和有无感染、阻塞等并发症。

2. 体征

在肾绞痛发作时，深按肾区可激发和加重绞痛而使扪诊难以进行。在结石患侧可有肌肉痉挛和保护性肌紧张，轻叩肋椎角处可引起疼痛和压痛。大的结石性肾盂积水可能在腹部扪到，但膨大的妊娠子宫可使腹部扪诊受到限制。

(三) 诊断

根据病史及典型的临床表现，如腰痛或肾绞痛、血尿和排出结石时诊断并不困难。但还需明确结石的部位、大小、数目和两侧肾脏功能情况，有无并发感染，尽可能探讨造成结石的病因，故尚需进行各项辅助检查。

(四) 鉴别诊断

尿石症必须与下列疾病进行鉴别：

1. 急性阑尾炎：妊娠早期并发急性阑尾炎比较容易做出诊断。但在妊娠中、晚期急性阑尾炎症状与体征很不典型，易与尿石症引起的疼痛相混淆。通过严密观察病情的进展，连续作白细胞计数，进行尿路X线平片检查可资鉴别。

2. 胆石症：胆结石引起的胆绞痛有时会与尿石引起的绞痛相混淆，但胆绞痛的发作大多在饱餐或进高脂肪餐后数小时内，或在腹部受到震动中发作；疼痛多在中上腹或右上腹，常放射至右肩胛处或右肩部，但要通过X线检查始能确定诊断。

3. 胰腺炎：尿石症有时需与胰腺炎急性发作进行鉴别。急性胰腺炎最常见的症状为上腹部疼痛、恶心和呕吐，但急性胰腺炎常不易诊断，故对有急性上腹痛患者，均应考虑有急性胰腺炎的可能，早期多次测定血清或其他体液淀粉酶含量，对诊断有帮助，必要时行腹部X线平片检查可协助鉴别诊断。

(五) 治疗

妊娠期尿石症患者的治疗须按具体情况决定。

1. 无症状和无并发症的尿石症

对这类患者可采取密切观察，小的肾结石或输尿管结石大多能自然地随尿液排出体外，而无需特别处理。对较大无症状的结石，可留待产后摘取。

2. 有症状和合并泌尿道感染

可先用广谱抗生素控制感染。但结石不去除，感染往往不易彻底控制，妊娠早期可考虑手术治疗，术后应用黄体酮、镇静剂安胎；妊娠中期，流产的机会减少；妊娠晚期，输尿管下段结石可阻碍阴道分娩，如胎儿能存活，可剖宫产后再考虑手术摘除结石。

3．中医中药治疗

中医认为妊娠泌尿道结石系湿热蕴结兼夹血虚瘀滞，治拟清热利湿，养血化瘀行滞，通淋消石安胎，方用溶排消石汤加味：金钱草、海金沙、石韦、滑石、乌药、冬葵子、元胡、木香、鸡内金粉。加减：湿热盛加鱼腥草、车前子；血尿加小蓟；血瘀加丹参、当归；血虚加阿胶；气虚加黄芪；腰痛甚加菟丝子、杜仲、川芎、寄生等补肾安胎药。方中冬葵子的应用剂量宜小。

第四节　妊娠合并甲状腺疾病

一、妊娠期甲状腺的解剖和生理

（一）甲状腺解剖

甲状腺是人体内最大的内分泌腺之一，呈 H 形，包含两叶，位于气管两侧，并由薄的峡部将两侧甲状腺相连，附着在喉及气管起始部的两侧。侧叶呈锥体形，尖端向上，起自甲状软骨的中部，下端至第 5、6 气管软骨环，有时可下达胸骨后面。侧叶的浅面为舌骨下诸肌。侧叶的内侧面与环状软骨、气管壁、咽和食管相邻；侧叶的后侧与颈总动脉、甲状腺下动脉、甲状旁腺和颈交感神经相邻。甲状腺肿大时，可压迫邻近器官，如气管受压迫，可发生呼吸困难。甲状腺的峡部位于第 2～4 气管软骨环的前面，宽约 2 cm。甲状腺的血液供应非常丰富，据估计，全身血液每小时可在甲状腺通过一次。甲状腺由甲状腺上动脉和甲状腺下动脉供给营养，有时还有甲状腺最下动脉。甲状腺的血管还与食管、喉、气管等的血管相吻合。甲状腺内有丰富的静脉网，它们在腺体的前面形成静脉丛，然后汇集成甲状腺上、中、下静脉。

正常成人甲状腺重量为 25～30 g。甲状腺体积随年龄、生殖状态和饮食而变动，尤其在妊娠期随着腺体明显肥大和血管充血使甲状腺增大。甲状腺每一侧叶后部各有两个甲状旁腺。

(二) 甲状腺生理作用

甲状腺是一个很重要的内分泌腺。甲状腺激素在体内有广泛的生理作用，它调节全身的新陈代谢活动，其中最主要的是促进组织氧化及产热作用；此外，对人体的生长、成熟，对神经系统与心血管系统的功能状态也均起着一定的调节或促进作用。

甲状腺激素在机体发育中起关键作用，甲状腺缺如，可以严重地限制身体生长和中枢神经系统成熟。先天性甲状腺功能低下的诊断，成功的处理，以及先天性甲状腺功能低下的预防，需要对母儿的正常甲状腺生理有充分的了解。妊娠期，由于放射性同位素或胎儿血标本应用的限制，而且在正常妊娠期母儿双方甲状腺功能的一些参数发生改变，抗甲状腺药物的通透性等妊娠期的特点，使妊娠期甲状腺疾病的诊断与治疗发生了困难；使用放射免疫法直接测定甲状腺激素，能比较清楚地观察妊娠期甲状腺激素的生理作用以及甲状腺激素过多或不足对胎儿和母体的影响，使产科医生能针对妊娠期合并甲状腺疾病做出早期诊断、及时给予治疗。

二、妊娠期甲状腺功能的调节与控制

下丘脑促甲状腺激素释放激素（TRH）是三肽，它经由垂体门脉系统运送到垂体前叶，直接促进前叶细胞分泌促甲状腺激素（TSH），也能激发催乳素分泌。

下丘脑 TRH 的合成与释放的机制尚未完全清楚，但受到"正""负"反馈的调节。血清甲状腺激素水平升高，由于增加了 TRH 合成酶的活性而促使 TRH 的合成。当血清游离甲状腺激素（FT%）浓度降低时，促使 TRH 释放，从而引起垂体促甲状腺激素（TSH）分泌，使甲状腺分泌更多的甲状腺激素。下丘脑－垂体系统（TRH－TSH）功能的完整性对甲状腺激素分泌的调节是很重要的。现已知在妊娠期各种病理情况下，异位的促甲状腺激素起了一定的作用，包括：①长效甲状腺刺激素（LATS），一种免疫球蛋白，为 Graves 病的体液刺激素；②葡萄胎促甲状腺激素，是一种绒毛滋养层分泌的低分子量的促甲状腺激素，在免疫化学和生物学上与 LATS 截然不同；③胎盘促甲状腺激素，为正常或异常的绒毛滋养层组织分泌的，量很少，在性质上部分类似促甲状腺激素，胎盘促甲状腺激素与其他异位促甲状腺激素不一样，在免疫学上与正常垂体促甲状腺激素截然不同。

TRH 和 TSH 的释放是与血清游离甲状腺激素而不是与血清蛋白质结合的甲状腺激素有关。血清游离甲状腺激素的水平是依靠下丘脑－垂体系统和甲状腺之间的反馈机制。当血中甲状腺激素浓度升高时，则引起相反的结果。下丘脑－垂体系统和甲状腺之间的关系，在生理下是作为一个功能单位，则下丘脑－垂体－甲状腺轴。在病理情况时，血清甲状腺激素和垂体 TSH 之间的正常生理调节暂停，通过异位促甲状腺激素或自主甲状腺瘤产生的甲状腺素分泌，就破坏了下丘脑－垂体系统对甲状腺分泌功能的调节，下丘脑－垂体系统就被非垂体促甲状腺激素产生的持续高浓度血清甲状腺激素所抑制。

三、妊娠期甲状腺功能测定

（一）妊娠期常用的甲状腺功能测定

1. 血清总甲状腺素（TT4）测定

血清 TT4 浓度是甲状腺功能最重要和广泛应用的测定。它是应用放射免疫测定法，它也包括与 TBG 结合的部分；其微量游离部分具有生物活性。在妊娠期，或雌激素治疗，或先天性因素，有 95％以上的病人随血清 TBG 的升高可使 TT4 浓度升高，但血清游离甲状腺素（FT4）仍留在正常范围。由于直接血清游离甲状腺素测定不能广泛应用，可以使用 TT4 浓度测定及树脂三碘甲状腺原氨酸摄入试验（RT3U），再通过简单的计算来估计，这就是游离甲状腺素指数（FT4I）的测定，此指数与血清 FT4 实际浓度成正比。TT4 浓度的正常值随所用的不同的浓度测定技术及不同实验室而不同。

2. 游离甲状腺激素（FT4、FT3）浓度测定

FT4、FT3 反映甲状腺功能较 TT4、TT3 为敏感。FT4、FT3 不受 TBG 改变的影响，故在妊娠时为正常范围。

3. TSH 测定

垂体合成和分泌的 TVH 受下丘脑及甲状腺的调节，其反馈调节功能十分灵敏，临床上最常见的是甲状腺激素浓度的改变而出现 TSH 浓度的异常。在病理状态下，甲状腺激素浓度与 TSH 浓度成反方向改变，如甲减时甲状腺激素浓度下降，而 TSH 浓度增高，其改变早于 T4 浓度的下降，是甲减最灵敏的诊断方法。Graves 病，甲状腺激素增高，反馈使 TSH 浓度下降。TSH 含量测定是进一步证明甲状腺功能的改变，因此常配合甲状腺激素一起测定。

4. 血清甲状腺自身抗体测定

血清甲状腺自身抗体（抗甲状腺球蛋白、抗微粒体）测定，在诊断慢性自身免疫甲状腺炎或 Hashimoto（桥本）甲状腺炎的病人是有价值的。此诊断在产科病人中有实际重要性，因为很多妇女在妊娠期或产后期可以发生甲状腺功能失调。所以有甲状腺功能正常的甲状腺肿的病人，尤其有甲状腺病家族史的患者，在妊娠期和产后期应密切随访以发现甲状腺功能异常。血清甲状腺抗体对 Hashimoto 甲状腺炎不是特异性的，因为在 Graves 病可有阳性滴度，在某些亚急性甲状腺炎和多结节甲状腺肿中有低滴度甲状腺抗体。

5. 促甲状腺素受体抗体（TSH 受体抗体）测定

TSH 受体抗体已知有促甲状腺激素刺激免疫球蛋白（TSI）、促甲状腺激素刺激抗体（TSAb）和长效甲状腺刺激素（LATS）。这些抗体在很多 Graves 病人中可被检测到。随着妊娠进展抗体滴度下降。在母亲血清滴度高可预测胎儿或新生儿甲亢。

（二）其他甲状腺功能测定

1. 基础代谢率（BMR）

BMR 测定是最古老的甲状腺功能试验，基本上是测定患者的氧消耗。此试验的最大的缺点是很多生理、病理及药物能使结果升高，易和甲亢混淆。非孕正常值约在＋15％。妊娠期代谢亢进，BMR可达＋25％～＋35％，这是由于孕妇心排血量增加和胎儿代谢的参与，并不提示有甲状腺功能亢进。

2. 血清蛋白结合碘（PBI）测定

测定蛋白结合碘可反映甲状腺功能高低。血清中的碘有两种形式，即游离碘及甲状腺激素碘。PBI测定是测定激素碘的浓度，主要是T4碘，因为T3很快从血清中清除，不影响PBI的测定。T4分子的65％为碘，故PBI＝T4含量×0.65。PBI试验从采血到测定过程易受碘的污染，故特异性较差，近年来倾向于以血清T4测定代替PBI的测定。正丁醇提取碘（BEI）其原理与PBI相似，经正丁醇提取后由于可排除无机碘，故特异性相对提高。

四、妊娠合并甲状腺功能亢进症

甲状腺功能亢进症（甲亢）是一种常见的内分泌疾病，系甲状腺激素分泌过多所致。甲亢妇女常表现为月经紊乱、减少或闭经，生育力低。但在治疗后或未经治疗的甲亢妇女中，怀孕者亦不少，其发生率约为1：（1 000～2 500）次妊娠。妊娠期甲亢大多数是Graves病，这是一种主要由自身免疫和精神刺激引起，特征有弥漫性甲状腺肿和突眼。其他原因包括毒性腺瘤、多结节甲状腺肿、亚急性甲状腺炎、人为甲亢以及慢性自身免疫甲状腺炎。当早孕期诊断有甲亢时，应除外葡萄胎引起甲亢。

妊娠晚期由于免疫系统的变化可以使Graves病有所缓解，但产后期症状可加剧，因此分娩后应密切随访甲亢患者。

五、妊娠合并甲状腺功能减退症

甲状腺功能减退症（甲减）是由甲状腺分泌不足引起的以机体代谢率减低为特征的病症。功能减退始于胎儿期或出生不久的新生儿，称为呆小病（又称克汀病）；功能减退始于成人期，称为甲减，严重时称为黏液性水肿。严重甲减可引起月经紊乱，并且影响生育，即使妊娠也易致流产和早产。文献报道母亲有甲减的儿童，先天性缺陷与智力迟缓的发生率高得多，但是严重甲减的孕妇也可分娩出正常的后裔。

（一）病因与分类

妊娠期甲减最常见的原因是甲状腺自身免疫病。Leung 和 Balen 等报道在妊娠期第一次诊断甲减时大多数病人发现有甲状腺自身抗体。慢性桥本（Hashimoto）甲状腺炎的甲状腺肿是生育期，然后是妊娠期妇女最常见的自然原发性甲状腺功能衰退的类型。淋巴浸润引起甲状腺增大。有些妇女也可发生甲状腺萎缩而不能摸到甲状腺，这种类型也是由于自身免疫过程导致甲状腺破坏所致。

（二）诊断

1. 病史

以往甲状腺手术、放射性治疗或 Hashimoto 甲状腺炎的病史可提示甲减的诊断。

2. 症状和体征

妊娠期甲减的症状与体征主要有全身疲乏、声音嘶哑、黏液性水肿外貌、语言徐缓和精神活动迟钝等，而脉缓、畏寒、皮肤干燥和出汗少等症状不明显。血清 T3、T4 测定有助于甲减的诊断，血 FT4 和 FT4I 显示低值而 TSH 增高有力支持原发性甲减的诊断。继发性甲减有 TSH 减低，促甲状腺激素兴奋试验亦可帮助鉴别原发性或继发性甲减。原发性甲减和继发性甲减的鉴别有其重要性，因为继发性甲减按原发性甲减单用甲状腺激素治疗时，易导致肾上腺皮质危象而死亡。

3. 实验室检查

诊断甲减最好的实验室检查是血清 TSH 测定，它能在甲减症状和体征出现之前，很早期地诊断原发性甲减。测定 TSH 也可准确地监护甲减治疗。

（三）妊娠与甲减的相互关系

甲减可以损害患者的生育力。如果怀孕，甲减最严重的后果是黏液性水肿昏迷，在妊娠期这种并发症极为少见，但为内科急症，死亡率可达 20％。黏液性水肿昏迷的临床表现包括低温、心动过缓、跟腱反射降低和意识变化；也可出现低血钠、低血糖、缺氧、高碳酸血症。一旦诊断确立，应即开始支持疗法和甲状腺激素替代治疗。治疗 12％～2％小时后症状往往可以改善。甲减母亲对胎儿的影响包括流产、先天性畸形和死产的增加。

（四）亚临床甲减

在多数病人中，临床上甲减的诊断有一定难度。从亚临床甲减中区别出临床（明显）甲减，往往需依靠实验室的评估。Sarks 等认为当患者有异常高水平的促甲状腺激素（TSH）而伴以异常低的甲状腺素水平时则诊断为临床（或明显）甲减。亚临床甲减的定义是血清促甲状腺激素水平升高，而血清甲状腺素水平正常。

六、甲状腺炎

甲状腺炎可由于多种原因引起，可有急性、亚急性、慢性之分，还有局灶性或弥漫性之分。急性甲状腺炎又可分为化脓性及非化脓性两种。急性非化脓性甲状腺炎与亚急性甲状腺炎在临床上系同一病理类型。慢性甲状腺炎有二型，即慢性淋巴细胞性甲状腺炎和慢性纤维性甲状腺炎。近年来发现的产后甲状腺炎，与慢性淋巴细胞性甲状腺炎一样，均系自身免疫性疾病，该病已引起人们的重视。

（一）慢性淋巴细胞性甲状腺炎

Hashimoto 首先报道，故慢性淋巴细胞性甲状腺炎又称桥本甲状腺炎。其病理改变主要是甲状腺间质有弥漫性或局灶性淋巴细胞浸润，甲状腺滤泡变性，纤维细胞增生或纤维化，有轻重不等的甲状腺内碘有机化合成障碍，所以有相对或绝对甲状腺激素合成缺陷和不足。女性发病率高于男性。

（二）产后甲状腺炎

产后甲状腺炎是一种自身免疫性疾病，日本 Amino 首先报告产后发生暂时性原发性甲减，伴甲状腺增大和甲状腺微粒体抗体滴度增高。

Amino 等称此为产后无痛性甲状腺炎综合征（postpartum painless thy-roiditis，PPT）。其临床特征为产后暂时性甲亢和（或）甲减，随后自发缓解，极少数会发生持续性甲减，甲状腺病理呈淋巴细胞性甲状腺炎改变。

七、妊娠合并甲状旁腺疾病

甲状旁腺激素（PTH）的功能是维持细胞外液钙浓度。这种 115 个氨基酸激素直接作用于骨、肾，间接作用于小肠，通过它合成维生素 D 而增加血清钙。通过负反馈系统，血清离子钙浓度调节其分泌。降钙素（calcitonin）可以刺激 PTH 的分泌，可能通过血钙过低刺激甲状旁腺所致。

（一）妊娠合并甲状旁腺功能亢进（甲旁亢）

甲旁亢的特征是继发于甲状旁腺瘤或增生所致之甲状旁腺激素（PTH）过度分泌。原发性甲旁亢合并妊娠是很少见。Schnatz 报道，迄今妊娠合并甲旁亢 200 例不到，但推测可能很多高钙血症孕妇未发现或未作报道。甲旁亢不影响生育力，女性比男性更为常见，生育期妇女占报道病例 20%～25%，虽然甲旁亢患者可以无症状，但是钙、磷新陈代谢变化的结果可引起产前胎儿死亡，早产和新生儿低血钙手足搐搦而增加围生儿发病率和死亡率。

（二）妊娠合并甲状旁腺功能减退（甲旁减）

甲旁减是一种极为少见的妊娠合并症，由于它影响钙的新陈代谢，故很重要。生育期妇女甲旁减最常见的原因往往是由于在甲状腺手术时（多为全甲状腺切除术）破坏或切除了甲状旁腺，或由于应用放射性碘治疗引起的。

第五节　妊娠合并垂体催乳素瘤

一、概述

垂体催乳素瘤是垂体前叶产生催乳素的腺瘤，妊娠期垂体催乳素瘤较为少见，由于催乳素（PRL）水平测定的普及，使垂体催乳素瘤的诊断率明显提高，溴隐亭治疗的应用，使许多患者可成功地妊娠。

二、临床表现

（一）症状

临床症状与肿瘤的大小有关。患者有闭经、泌乳、不育，较大的肿瘤可引起头痛，压迫视交叉可有视力减退、视野缺损及偏盲。孕期肿瘤可有增大，出现症状加重。

（二）体征

双侧乳房有泌乳，视力可有减退，视野可有缺损。

三、诊断要点

（一）症状及体征

同上。

（二）化验检查

血清催乳素（PRL）水平测定：非孕期 PRL＞20ng/L，孕期以 PRL 诊断困难，随孕期增加，PRL 有增加趋势，足月可为正常的 20 倍。

（三）影像学检查

1. 头颅正侧位平片蝶鞍体积测定

蝶鞍体积＞1 024 mm^3 时，可诊断。

2．蝶鞍多相断层摄影

了解蝶鞍的大小及形态。

3．CT

主要了解肿瘤向上生长的情况，局部有无坏死、囊性变出血等，了解垂体组织情况需增强。

4．MRI

可很好地显示垂体组织情况。肿瘤＞1 cm 为大腺瘤，＜1cm 为微腺瘤。

四、治疗方案及原则

（一）由产科、内分泌科、眼科医生共同管理

（二）药物治疗

溴隐亭为多巴胺受体激动剂，适用于垂体微腺瘤、肿瘤有浸润手术摘除有困难及术后 PRL 不下降者。

剂量：从小剂量 1.25 mg 开始，2 次/日，7～14 日无反应者，逐渐加量至 5～7.5 mg/d，分 2～3 次服用，连续用药 3～6 个月或更长。用药禁忌：高血压、冠心病、肝、肾疾患、末梢血管疾病及对麦角过敏者。

（三）手术

开颅切除垂体肿瘤或经蝶鞍手术切除肿瘤，大腺瘤先用药再手术，效果好，肿瘤无包膜，不易切净，术后可加用溴隐亭。术后随访 PRL 水平。

（四）放射治疗

肿瘤超出蝶鞍，手术不能完全切除、有手术禁忌证或术后持续高泌乳素血症可考虑放疗。手术后加用放疗，可降低复发率。

（五）妊娠前、后的处理

1. 孕前

大腺瘤需在孕前行手术或放疗，以防孕期肿瘤迅速长大而发生垂体卒中。微腺瘤者用溴隐亭治疗，并诱发排卵。

2. 妊娠期

密切监测症状、视力、视野情况，测定 PRL 的意义不大，有症状需再行 MRI 检查，肿瘤有增大，应及时予以溴隐亭治疗。胎儿不成熟、肿瘤增大伴明显症状且溴隐亭治疗效果不好时，孕期经蝶鞍手术并不增加手术的危险性及并发症。若胎儿已成熟、有症状及肿瘤增大者，可先终止妊娠，再进一步治疗垂体瘤。

第六节　妊娠合并贫血

一、缺铁性贫血

（一）贫血对妊娠的影响

1. 对孕妇的影响

轻度贫血不会对孕妇造成太大影响，但当贫血严重，特别是血红蛋白 V60 g/L 时，可因心肌缺氧而导致贫血性心脏病的发病率增加。贫血还可导致妊娠期高血压使妊娠高血压综合征性心脏病增加。另外，孕妇严重贫血时对分娩和手术的耐受力大大下降，易发生失血性休克。抵抗力下降还可导致产褥感染。

2. 对胎儿的影响

Liao QK 等研究发现妊娠妇女体内铁储量下降时，胎盘微绒毛膜处的铁蛋白受体的表达会增加，并以此来维持母胎之间铁的动态平衡。因此一般情况下，胎儿缺铁不会太严重，仅当孕妇在重度贫血时可能因胎盘供氧不足而导致胎儿窘迫、胎儿宫内发育迟缓以及早产、死胎等。Lewis RM 等研究发现缺铁小白鼠的胎盘绒毛总表面积和绒毛长度密度均有明显地减少，从而导致胎盘发育滞后、胎儿宫内发育迟缓。

（二）诊断要点

1. 临床表现

（1）病史：既往已经存在贫血史；月经偏多或经期延长等病史；妊娠早期剧烈呕吐、胃肠功能不良等所致的营养缺乏史。

（2）症状：轻者症状不明显，严重者可出现全身无力、面色苍白、头晕、心悸、食欲缺乏等，甚至是贫血性心脏病、心力衰竭。

（3）体征：可以出现眼睑、甲床、皮肤黏膜苍白，皮肤毛发缺乏光泽、粗糙，长期贫血者可见反甲、指甲脆而易裂，部分患者还可出现口炎、舌炎等。

2. 鉴别诊断

主要与巨幼细胞性贫血和再生障碍性贫血相鉴别，一般根据病史、症状、体征和典型的血象、骨髓象等鉴别并不困难，应警惕几种贫血同时存在的可能性。

（三）治疗

1. 一般治疗

孕前以及孕期多进食含铁丰富的食物，如动物肝脏、豆类、蛋类等。积极纠正慢性失血性疾病，如寄生虫病等。补充富含维生素C、能促进铁吸收的药物和食物，纠正不良的饮食习惯。

2. 药物治疗

（1）补充铁剂：硫酸亚铁 0.3g，每日 3 次口服，同时服用维生素C 0.1g 或 10% 稀盐酸 2 ml 可更有效地促进铁的吸收；枸橼酸铁胺 20 ml，每天 3 次口服；右旋糖酐铁 50 mg 肌内注射，每日注射或隔日注射 1 次。

（2）输血：重度贫血的孕妇，足月接近分娩或需紧急终止妊娠时，需少量、多次输新鲜血，以免加重肝脏负担。伴随心功能不全者可以输压积红细胞代替新鲜血。

（3）产时及产后的处理：临产后应积极备血，建立静脉通道；密切监测产程，防止产程延长；宫口开全后可行产钳或胎头吸引器助产以缩短第二产程，胎肩娩出后即可静脉滴注缩宫素 20 U，出血较多时，若血压不高可肌注麦角新碱 0.2 mg；必要时输新鲜全血，产后需给予广谱抗生素预防感染。

二、巨幼红细胞性贫血

巨幼红细胞性贫血临床上较为少见，其在妊娠期的发病率为 0.5%～2.6%，占全部贫血的 7%～8%，多发生于经济情况较差的贫困地区，与叶酸或维生素 B12 缺乏有关。当叶酸或维生素 B12 缺乏时，DNA 合成减少，红细胞核发育停滞，RNA 与 DNA 比例失调，导致红细胞体积大而核仍处于幼稚状态，形成巨幼红细胞。妊娠期的叶酸及维生素 B12 缺乏主要因摄入量减少或吸收不良造成。为了满足妊娠和胎儿生长发育的需要，孕期需要的叶酸量比非孕期约增加 5 倍以上，可导致叶酸及维生素 B12 的摄入量相对不足，若伴随长期偏食、挑食以及有慢性胃炎、胃大部切除术后等异常情况，可加重叶酸和维生素 B12 的缺乏。另外，遗传性内因子缺乏亦可导致巨幼红细胞性贫血。

（一）巨幼红细胞性贫血对孕妇及胎儿的影响

贫血严重时可导致贫血性心脏病以及妊娠高血压综合征，另外也使得产褥感染、胎盘早剥的发病率明显增高。叶酸缺乏主要影响胎儿神经系统的发育，可导致无脑儿、脊柱裂等畸形以及早产、胎儿宫内发育迟缓、死胎等。

（二）诊断要点

1. 临床表现

（1）病史：可有偏食、胃肠功能不良，孕期因频繁呕吐、食欲下降等摄入不足和吸收不良史，以及家庭中有遗传性内因子缺乏患者等情况。

（2）症状：贫血程度重者常表现为乏力、头晕、心慌气短或伴腹泻、舌炎、表情淡漠等，维生素 B12 缺乏还可有周围神经炎的症状，如肢端感觉减退、刺痛、冰冷等感觉异常以及妄想、忧郁等精神症状。

（3）体征：多数患者均可有不同程度的皮肤黏膜苍白，躯干、四肢的水肿。舌呈鲜红色，有时可见舌面上的小溃疡，疾病严重者还可见舌乳头萎缩、光滑，呈"镜面舌"改变。

2. 治疗

（1）一般治疗

孕期注意营养保健，多进食新鲜水果、蔬菜、肉蛋类、动物肝脏等含维生素 B12 和叶酸丰富的食物。纠正偏食、挑食等不良的饮食习惯，积极治疗胃肠炎等影响叶酸吸收的原发病。

（2）药物治疗

①叶酸：妊娠晚期可每日 10 mg 口服，口服不能耐受者可 10～30 mg 肌内注射，每日 1 次，直至贫血纠正。

②维生素 B12：100 2g 肌内注射，每日 1 次，2 周后改为每周 2 次，连用 4 周。对于维生素 B12 缺乏的患者单用叶酸可使原有的神经系统症状加重，应配合补充。

③输血：对于重度贫血者可少量多次输新鲜全血或压积红细胞。

④产时及产后的处理：密切监测产程，防止产程延长，尽量缩短第二产程，积极备血、输血，预防产后出血，产后给予广谱抗生素预防感染。

三、再生障碍性贫血

（一）病因

原发性再生障碍性贫血多数病因不明，好发于青壮年，可能与遗传因素有关。而继发性再生障碍性贫血与多种因素，如理化因素，生物因素等有着密切的联系。

1. 理化因素

长期从事有害作业如接触苯及其衍生物、农药、汞以及经常接触各种电离辐射如 X 线，放射性核素等均可损害骨髓的造血功能，而妊娠妇女对这些有害的理化因素似乎更加敏感。

2. 生物因素

各种细菌、病毒或寄生虫导致的急慢性感染均有可能导致再生障碍性贫血的发生，其原因目前还不十分明确，推测可能与感染后的免疫损伤有关。另外，妊娠期的生理变化也可加重再生障碍性贫血的病情。

3. 其他因素

某些药物可以抑制骨髓的造血功能，这使得药物与再生障碍性贫血的发病密切相关。这些药物包括保泰松、氯霉素、甲氧苄啶、磺胺甲噁唑等。妊娠期间服用药物与再生障碍性贫血的发病是否有必然联系，目前尚缺乏充足依据。另外，有学者认为，部分发病与患者的自身免疫机制有关，极少数患者还与遗传因素有关。

（二）再生障碍性贫血与妊娠的关系

妊娠期间患再生障碍性贫血者极少，绝大多数患者在妊娠之前已合并有此病。由于妊娠前患者已存在贫血，妊娠后血容量增加，血液稀释加重可使贫血更加恶化，此时容易发生贫血性心脏病，甚至是充血性心力衰竭。外周血中白细胞减少，病态造血又使血小板的质发生异常，使患者的出血倾向加重，容易导致鼻黏膜以及胃肠黏膜的出血。孕妇若再伴有其他妊娠合并症或感染，亦可使病情加重，导致孕产妇死亡率增加。合并再生障碍性贫血的孕妇常因严重的败血症、心力衰竭以及颅内出血而死亡。再生障碍性贫血发生于新生儿的可能性不大，贫血较轻者可对胎儿无太大的影响，贫血严重者可使早产、胎儿发育迟缓、死胎、死产的出现机会增加。

（三）诊断要点

1. 临床表现

（1）病史：孕前有接触有害化学物质，如苯的衍生物以及有害射线的经历。曾接受氯霉素、保泰松、苯妥英钠等药物的治疗史。各种急慢性病原微生物的感染史。

（2）症状：①贫血：随着妊娠的进展，血液进一步稀释以及骨髓造血功能的逐渐减退，贫血进行性加重，无效造血使得生成的红细胞在释放到外周血以前就被破坏。②出血：可表现为全身皮肤黏膜，如牙龈、鼻黏膜、消化道黏膜以及颅脑内的出血，系因血小板的数量减少和功能异常所致。③感染：粒细胞减少，淋巴组织萎缩，导致机体的防御能力下降，加上产后阴道出血，胎盘剥离面创伤，更容易造成生殖道和全身性的感染。

（3）体征：除贫血特有的皮肤黏膜苍白、精神萎靡、乏力、身材瘦弱以外，可于皮肤黏膜上发现细小的出血点，散在分布。

2．辅助检查

（1）血象：外周血中血红蛋白、白细胞、血小板均降至正常值以下。

（2）骨髓象：至少两个系造血细胞减少，一个或多个部位的增生不良，巨核细胞减少而脂肪细胞等非造血细胞增加。

（四）治疗

1．治疗原则

增强营养，纠正贫血；积极预防全身性出血；提高机体免疫力，防止感染。

2．一般疗法

补充铁剂、维生素和蛋白质，改善一般情况，提高免疫力，适当给予止血药来防止皮肤黏膜的出血。

3．支持疗法

间断吸氧，少量多次输新鲜全血，以迅速纠正三系减少。亦可间断给予成分输血，如浓缩血小板和血细胞比容等。在终止妊娠前就应开始给予广谱抗生素预防感染。

4．激素疗法

对于急性再生障碍性贫血的患者可给予肾上腺皮质激素。如泼尼松每日 30 mg 口服，可起到缓解病情的作用。终止妊娠前还可考虑用睾酮50mg 肌内注射，每日 1 次。

5．产科处理

再生障碍性贫血患者发现已妊娠时，可于早期终止妊娠。对于妊娠中、晚期的患者，终止妊娠可增加产后出血和感染的机会，如果症状不严重，可在积极治疗的同时，严密监护下继续妊娠。对于急性再生障碍性贫血出血倾向严重，严重威胁母儿生命者，可考虑终止妊娠。分娩期有产科手术指征者宜行剖宫产同时切除子宫，以免引起严重的产后出血和产褥感染。经阴道分娩者应防止产程延长和尽量缩短第二产程。产程开始后即应积极备血、输血、产后及时应用宫缩药加强子宫收缩，以及广谱抗生素预防感染。

第七节　妊娠合并血小板减少性紫癜

一、概述

（一）妊娠期血小板减少的原因

血小板在正常妊娠期间即有大约 10％ 降幅的生理性下降，晚孕期最为明显，只有不足 6％～8％ 的孕妇在分娩前下降至血小板减少症的范畴内。造成血小板减低的原因，最常见的为偶发性血小板减低，约占 73.6％。占第二位的是妊娠高血压相关的变化，如 HELLP 综合征，约占 21％。免疫性因素占第三位，约％1％，除去药物、感染和结缔组织病等因素外，ITP 约占所有分娩前血小板减低病例的 3％ 左右，发生率约为 1～2/1000 例活产。遇有血小板减低的患者，首先应重复血小板的检测，除外 EDTA（一种抗凝剂）诱导血小板体外聚集造成的假象，同时寻找有无妊高征、结缔组织病和病毒感染等证据，归根结底 ITP 至今仍是一种排除性的诊断。

（二）妊娠与 ITP 的相互影响

妊娠合并 ITP 主要表现为三种形式：

（1）原有 ITP 病史合并妊娠。

（2）妊娠期间偶然发现血小板低。

（3）妊娠期突发出血症状。

妊娠可能通过加强网状内皮系统的吞噬作用，加速致敏血小板的清除而加重 ITP，对此的报道不一。妊娠使 ITP 患者的出血机会增多，但一般不影响其病程和预后。

ITP 对妊娠的影响主要表现为出血倾向，妊娠期易发生自然流产，胎盘早剥和胎死宫内等；分娩期易发生产妇颅内出血，产道损伤出血或血肿，腹部切口出血或血肿以及产后出血等，但因子宫收缩乏力所致的大出血少见；产褥期则可能恶露时间长，甚至继发感染等。

二、鉴别诊断

（一）妊娠血小板减少症

也称妊娠期偶发性血小板减少症，发生率约 3.7%，为正常妊娠的一种现象。其特点为血小板减少的程度较轻，血小板记数超过 70×109/L，无任何症状和体征，无出血危险，也不会引起胎儿、新生儿血小板减少和出血。

（二）妊娠高血压综合征

一些重度妊高征患者，如 HELLP 综合征可出现血小板减少。

（三）药物性血小板减少性紫癜

主要由于药物抑制骨髓造血所致。文献报道引起血小板减少的药物有碘化物、奎尼丁、异烟肼、氯霉素、青霉素和磺胺等。发病前有用药史，停药后症状可缓解。

（四）感染性血小板减少性紫癜

引起血小板减少的感染性疾病常见的有伤寒、结核病、疟疾、传染性单核细胞增多症、病毒性肝炎等。

（五）血液病性血小板减少性紫癜

血液病引起的血小板减少性紫癜较常见，尤其是急性白血病，再生障碍性贫血、脾功能亢进、恶性组织细胞病等。该患者无白血病细胞浸润组织器官的表现（如淋巴结肿大、肝脾肿大等），外周血白细胞分类比例正常，未见原始细胞，骨髓检查亦不支持白血病的诊断。再生障碍性贫血主要表现为全血细胞减少，感染、出血、贫血的症状相对明显。

（六）血栓性血小板减少性紫癜（TTP）

以溶血和血栓为主要特征的血液病，累及多个系统。发病年龄 30

～37 岁，主要病理变化为全身多处小动脉和毛细血管中出现广泛的透明样血栓，血栓形成部位血管闭塞，内皮细胞肿胀和增生，引起局部坏死和出血。TTP 在女性中易发病，而且妊娠是此病发病的相关因素之一，当与妊娠同时存在时，将大大危及母婴生命。此病 90％以上无明确原因，部分在发病前有病毒感冒样症状。典型表现为微血管病性溶血性贫血，血小板减少性紫癜，精神神经症状，发热，肾脏损害。骨髓象：红系增生，巨核细胞代偿性增生，伴成熟障碍。

（七）结缔组织病所致的血小板减少性紫癜

在一些情况下，血小板减少性紫癜可为系统性红斑狼疮早期的主要表现，可被误认为"ITP"，特别是年轻女性应提高警惕，需要检查 ANa＋dsDNA 和 END 等免疫学指标。

三、治疗

（1）对于无症状的轻、中度血小板减低患者（PLT＞50×10^9/L），完全可以把她当作正常妊娠处理，指导产前维生素的补充，早孕期间每月复查一次血小板记数，注意血小板变化的趋势与绝对值同样重要。如无产科指征，可等待其自然分娩。但如果 PLTV80×10^9/L，不建议使用脊髓或硬膜外麻醉。

（2）对于 PLT（20～40）×10^9/L 的患者，结合出血倾向，应考虑用糖皮质激素和/或静脉人丙种球蛋白（IVIgG）。糖皮质激素可抑制网状内皮系统对致敏血小板的吞噬作用和自身抗体的产生，起始剂量推荐为强的松 1 mg/kg（孕前体重）/d，而后逐渐减量至最低有效剂量。也可隔日用药以减少母体的副反应（如妊娠期糖尿病，心理异常，骨质疏松，痤疮，体重增加和高血压病症危险增加等）。急用时也可静脉滴注氢化可的松或琥珀酸氢化可的松 200～400 mg/d，持续 2～3 天。丙种球蛋白可阻断网状内皮系统并拮抗血小板抗体，传统用量为 400 mg/kg（孕前体重）/d，连用 5 天。近年来有学者提出一种大剂量用药方案：1 g/kg 静脉点滴 6～8 小时，据报道 2/3 的病例血小板升高，药效可维持大约一个月。

（3）对于严重血小板减低的患者（PLT＜20×109/L），丙种球蛋白可间隔1.5～2周周期性反复使用；可考虑使用大剂量糖皮质激素，如静脉滴注甲基强的松龙1 000 mg；还可用硫唑嘌呤等免疫抑制剂。至于耐药的病例，最后的办法是做脾切除，手术应争取在中孕期进行

（4）分娩方式的选择：尽管仍然存在干预和非干预两派意见，但大多数学者倾向于保守策略。新的观察资料表明，剖宫产并不减少新生儿颅内出血的危险，而大多数母体的并发症见于剖宫产而非阴道分娩，通常归因于凝血功能的损害和手术操作的风险。为辅助手术而使用丙种球蛋白、输血和血小板等治疗，还使住院时间长且花费惊人。

（5）产时和产后注意事项：阴道分娩过程中应避免使用胎儿头皮电极或采集头皮血样。禁忌使用胎头吸引器助产，复杂的器械分娩（如旋转产钳）也应尽可能避免使用。产后应及时使用缩宫素和麦角新碱预防产后出血；仔细检查和缝合软产道损伤，防止血肿形成；应用抗生素预防产褥期感染。应避免对 PLT＜100×109/L 的产妇使用 NSAIDs 镇痛或退热。手术分娩的患者根据个体的危险因素，仍应权衡考虑预防性抗凝的使用。

（6）新生儿的监护：新生儿娩出后应立即留取脐血检测血小板，而后每2～3天复查，同时密切观察婴儿的临床表现。建议对中，重度血小板减低的患儿，尤其是 PLT＜50×109/L 者进行头颅的超声检查。如果患儿 PLT＜（20～30）×109/L 或有出血表现，按 1 mg/kg 的剂量给予人丙种球蛋白治疗是适宜的。另外，可以接收母乳喂养。

参考文献

[1]崔静.妇产科症状鉴别诊断与处理[M].开封:河南大学出版社,2020.

[2]杨秀霞.现代妇产科护理技术与应用[M].汕头:汕头大学出版社,2020.

[3]王林霞.临床常见病的防治与护理[M].北京:中国纺织出版社,2020.

[4]王艳.常见病护理实践与操作常规[M].长春:吉林科学技术出版社,2020.

[5]李美娟.现代临床常见病护理学[M].昆明:云南科学技术出版社,2020.

[6]胡晗宇,张术波,周玉堂.现代常见疾病超声诊断技术[M].汕头:汕头大学出版社,2020.

[7]杨映霞.现代临床超声诊断技术与应用[M].哈尔滨:黑龙江科学技术出版社,2020.

[8]刘越.实用康复治疗与操作技巧[M].开封:河南大学出版社,2020.

[9]王艳.妇产科常见疾病诊治基础与技巧[M].长春:吉林科学技术出版社,2019.

[10]刘典芳.妇产科常见疾病诊断与治疗[M].长春:吉林科学技术出版社,2019.

[11]李庆丰,郑勤田.妇产科常见疾病临床诊疗路径[M].北京:人民卫生出版社,2021.

[12]李佳琳.妇产科疾病诊治要点[M].北京:中国纺织出版社,2021.

[13]苏翠红.妇产科常见病诊断与治疗要点[M].北京:中国纺织出版社,2021.

[14]张海红.妇产科临床诊疗手册[M].西安:西北大学出版社,2021.

[15]汤静,吴越.妇产科临床药师实用手册[M].上海:复旦大学出版社,2021.

[16]章志霞.现代临床常见疾病护理[M].北京:中国纺织出版社,2021.

[17]张俊英.精编临床常见疾病护理[M].青岛:中国海洋大学出版社,2021.

[18]袁越,宋春梅,李卫.临床常见疾病护理技术与应用[M].青岛:中国海洋大学出版社,2021.

[19]池肇春.腹痛诊断鉴别诊断与治疗[M].北京:人民卫生出版社,2021.

[20]张海海.急危重症诊疗实践[M].济南:山东大学出版社,2021.

[21]唐军.实用妇科盆底与超声[M].北京:中国医药科学技术出版社,2021.

[22]白伶俐.妇产科常见疾病临床诊治精要[M].西安:西安交通大学出版社,2020.

[23]初虹.妇产科常见疾病诊治实践[M].天津:天津科学技术出版社,2020.

[24]贾正玉.妇产科临床常见疾病[M].北京:科学技术文献出版社,2020.

[25]王芳.常见妇产科疾病诊断与治疗[M].天津:天津科学技术出版社,2020.

[26]汪期明.常见妇产科疾病诊断学[M].天津:天津科学技术出版社,2020.

[27]李境.现代妇产科与生殖疾病诊疗[M].开封:河南大学出版社,2020.

[28]刘红霞.妇产科疾病诊治理论与实践[M].昆明市:云南科学技术出版社,2020.

[29]胡相娟.妇产科疾病诊断与治疗方案[M].昆明市:云南科学技术出版社,2020.

[30]钱素敏,史丹丹,杨伟伟.妇产科医师处方手册[M].郑州:河南科学技术出版社,2020.